実験医学 増刊 Vol.35-No.7 2017

生体バリア

粘膜や皮膚を舞台とした健康と疾患のダイナミクス

編集＝清野 宏，植松 智

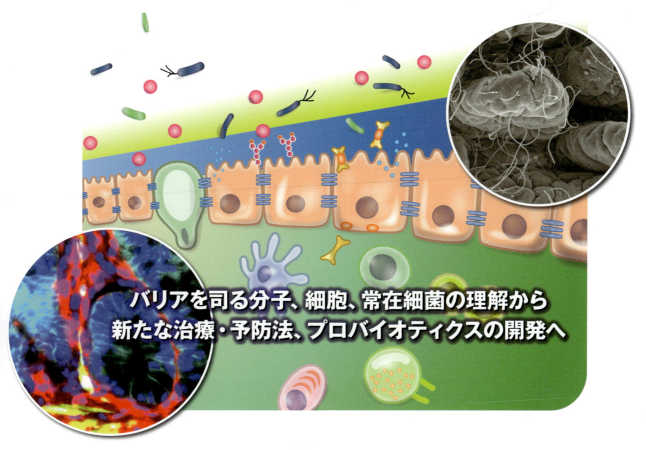

バリアを司る分子、細胞、常在細菌の理解から
新たな治療・予防法、プロバイオティクスの開発へ

羊土社

【注意事項】本書の情報について ────────────────────────────────
　本書に記載されている内容は，発行時点における最新の情報に基づき，正確を期するよう，執筆者，監修・編者ならびに出版社はそれぞれ最善の努力を払っております．しかし科学・医学・医療の進歩により，定義や概念，技術の操作方法や診療の方針が変更となり，本書をご使用になる時点においては記載された内容が正確かつ完全ではなくなる場合がございます．また，本書に記載されている企業名や商品名，URL等の情報が予告なく変更される場合もございますのでご了承ください．

序にかえて

「生体バリア」を考える

清野　宏，植松　智

はじめに

　私たちの体は筒状になっており，それを覆う体表面は外側が皮膚そして内側が粘膜で構成されています．そこには，異物や病原体から身を守る体表面独特の防御機構を備えています．皮膚や粘膜の上皮細胞は物理的・化学的な障壁であると同時に，免疫システムと連動しながら積極的に生体防御にかかわっています．このように外敵に対して第一線の防衛を行う「生体バリア」のしくみを統合的に解析する研究が，近年注目を集めています．さらに「生体バリア」は外敵からの防御だけではなく，そこに生息する多種多様な微生物との共生関係構築にも深くかかわっています．その破綻は種々の疾病とかかわることが報告され，病態解析・治療応用のための重要な研究対象となっています．また，ワクチンや食品，化粧品などの開発において，生体バリアは重要な構成要素であり，予防医療やヘルスケア領域においても注視されています．

　本書ではヒトやマウスの皮膚・消化管バリアを中心に，それらを支える分子・細胞・組織基盤の理解（第1章）から，臓器特異的バリアとその破綻による疾患（第2章），生体バリアを標的とした疾患の制御（第3章），さらには産業界における先進的な応用研究（第4章），最後にバリア研究における今後の展望（第5章）までを総括することにしました．「生体バリア」に関する基礎的最新情報から，それを駆使した最新のトランスレーショナル研究までを網羅した特集としてお届けしたいと思います．

1. 生体バリアを支える分子・細胞・組織基盤（第1章）

　第1章では，生体バリアの分子から細胞，組織に至る構成，構造，機能を解説します（図1）．まず細胞による物理的バリアをとり上げ，各種腸管上皮細胞の生体防御における役割とパターン認識受容体を介する生体防御機構を説明するとともに（第1章-1），細胞間バリア機能の規定因子であるタイトジャンクションのクローディンの構造や機能解析をはじめ生体機能解析を軸にした新しい所見を紹介します（第1章-2）．

　第1章-Ⅱでは，細胞分泌物によるさまざまな化学的バリアを紹介し，消化管粘液層の役割とその破綻による腸管炎症（第1章-3），腸管上皮細胞の糖鎖修飾と腸内微生物との相互作用（第1章-4），殺微生物活性をもつ抗菌ペプチドの概要と疾患との関係（第1章-5），そして粘膜免疫応答の中心的な役割を果たすIgAに関して，腸管IgAの産生制御（第1章-7）

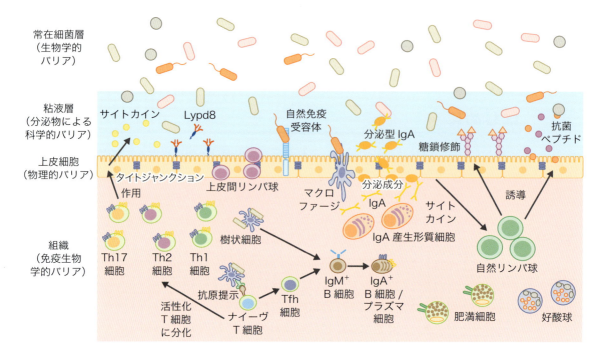

図1 生体バリアの構成要素

および腸管IgAによる腸内細菌の認識様式と制御（第1章-6）に関して紹介します．

第1章-Ⅲでは，免疫細胞によって誘導される防御応答を「免疫生物学的バリア」と捉え，種々の免疫細胞によって誘導される特異的なバリア機構を紹介します．第1章-8では腸管粘膜固有層の抗原提示細胞が誘導するバリア応答に関して，第1章-9では上皮細胞間リンパ球（IEL）の維持にかかわるケモカイン受容体XCR1を発現する樹状細胞について，第1章-10では粘膜組織の間葉系細胞と免疫細胞の相互作用による粘膜バリアに関して，第1章-11では最近発見された自然リンパ球（ILC）とバリア機能の相互作用に関して，第1章-12では好塩基球について皮膚におけるバリア機能と疾患に関して解説します．

私たちの粘膜，皮膚にはさまざまな微生物が共生し，常在細菌叢（マイクロバイオーム）を形成しています．昨今，腸内細菌叢への関心が非常に高まっており，恒常性の維持やさまざまな疾患との関連がわかってきました．無菌マウスに腸管常在菌を移入するノトバイオートマウス作製によって，各種腸内細菌が誘導する特異的な免疫応答が明らかになりました．第1章-13では腸内細菌による免疫バリア機構を，第1章-14では腸内細菌がつくる代謝物による上皮バリア調節に関して紹介します．

このように，第1章を通じて生体バリアの個々の構成要素の役割を詳細に解説することで，生体バリアの機能について基礎的かつ包括的な理解が深まると考えます．

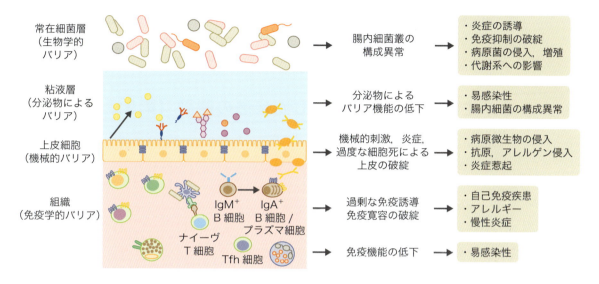

図2　生体バリアの破綻によって誘導される病的状態

2．臓器特異的バリアとその破綻による疾患（第2章）

　第2章では，臓器特異的なバリアに関して，その破綻がさまざまな疾病の誘導にかかわることを解説します（**図2**）．

　皮膚バリアと疾患に関して，第2章-1では尋常性天疱瘡の標的分子であるデスモグレイン3（Dsg3）に注目し，Dsg3特異的T細胞によるさまざまなバリア障害を，第2章-2では，皮膚バリアの構造と皮膚炎に関して概説を行い，アトピー性皮膚炎の病態を解説します．

　消化管バリアと疾患については，3つの疾患に焦点をあてました．第2章-3では，炎症性腸疾患におけるバリア破綻機構について解説します．腸管は放射線に対して非常に感受性の高い臓器であることが知られていますが，第2章-4では急性放射線腸障害が自然免疫を介するバリア破綻によって増悪することを紹介します．がんはバリアを担う上皮細胞を発生母地としていますが，第2章-5では，腸内細菌と大腸がん発生・進展，さらにがん免疫への修飾に関して解説します．

　呼吸器系に関して，第2章-6では気道バリアを形成する上皮細胞に由来するサイトカインと気道疾患に関して最新の知見を紹介します．

　口腔領域に関して，第2章-7では主要なう蝕病原性細菌である*Streptococcus mutans*が，口腔バリアから逃れ全身で病原性を発揮するメカニズムを概説します．

　最後に，生殖器バリアにおける免疫制御機構，母子感染および粘膜感染による神経組

織への影響について焦点をあてて解説をします（第2章-8）．このように第2章は主要な臓器バリアを網羅し，おのおのの免疫学的特徴と疾患発症メカニズムを理解していただく構成となっております．

3. 生体バリアを標的とした疾患の制御（第3章）

　生体バリア研究の進展に伴い，それを標的とした疾患制御の研究も活発に行われています．さまざまな疾患において，腸内細菌叢の構成異常（dysbiosis）が病態の増悪にかかわることが報告されており，その是正が疾患の治療につながる可能性が期待されています．糞便微生物移植法は非常に強力に共生関係を回復させうる方法であり，消化管疾患におけるその将来展望について解説を行います（第3章-1）．

　最近，幹細胞を含む腸上皮細胞の体外培養技術の進歩により，オルガノイドとよばれる構造体として正常腸上皮細胞を再び個体へ移植し解析する研究が可能となりました．さまざまなオルガノイド細胞を腸管組織へ移植した研究成果について紹介を行います（第3章-2）．さらに，第3章-5ではこのオルガノイド培養法をさらに改変した単層化上皮細胞層の作製法を紹介し，その創薬開発への応用について解説します．

　また，バリア機能を強化し，予防効果を発揮する粘膜ワクチンの開発に関して，第3章-3では米に抗原を発現させたコメ型経口ワクチンやカチオン型ナノゲル経鼻ワクチンの開発について，第3章-4ではIgA誘導型経鼻インフルエンザワクチンによる感染制御機構に関して解説します．

　最後に，第3章-6では脂質メディエーターによるアレルギー疾患の制御に関して，食用油の質に着目した新しい知見を交え解説します．この章では，生体バリアという新しい観点から，その基礎的特徴を理解したうえでの数々の革新的な疾患予防・制御法開発へ向けての取り組みが紹介されています．

4. 産業界における生体バリア研究（第4章）

　Probiotics（プロバイオティクス）はantibioticsに対比される言葉で，共生を意味するプロバイオシスを語源としています．1989年に英国の微生物学者Fullerは「腸内フローラのバランスを改善することにより人に有益な作用をもたらす生きた微生物」を「Probiotics」と定義しました[1]．腸内細菌叢に関する研究が世界的に盛り上がりをみせるなかで，Probioticsの重要性が強く認識されています．

　日本においてProbioticsを製造，販売する食品会社の多くは，伝統的に非常に優れた研究と技術基盤を有しており，生物学的バリアや宿主調整因子としての腸内細菌叢研究においてアカデミアを凌ぐハイレベルな研究を展開しています．今回の特集では新しい

試みとして，産業界の視点からの生体バリア研究を紹介するため，日本を代表する食品，飲料，乳製品企業に寄稿をお願いし，最新の研究紹介と各社のProbioticsによる健康促進の戦略をご紹介いただきました．この章を通して，産業界とアカデミアの新しい融合が生まれ，日本における生体バリア研究がさらに進展し，新規のトランスレーショナルリサーチに結び付くきっかけとなることを祈念しています．

5．バリア研究における今後の展望（第5章）

2016年6月21日，国内の製薬・食品・検査企業17社が集まり，共同利用を前提とした健常人のマイクロバイオームデータベースを構築し，研究の促進と製品開発をめざして，マイクロバイオームコンソーシアム組成準備ワーキンググループ（MCWG）が発足しました．マイクロバイオーム研究の現状と問題点，その克服に向けたMCWGの活動について報告します（第5章-1）．

また国立研究開発法人科学技術振興機構（JST）研究開発戦略センター（CRDS）は，科学技術全体を俯瞰し日本の研究開発戦略のあるべき姿を立案し，関連府省への政策提言を行う公的シンクタンクです．JST-CRDSの辻氏から，2016年3月に同機関が策定した「微生物叢（マイクロバイオーム）研究の統合的推進〜生命，健康・医療の新展開〜」の提言に関して概説するとともに，「生体バリア」研究の新たな展開について，私見も交えて，その研究体制の構築と推進についてご説明いただきます（第5章-2）．

おわりに

生体バリア構成要素（分子・細胞・組織・臓器）からそれらをとり巻く粘液，分泌物，さらに腸内細菌まで，そして健康状態から疾患状態，疾患制御から産業応用，さらには今後の展望まで，多次元，多階層にトピックスをまとめた「All about 生体バリア」ともいえるような特集を，各章執筆者の皆様のご尽力で実現できました．この特集を読むことで，ありとあらゆる視点から「生体バリア」を俯瞰でき，読者の皆様の今後の研究，開発に役立つものになることを願っております．

文献

1）Fuller R：J Appl Bacteriol, 66：365-378, 1989

実験医学 増刊 Vol.35-No.7 2017

生体バリア
粘膜や皮膚を舞台とした健康と疾患のダイナミクス

序にかえて ―「生体バリア」を考える ……………………………… 清野　宏, 植松　智

第1章　生体バリアを支える分子・細胞・組織基盤

Ⅰ. 細胞による物理的バリア

1. 腸管上皮細胞と生体防御 …………………………………… 金谷高史, 大野博司　14 (1056)

2. タイトジャンクションによる上皮細胞間バリア機能
   ―クローディンを軸とした生体システム構築
   ……………………………… 鈴木浩也, 田中啓雄, 田村　淳, 月田早智子　19 (1061)

Ⅱ. 細胞分泌物による化学的バリア

3. 腸管における粘液層の役割とその恒常性維持機構 …… 奥村　龍, 竹田　潔　26 (1068)

4. 腸管上皮細胞が発現する糖鎖を介した粘膜バリア形成
   …………………………………………………………………… 後藤義幸, 清野　宏　31 (1073)

5. 抗菌ペプチドによる自然免疫 ………………………………… 綾部時芳, 中村公則　36 (1078)

6. 腸管IgA抗体による腸内細菌制御 …………………………… 岡井晋作, 新藏礼子　42 (1084)

7. 濾胞性ヘルパーT細胞と濾胞制御性T細胞による腸管IgA産生制御
   ……………………………………………………… 河本新平, Sidonia Fagarasan　48 (1090)

CONTENTS

III. 免疫・間葉系細胞による生物学的バリア

8. 抗原提示細胞による粘膜免疫制御機構 ………………………… 香山尚子, 竹田 潔 55 (1097)

9. 樹状細胞による腸管免疫恒常性維持機構 ………………………… 大田友和, 改正恒康 61 (1103)

10. 粘膜間葉系細胞による免疫末梢教育と上皮細胞分化制御
………………………………………………………… 倉島洋介, 山本大樹, 清野 宏 68 (1110)

11. ILC（自然リンパ球）とバリア機能 ………………………… 本村泰隆, 茂呂和世 75 (1117)

12. 皮膚バリアにおける好塩基球の重要性 ………………………… 長尾峻久, 山西吉典, 烏山 一 81 (1123)

IV. 常在細菌叢による生物学的バリア

13. 腸内細菌叢による免疫バリア調節機構 ………………………… 新 幸二, 田之上 大, 本田賢也 87 (1129)

14. 腸内細菌由来の代謝物によるバリア修飾 ………………………… 長谷耕二 95 (1137)

第2章　臓器特異的バリアとその破綻による疾患

1. 皮膚バリアと疾患①：天疱瘡
　　─デスモグレインに対する細胞性免疫とバリア機能障害 ………… 高橋勇人, 天谷雅行 101 (1143)

2. 皮膚バリアと疾患②：アトピー性皮膚炎 ………………… 野村尚史, 江川形平, 椛島健治 108 (1150)

3. 消化管バリアと疾患①：炎症性腸疾患 ………………………… 大島 茂, 渡辺 守 115 (1157)

4. 消化管バリアと疾患②：放射線性消化管症候群
　　─放射線による腸上皮バリア破壊における自然免疫の役割
………………………………………………………………………… 武村直紀, 植松 智 121 (1163)

5. 消化管バリアと疾患③：大腸がん
　　─腸内細菌とがん環境との関連性 ………………………… 杉山大介, 西川博嘉 127 (1169)

- **6.** 呼吸器粘膜・肺上皮バリアと疾患
  ―環境と免疫応答の境界面としての気道上皮 ……… 平原　潔, 中山俊憲　133（1175）

- **7.** 口腔バリアと疾患
  ―その破綻とう蝕病原性細菌が引き起こす全身疾患 ……… 野村良太, 仲野和彦　140（1182）

- **8.** 生殖器バリアと疾患：性感染症に対する
  生殖器バリアの重要性 ……………………………………………… 飯島則文　147（1189）

第3章　生体バリアを標的とした疾患の制御

- **1.** 消化管疾患に対する糞便微生物移植法の将来展望 …… 水野慎大, 金井隆典　155（1197）

- **2.** オルガノイド移植による腸上皮再生と臨床応用 ……………… 中村哲也　160（1202）

- **3.** 経口・経鼻粘膜ワクチンによる感染症の制御 ……………… 幸　義和, 清野　宏　165（1207）

- **4.** IgA抗体誘導型経鼻インフルエンザワクチンによる
  感染症の制御 ……………………………………………………… 長谷川秀樹　172（1214）

- **5.** 腸管上皮オルガノイドおよび単層化腸管上皮細胞の作製と
  その応用 ………………………………………… 佐藤慎太郎, 髙橋　裕, 清野　宏　179（1221）

- **6.** 食用油を起点に形成される生体内脂質環境の構築と
  アレルギー疾患の制御 ……………………………………… 澤根健人, 國澤　純　185（1227）

第4章　産業界における生体バリア研究

- **1.** 形質細胞様樹状細胞を活性化する乳酸菌 …………………………… 藤原大介　191（1233）

- **2.** ヨーグルトによるアンチエイジング効果の可能性 …… 小林杏輔, 浅見幸夫　197（1239）

CONTENTS

3. 食事と加齢による腸内細菌叢への影響
　　　　　　　　　　　　　　　　　　　小田巻俊孝, 加藤久美子, 清水 (肖) 金忠　202 (1244)

4. プロバイオティクスと腸管バリア　　　　　　　　　　　　　南野昌信　208 (1250)

第5章　バリア研究における今後の展望

1. メタゲノム解析の国内外の状況と今後
　　―推奨プロトコールの確立と健常人マイクロバイオームデータベースの
　　　構築をめざして　　　　　　　　亀山恵司, 松本弥生, 的場　亮, 坂田恒昭
　　　　　　　　　　　　　（マイクロバイオームコンソーシアム組成準備ワーキンググループ）213 (1255)

2. わが国におけるあるべき科学技術イノベーション政策
　　―主にヒト微生物叢（マイクロバイオーム）の研究開発戦略について
　　　　　　　　　　　　　　　　　　　　　　　　　　辻　真博, 西野恒代　217 (1259)

索　引　　　　　　　　　　　　　　　　　　　　　　　　　　　　　224 (1266)

表紙画像解説

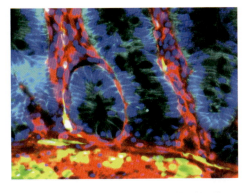

◆**上皮細胞分化における間葉系細胞の働き**

写真は大腸陰窩部, 水色：上皮細胞, 黄および赤色：間葉系細胞, 青：核. 第1章-10参照.

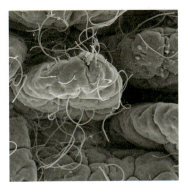

◆**セグメント細菌（SFB）による Th17細胞の誘導**

SFB定着マウスの小腸の走査型電子顕微鏡写真. 第1章-13参照.

執筆者一覧

● 編　集

清野　宏	東京大学医科学研究所感染・免疫部門炎症免疫学分野／東京大学医科学研究所国際粘膜ワクチン開発研究センター
植松　智	千葉大学大学院医学研究院・医学部粘膜免疫学／東京大学医科学研究所国際粘膜ワクチン開発研究センター自然免疫制御分野

● 執　筆（五十音順）

浅見幸夫	株式会社明治研究本部食機能科学研究所
新　幸二	慶應義塾大学医学部微生物学・免疫学教室／理化学研究所統合生命医科学研究センター消化管恒常性研究チーム
天谷雅行	慶應義塾大学医学部皮膚科
綾部時芳	北海道大学大学院先端生命科学研究院細胞生物科学分野
飯島則文	医薬基盤・健康・栄養研究所アジュバント開発プロジェクト／大阪大学免疫学フロンティア研究センター
植松　智	千葉大学大学院医学研究院・医学部粘膜免疫学／東京大学医科学研究所国際粘膜ワクチン開発研究センター自然免疫制御分野
江川形平	京都大学大学院医学研究科皮膚科学
大島　茂	東京医科歯科大学消化器内科
大田友和	和歌山県立医科大学先端医学研究所生体調節機構研究部
大野博司	理化学研究所統合生命医科学研究センター粘膜システム研究グループ
岡井晋作	奈良先端科学技術大学院大学
奥村　龍	大阪大学大学院医学系研究科免疫制御学
小田巻俊孝	森永乳業株式会社基礎研究所
改正恒康	和歌山県立医科大学先端医学研究所生体調節機構研究部
加藤久美子	森永乳業株式会社基礎研究所
金井隆典	慶應義塾大学医学部内科学（消化器）
金谷高史	理化学研究所統合生命医科学研究センター粘膜システム研究グループ
椛島健治	京都大学大学院医学研究科皮膚科学
亀山恵司	マイクロバイオームコンソーシアム組成準備ワーキンググループ／味の素株式会社イノベーション研究所フロンティア研究所
香山尚子	大阪大学大学院医学系研究科／大阪大学免疫学フロンティア研究センター
烏山　一	東京医科歯科大学大学院医歯学総合研究科免疫アレルギー学分野
河本新平	大阪大学微生物病研究所遺伝子生物学分野
清野　宏	東京大学医科学研究所感染・免疫部門炎症免疫学分野／東京大学医科学研究所国際粘膜ワクチン開発研究センター
國澤　純	医薬基盤・健康・栄養研究所ワクチンマテリアルプロジェクト／東京大学医科学研究所炎症免疫学分野／国際粘膜ワクチン研究開発センター／大阪大学大学院医学系研究科・薬学研究科・歯学研究科／神戸大学大学院医学研究科
倉島洋介	東京大学医科学研究所感染・免疫部門炎症免疫学分野／東京大学医科学研究所国際粘膜ワクチン開発研究センター／千葉大学大学院医学研究院イノベーション医学／千葉大学グローバルプロミネント研究基幹／千葉大学大学院医学研究院粘膜免疫学
後藤義幸	千葉大学真菌医学研究センター感染免疫分野微生物・免疫制御プロジェクト／東京大学医科学研究所国際粘膜ワクチン開発研究センター／日本医療研究開発機構，AMED-PRIME
小林杏輔	株式会社明治研究本部食機能科学研究所
坂田恒昭	マイクロバイオームコンソーシアム組成準備ワーキンググループ／塩野義製薬株式会社
佐藤慎太郎	東京大学医科学研究所炎症免疫学分野／大阪大学微生物病研究所BIKEN次世代ワクチン協働研究所粘膜ワクチンプロジェクト
澤根健人	日本製粉株式会社イノベーションセンター／医薬基盤・健康・栄養研究所ワクチンマテリアルプロジェクト
清水（肖）金忠	森永乳業株式会社基礎研究所
新藏礼子	奈良先端科学技術大学院大学
杉山大介	名古屋大学大学院医学系研究科分子細胞免疫学
鈴木浩也	大阪大学大学院生命機能研究科・医学系研究科
高橋勇人	慶應義塾大学医学部皮膚科
高橋　裕	東京大学医科学研究所炎症免疫学分野／日本たばこ産業株式会社医薬総合研究所
竹田　潔	大阪大学大学院医学系研究科免疫制御学／大阪大学免疫学フロンティア研究センター
武村直紀	千葉大学大学院医学研究院・医学部粘膜免疫学／東京大学医科学研究所国際粘膜ワクチン開発研究センター自然免疫制御分野
田中啓雄	大阪大学大学院生命機能研究科・医学系研究科
田之上大	慶應義塾大学医学部微生物学・免疫学教室／理化学研究所統合生命医科学研究センター消化管恒常性研究チーム
田村　淳	大阪大学大学院生命機能研究科・医学系研究科
月田早智子	大阪大学大学院生命機能研究科・医学系研究科
辻　真博	JST-CRDSライフサイエンス・臨床医学ユニット
長尾峻久	東京医科歯科大学大学院医歯学総合研究科免疫アレルギー学分野
仲野和彦	大阪大学大学院歯学研究科口腔分子感染制御学講座（小児歯科学教室）
中村公則	北海道大学大学院先端生命科学研究院細胞生物科学分野
中村哲也	東京医科歯科大学消化管先端治療学講座
中山俊憲	千葉大学大学院医学研究院免疫発生学
南野昌信	株式会社ヤクルト本社中央研究所
西川博嘉	名古屋大学大学院医学系研究科分子細胞免疫学／国立がん研究センター先端医療開発センター免疫TR分野
西野恒代	JST-CRDSライフサイエンス・臨床医学ユニット
野村尚史	京都大学大学院医学研究科皮膚科学／京都大学医学部附属病院臨床研究総合センター
野村良太	大阪大学大学院歯学研究科口腔分子感染制御学講座（小児歯科学教室）
長谷耕二	慶應義塾大学薬学部生化学講座
長谷川秀樹	国立感染症研究所感染病理部
平原　潔	千葉大学大学院医学研究院免疫発生学
藤原大介	キリン株式会社事業創造部
本田賢也	慶應義塾大学医学部微生物学・免疫学教室／理化学研究所統合生命医科学研究センター消化管恒常性研究チーム
松本弥生	マイクロバイオームコンソーシアム組成準備ワーキンググループ／大日本住友製薬株式会社オープンイノベーション開発室
的場　亮	マイクロバイオームコンソーシアム組成準備ワーキンググループ／株式会社DNAチップ研究所
水野慎大	慶應義塾大学医学部内科学（消化器）
本村泰隆	理化学研究所統合生命医科学研究センター自然免疫システム研究チーム
茂呂和世	理化学研究所統合生命医科学研究センター自然免疫システム研究チーム
山西吉典	東京医科歯科大学大学院医歯学総合研究科免疫アレルギー学分野
山本大樹	東京大学医科学研究所感染・免疫部門炎症免疫学分野
幸　義和	東京大学医科学研究所感染・免疫部門炎症免疫学分野／東京大学医科学研究所国際粘膜ワクチン開発研究センター
渡辺　守	東京医科歯科大学消化器内科
Sidonia Fagarasan	理化学研究所統合生命医科学研究センター粘膜免疫研究チーム

実験医学 増刊 Vol.35-No.7 2017

生体バリア

粘膜や**皮膚**を舞台とした
　　健康と**疾患**のダイナミクス

編集＝清野　宏, 植松　智

第1章 生体バリアを支える分子・細胞・組織基盤

I. 細胞による物理的バリア

1. 腸管上皮細胞と生体防御

金谷高史，大野博司

> 腸管上皮細胞は，食物とともに体内に侵入してくる外来抗原に曝されることから，宿主の生体防御において非常に重要な部位であるといえる．腸管上皮細胞層を構成する各種腸管上皮細胞はそれぞれのユニークな機能によって外来抗原の体内への侵入を防いでいる．また，腸管上皮において外来生物由来成分を認識するパターン認識受容体によって活性化されるシグナルは，腸管上皮細胞さらには免疫細胞の機能を活性化させることにより生体防御に寄与する．本稿では腸管上皮細胞の生体防御における機能や役割を概説する．

はじめに

腸管上皮細胞は，食物とともに体内に侵入してくる細菌やウイルスなどの外来抗原による感染症の危険に曝されていることから，それらに対するバリアの最前線としてさまざまな防御機構が備わっている．強固な細胞間接着によって形成されるタイトジャンクションは微生物の細胞間の通過をブロックし，そして腸管上皮を構成する各種腸管上皮細胞はユニークな機能によって生体防御に寄与している．これらに加えて腸管上皮細胞は外来生物由来の成分を認識するパターン認識受容体（pattern recognition receptors：PRRs）を発現しており，これらは上皮細胞内での自然免疫応答を惹起し，抗菌ペプチドやサイトカインの産生を誘導する．またPRRsによって誘導されたサイトカインは粘膜固有層のさまざまな免疫細胞にも作用し，各種免疫応答を誘導することが知られる．このような腸管上皮細胞による生体防御機構が迅速かつ適切に制御されることによって腸管の恒常性が維持されている．本稿では各種腸管上皮細胞の生体防御における役割，特に

[キーワード&略語]
腸管上皮細胞，M細胞，FAE，PRRs，オルガノイド培養

FAE：follicle-associated epithelium
　（濾胞関連上皮）
GALT：gut-associated lymphoid tissues
　（腸管関連リンパ組織）
IKK：inhibitor of NF-κB kinase
NEMO：NF-κB essential modulator
NLRs：NOD-like receptors（NOD様受容体）

PRRs：pattern recognition receptors
　（パターン認識受容体）
RANKL：receptor activator of NF-κB ligand
TLRs：Toll-like receptors（Toll様受容体）
TNFSF：tumor necrosis factor superfamily
TSLP：thymic stromal lymphopoietin

The roles of intestinal epithelial cells in host defense
Takashi Kanaya/Hiroshi Ohno：Laboratory for Intestinal Ecosystem, RIKEN Center for Integrative Medical Sciences (IMS)（理化学研究所統合生命医科学研究センター粘膜システム研究グループ）

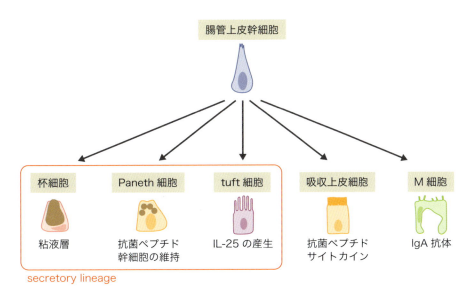

図1　各種腸管上皮細胞の生体防御における役割

腸管免疫応答に大きく貢献するM細胞の役割，および上皮細胞に発現するPRRsを介したシグナルの生体防御における役割を概説する．

1 腸管上皮細胞層を構成する機能的腸管上皮細胞と生体防御における役割

これまでに腸管上皮細胞層には吸収上皮細胞，杯細胞，Paneth細胞，M細胞にtuft細胞および腸内分泌細胞の計6種類の機能的腸管上皮細胞が分布することが確認されており，これらすべての腸管上皮細胞が腸陰窩底部に分布するLgr5（leucine-rich-repeat-containing G-protein-coupled receptor 5）陽性の腸管上皮幹細胞より分化する[1]．これらの機能的腸管上皮細胞の分化はさまざまな転写因子によって厳密に制御されており，最も早期かつ大きな運命決定因子としてbHLHファミリー転写因子のAtoh1とHes1が知られる．Atoh1が発現することによってsecretory lineage（分泌系：杯細胞，Paneth細胞，腸内分泌細胞，tuft細胞）へ運命決定される．また，Atoh1の発現はHes1によって抑制されており，Hes1欠損マウスにおいてsecretory lineageの過形成が認められる[2]．

吸収上皮細胞はその名の通り栄養素の吸収を主な役割とする．一方で吸収上皮細胞は腸管上皮細胞層の大半を占めていることから，食物とともに侵入してくる外来抗原に対する防御機能も備わっており，後述のPaneth細胞ほどではないが抗菌ペプチドを産生し，また粘膜固有層の免疫細胞を活性化させるサイトカインを産生する．PRRsを介した吸収上皮細胞からの抗菌ペプチドやサイトカイン産生に関しては後述する．

杯細胞はムチン（主にMuc2）を産生することで粘液層を形成し，腸管上皮細胞層に微生物が接着することを阻害している．なおMuc2欠損マウスは，粘液層バリアの減弱によって自発性腸炎を発症する[3]．また寄生虫感染時においてはインターロイキン-13（IL-13）によって杯細胞の過形成が誘導され，寄生虫の排除にはたらくことが知られる．

Paneth（パネート）細胞は，α-defensinなどの抗菌ペプチドを大量に産生することで細菌感染に対する生体防御に寄与する[4]．また，Paneth細胞は腸陰窩底部の腸管上皮幹細胞に隣接し，Wntタンパク質の供給を行うことで腸管上皮幹細胞ニッチの維持にも必須である．

tuft細胞はbrush細胞ともよばれ，古くから存在自体は認識されていたがその役割は明らかでなかった．2013年にはtuft細胞の分化にAtoh1が必須であることが見出され[5]，この結果tuft細胞は上述のsecretory lineageに位置づけられることとなった[6]．さらに2016

年にはtuft細胞が2型自然リンパ球（ILC2）の活性化を促すIL-25の供給源であることが明らかにされた[7)~9)]．

M細胞はパイエル板（Peyer's patch）をはじめとする腸管関連リンパ組織（gut-associated lymphoid tissues：GALT）を覆う上皮細胞層（follicle-associated epithelium：FAE）に分布し，微生物などの抗原を捕捉し，GALTの免疫細胞にすみやかに受け渡すことで抗原特異的な腸管免疫応答を惹起する（M細胞に関する詳細は次節に記述する）[10)]．このように各種腸管上皮細胞のさまざまな機能が腸管上皮細胞層を外来微生物の侵入から保護している（図1）．

2 生体防御におけるM細胞の役割

M細胞はGALTを覆うFAEに限局して分布する特殊な上皮細胞である．その役割は腸管腔内の微生物をはじめとする抗原を捕捉して細胞内へ取り込み，M細胞の特徴である頂端側から基底側（apical-basolateral）への細胞内輸送系であるトランスサイトーシスによって，FAE直下に分布する樹状細胞へ抗原を受け渡すことである．この結果抗原特異的なimmunoglobulin A（IgA）抗体産生が誘導されることから，M細胞は腸管免疫において中心的な役割を担う上皮細胞であるといえる．それにもかかわらず，長い間M細胞機能（抗原取り込みやトランスサイトーシス）およびM細胞分化のメカニズムは明らかにされていなかった．

われわれは，M細胞が分布するFAEと通常の小腸粘膜面を覆う絨毛上皮の遺伝子発現を比較解析し[11)]，M細胞に特異的に発現するマーカー分子を探索した．そしてglycoprotein-2（GP2）というGPIアンカー型タンパク質が病原性細菌のGALTへの取り込みに必須であることを明らかにした．GP2欠損マウスでは*Salmonella* Typhimuriumのパイエル板への取り込みおよび*S.* Typhimuriumに対するIgA抗体の産生が著しく減少する[12)]．また，GP2はボツリヌス毒素複合体の体内への取り込みにも関与しており，GP2欠損マウスではボツリヌス毒素に対する感受性が減少する[13)]．われわれはGP2以外にも複数の分子がM細胞に選択的に発現していることを見出しており，GP2と同じGPIアンカー型タンパク質であるprion protein（PrP^c）が

*Brucella abortus*のパイエル板への取り込みに関与することを発見した[14)]．

M細胞分化に関する重要な知見として，2009年にWilliamsらがtumor necrosis factor superfamily（TNFSF）サイトカインであるreceptor activator of NF-κB ligand（RANKL）がM細胞分化を誘導することを見出した[15)]．RANKL欠損マウスではM細胞の数が著しく減少し，マウスへRANKLを投与するとM細胞が増加する（通常M細胞が存在しない絨毛部位へ異所性のM細胞が誘導されることに加え，FAEにおけるM細胞の割合が増加する）[15) 16)]．われわれはこのRANKLによって誘導される遺伝子のスクリーニングを行うことで，Etsファミリー転写因子のSpi-BがM細胞分化に必須であることを見出した[17)]．これらの知見によって，Spi-B欠損マウスやRANK（RANKLの受容体）欠損マウスをM細胞欠損モデルとして活用することでM細胞の病原体感染における重要性を評価できるようになった[17) 18)]．実際にMabbottらは，牛海綿状脳症（BSE）や変異型クロイツフェルトヤコブ病の病原体とされる変異型PrP^c（PrP^{sc}）の取り込みがM細胞欠損マウスでは著しく減少し，逆にRANKL投与によりM細胞を増加させたマウスにおいてPrP^{sc}の取り込みが増加することを報告した[19)]．この他にもさまざまな抗原がM細胞を介して取り込まれていると予測されるため，それらを一つひとつ明らかにしていくことがM細胞の生体防御における役割を理解するうえで不可欠である（図2）．

3 PRRsによって活性化されるシグナルは腸管上皮細胞の生体防御機能を調節する

腸管腔内には微生物をはじめとする外来抗原が大量に存在することから，これらを認識し，適切な応答を誘導するため腸管上皮細胞にはToll-like receptors（TLRs）やNOD-like receptors（NLRs）などのPRRsが発現している．PRRs は inhibitor of NF-κB kinase（IKK）/NF-κBなどの細胞内シグナル伝達経路を活性化し，腸管上皮細胞層のバリア機能の維持に寄与することが知られる．

KarinらはIKK2を腸管上皮細胞特異的に欠損する

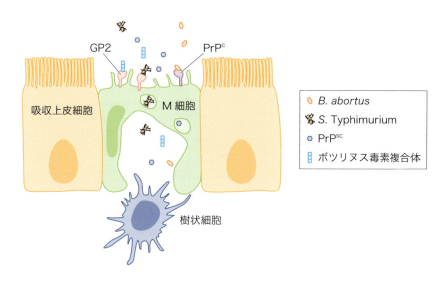

図2　M細胞から取り込まれる抗原
S. Typhimurium[12]やボツリヌス毒素[13]はGP2を，B. abortusはPrP^c [14]を介してM細胞に取り込まれる．PrP^{sc}はM細胞を介して体内へ取り込まれるが[19]，その詳細な機構は不明である．

（IKK2^{IEC-KO}）マウスを作製し，IKK2^{IEC-KO}マウスでは虚血性灌流傷害やデキストラン硫酸ナトリウム（DSS）誘導性の腸炎に対する感受性が亢進することを明らかにした[20]．PasparakisらはIKK2とIKK複合体を形成するNF-κB essential modulator（NEMO）を腸管上皮細胞特異的に欠損する（NEMO^{IEC-KO}）マウスを作製した．NEMO^{IEC-KO}マウスではNF-κBの古典経路が完全にブロックされることにより抗菌ペプチドの産生が著しく減少し，その結果自発性腸炎を発症する[21]．その後の研究により，NEMOがreceptor-interacting protein kinase 1（RIP1K）を阻害することでPaneth細胞のアポトーシスを抑制していることが明らかにされた[22]．一方でIKK2^{IEC-KO}マウスは自発性腸炎を発症しない．これはIKK2がIKK1によって補われている可能性があり，実際IKK1/2^{IEC-KO}マウスではNEMO^{IEC-KO}マウスと類似した所見が観察されている[21]．このようにIKK/NF-κBシグナルは腸管上皮細胞のバリア機能を維持するうえで必須である．HooperらはMyd88^{IEC-KO}マウスでは抗菌活性を有するC型レクチンであるRegIIIγの発現が著しく減少し，腸内常在細菌が腸管上皮細胞に接着しやすくなることを発見した[23]．その後RegIIIγをはじめとする抗菌ペプチドの発現は，MyD88よりもTRIFを介したシグナルにより大きく依存することも報告されている[24]．このようにPRRsによって活性化されるさまざまなシグナル分子は，抗菌ペプチドの産生や腸管上皮細胞のアポトーシスを制御することにより，腸管上皮細胞のバリア機能の維持に寄与している．

一方でIKK/NF-κBシグナルは粘膜固有層の免疫細胞の機能を調節することが報告されている．Artisらの研究グループはIKK2^{IEC-KO}マウスを用い，IKK2が寄生虫感染時にthymic stromal lymphopoietin（TSLP）を誘導することでTh2応答を増強することを明らかにしている[25]．さらに同研究グループはIKK1がTSLPの発現を抑制することで3型自然リンパ球（ILC3）からのインターロイキン22（IL-22）の発現を活性化させていること（TSLPはILC3からのIL-22産生を抑制する）を見出し，その結果IKK1^{IEC-KO}マウスでは Citrobacter rodentium 感染に対する感受性が上昇することを明らかにしている[26]．このようにPRRsによって腸管上皮細胞内で活性化されるシグナルは，粘膜固有層の免疫細胞の機能調節にも重要な役割を果たしている．

おわりに

既述の通り，遺伝子欠損マウスや病原体の感染実験

を駆使することで腸管上皮細胞の生体防御における役割が明らかにされてきた．一方で各種腸管上皮細胞の機能を制御するメカニズムや腸管上皮細胞と病原体との相互作用の詳細はいまだ不明な点が多い．その一因として in vitro での実験系の確立が遅れていたことがあげられる．2009年に Clevers らの研究グループが革新的な腸管上皮幹細胞の初代培養法であるオルガノイド培養系を確立した[27]．このオルガノイド培養系では6種類すべての腸管上皮細胞を誘導することが可能である．また CRISPR/Cas9 によるゲノム編集もオルガノイド培養系において有効であることから[28]，これらの技術を活用することで本領域の研究がさらに発展することが期待される．

文献

1) Clevers H：Cell, 154：274-284, 2013
2) Jensen J, et al：Nat Genet, 24：36-44, 2000
3) Van der Sluis M, et al：Gastroenterology, 131：117-129, 2006
4) Ayabe T, et al：Nat Immunol, 1：113-118, 2000
5) Sato T, et al：Nature, 469：415-418, 2011
6) Gerbe F, et al：J Cell Biol, 192：767-780, 2011
7) von Moltke J, et al：Nature, 529：221-225, 2016
8) Howitt MR, et al：Science, 351：1329-1333, 2016
9) Gerbe F, et al：Nature, 529：226-230, 2016
10) Kanaya T & Ohno H：Biosci Microbiota Food Health, 33：91-97, 2014
11) Hase K, et al：DNA Res, 12：127-137, 2005
12) Hase K, et al：Nature, 462：226-230, 2009
13) Matsumura T, et al：Nat Commun, 6：6255, 2015
14) Nakato G, et al：J Immunol, 189：1540-1544, 2012
15) Knoop KA, et al：J Immunol, 183：5738-5747, 2009
16) Kimura S, et al：Mucosal Immunol, 8：650-660, 2015
17) Kanaya T, et al：Nat Immunol, 13：729-736, 2012
18) Rios D, et al：Mucosal Immunol, 9：907-916, 2016
19) Donaldson DS, et al：PLoS Pathog, 12：e1006075, 2016
20) Greten FR, et al：Cell, 118：285-296, 2004
21) Nenci A, et al：Nature, 446：557-561, 2007
22) Vlantis K, et al：Immunity, 44：553-567, 2016
23) Hooper LV, et al：Science, 336：1268-1273, 2012
24) Stockinger S, et al：J Immunol, 193：4223-4234, 2014
25) Zaph C, et al：Nature, 446：552-556, 2007
26) Giacomin PR, et al：J Exp Med, 212：1513-1528, 2015
27) Sato T, et al：Nature, 459：262-265, 2009
28) Fujii M, et al：Nat Protoc, 10：1474-1485, 2015

<筆頭著者プロフィール>
金谷高史：2004年，東北大学農学部卒，'09年，東北大学大学院農学研究科修了（麻生久教授），同年，理化学研究所免疫アレルギー科学総合研究センター（RCAI）基礎科学特別研究員，'13年，理化学研究所統合生命医科学研究センター（IMS）研究員（現職）．

第1章 生体バリアを支える分子・細胞・組織基盤

Ⅰ. 細胞による物理的バリア

2. タイトジャンクションによる上皮細胞間バリア機能
―クローディンを軸とした生体システム構築

鈴木浩也, 田中啓雄, 田村　淳, 月田早智子

生体システム構築において上皮組織の果たす役割は大きい. 上皮細胞の最大のミッションの1つは, 互いに側面で強く接着し上皮細胞シートを構築することである. シート形成に伴って, 上皮細胞は明瞭な細胞極性を示し, シートの表裏ともいうべき, 生体の内側と外側が区別される. 上皮細胞シートにより形成される"物理的バリア"が, 生体内コンパートメントを構築し, その多様性は,「上皮細胞」と「上皮細胞間接着装置」の特性によって決定される. 本稿では, 細胞間接着装置のなかでも上皮細胞間バリア機能の観点から特に重要なタイトジャンクション (TJ) に焦点をあてる. TJは, 上皮バリア機能操作のターゲットとして注目され, ドラッグデリバリーシステムを含む創薬や炎症・腫瘍・代謝異常などの病態への関与, 細菌叢を含む腸管バリアさらには神経活動とのリンクといった多方面からの研究が進められてきたが, これまでTJの機能の多様性から具体的な方法論は確立しにくい状況であった. 近年, TJの細胞間接着と細胞間バリア機能が, 4回膜貫通タンパク質のクローディン (Cldn) により構築される様式が明らかになりつつある. 加えて分子細胞生物学的アプローチ・構造解析・生体機能解析を軸にした階層縦断的な研究により, TJの構築と機能の理解が深まり, 現状の打開に向けての進展が大いに期待される.

はじめに

タイトジャンクション (TJ) の構築は, 細胞間バリア機能という視点からは特に, 接着分子クローディン (Cldn) なくしては考えられない[1]~[3]. 細胞間バリア機能の特性がTJのCldnによって規定される典型的な例として, 皮膚の上皮細胞間接着・バリア形成に重要なClaudin-1 (Cldn1) の欠損マウスの例がある. このCldn1欠損マウスでは, Cldn1以外のCldnによりTJは形成されるものの, 生まれてすぐに体内の水分が枯渇して致死となる[4][5]. これらは角質層を含め, 表皮ケラチノサイト間のTJが, 体内の水を保持するビニールシート様の細胞シートを形成することを示唆する. 水をはじめ細胞間の物質の透過を遮断するCldnは

[キーワード＆略語]
タイトジャンクション, クローディン, 上皮細胞間バリア, 上皮細胞間チャネル, 微小環境

Cldn: claudin（クローディン）
TJ: tight junction（タイトジャンクション）

Tight Junction-based building of the biological systems
Koya Suzuki/Hiroo Tanaka/Atsushi Tamura/Sachiko Tsukita : Laboratory of Biological Science, Graduate School of Frontier Biosciences, Osaka University（大阪大学大学院生命機能研究科・医学系研究科）

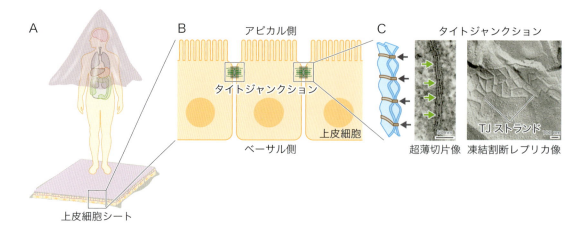

図1　上皮細胞シートとタイトジャンクション
A）生体は上皮細胞シートのベールに覆われている．B）上皮細胞間の最アピカル側にタイトジャンクションが位置し，細胞を密に接着．C）細胞接着分子が線状に重合したTJストランドが細胞全周をシール．Cは文献6より転載．

細胞間バリア型Cldnともよばれ，Cldnの知られているサブタイプ27種類のうち8割近くを占める[6]．

細胞間バリア機能研究におけるもう1つの大きな課題は，細胞間チャネル型Cldnが形成する細胞間チャネル機構の解明である．細胞間チャネル型Cldnは，バリア機能を基盤に必要なもののみを選択的に透過させ，上皮細胞シートをいわば多孔性シートにして，栄養吸収や体液のフロー形成など生体システム構築に資する[1,6,7]．また細胞間バリア型Cldnに分類されていても特異臓器や特定のタイミングにおいて細胞間チャネルを形成するCldnも報告されている[8]．このように細胞間バリア機能と細胞間チャネル機能は巧妙に使い分けられており，TJの構築自体もダイナミックであることから，細胞間バリア機能構築の理解が難しかったが，ごく最近のCldnの結晶構造解析の結果を受けてはじめて細胞間相互作用のモデルが示された[9,10]．

上皮バリア機能操作のターゲットとしてTJの構造解析と機能解析について，新しい研究が発展中である．本稿では，細胞間バリア機能の規定因子であるTJ Cldnの，構造や機能解析をはじめ生体機能解析を軸にした新しい所見を紹介し，今後の課題提起としたい．

の細胞膜が密着する細胞間接着装置として見出され，定義された．凍結割断電子顕微鏡像により，TJにおいて細胞膜タンパク質の線状の重合体がTJストランドとして細胞接着部のアピカル部分で細胞アピカル面の全周をシールすることが示された（**図1**）[1,2,4,6,11]．TJストランドは，基本的にCldnにより構成され，TJは，Cldn, Occludin, JAMやCARなどの細胞膜タンパク質，細胞膜裏打ちタンパク質，細胞骨格によって構築される[12-14]．CldnはGL-W-CCモチーフをもつ4回膜貫通タンパク質で，TJの細胞間接着分子として機能する[15]．各臓器部位において27種類のCldnの発現比が変化することで，Cldnは部位特異的なバリアを構築している．細胞間バリア型Cldnはほぼすべての臓器の上皮組織に発現し，異物の侵入・内因性物質の透過を阻害する方向に，一方で細胞間チャネル型Cldnは，限定された臓器部位に発現し，細胞間バリアを構築しながらもさまざまな物質（水，イオン，液性因子など）を透過させ，上皮細胞シートに選択的細胞間透過性を賦与する[7,16]．これら細胞間バリア型と細胞間チャネル型Cldnの組合わせが規定する「上皮細胞間バリア機能」が生体システムを創出する．

1　タイトジャンクションとクローディン

TJは，超薄切片電子顕微鏡像により，隣り合う細胞

2　クローディンの分子構造

上皮細胞間バリア機能は，CldnのTJストランドに

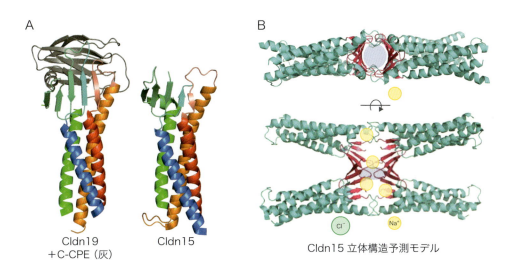

図2 クローディンの構造と細胞間透過経路予測モデル
A）細胞間バリア型Cldn19とC-CPE結合構造（左），細胞間チャネル型Cldn15構造（右）．B）Cldn15の構造解析をもとに予測された細胞間重合様式．複数のクローディンにより構築されるβバレル構造は，中心にイオンや水を透過させるポアを形成．

より構築される．生理学的実験から，Cldnの細胞外ドメインの電荷が上皮細胞間バリア機能の性質を決めることが示唆されてきたが，立体構造が未解明の時点では，不明瞭なものであり，細胞間バリア型と細胞間チャネル型Cldnの立体構造の解明は大きな課題であった．最近明らかにされた細胞間チャネル型および細胞間バリア型Cldnの分子構造は，細胞外ドメインがGL-W部位で膜へアンカリングし5本指の左掌状にたとえられる（"palm"-shaped structure）[17]（図2A）．細胞間バリアと細胞間チャネルはともに，Cldnの4分子よりなるβバレル構造を基本とするという斬新なモデルが提示された（図2B）[10) 18)]．ポリンなど，βバレル構造を有する例でよくみられる細胞膜に埋め込まれているタイプとは異なり，TJストランドのβバレル構造は細胞間で形成されている．βバレル構造の内側に，Cldnの細胞外ドメインのアミノ酸側鎖が分布しており，その側鎖が疎水性であるとき，TJは物質透過性のないバリアとなる．一方，その側鎖が電荷を帯びているとき，イオンが透過しうるという構図が浮かび上がる（図2B）．これまでの生理学的所見は，そのモデルを支持するものであるが，Cldnの細胞間相互作用が構造学的に明らかにされていないため，モデルの域を出るものではない．どのような複数のCldn分子の組合わせでβ

バレル構造が形成されるのか，βバレル構造の内部にCldn分子の側鎖がどのように分布・配置して機能構築に寄与するか，という問題など多くの課題が残されている．Cldnの細胞間相互作用を含めたストランド形成機構を明らかにする構造学的，生理学的解析が今後の大きな課題の1つであることは間違いない．

3 クローディンの細胞間バリア考：バリア型クローディンの多様性と細胞間バリアの特異性による生体機能創出

特に物質透過性が低い強固な生体バリアとして血液脳関門や血液精巣関門があげられる[19) 20)]．それ以外にもすべての臓器部位において細胞間バリア構築タンパク質としてのCldnの役割は重要である[21)]．TJは，水やイオン・小分子などの物質に対する細胞間バリア機能を規定する．Cldnの各臓器部位における発現量・発現パターンの変化は，特定のバリア型Cldnが部位特異的細胞間バリア形成に重要な役割を果たす[13)]．

1）水に対するバリア考

生体において水の保持は体内の電解質調節，細胞の代謝に寄与し，殊に皮膚は水の保持に大きく貢献する．

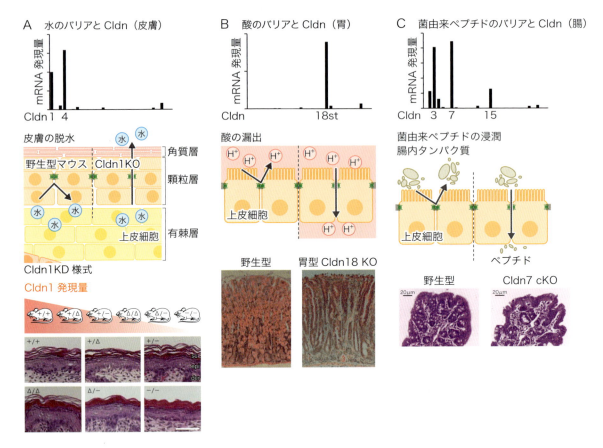

図3 特定物質の隔壁となるバリア型クローディンと疾患
A）水のバリアを形成するCldn1欠損マウスにおける致死的脱水．Cldn1発現量減少に伴う炎症誘導（scale bar＝50μm）．写真は文献23より転載．B）酸のバリアを形成する胃型Cldn18欠損マウスにおける萎縮性胃炎．写真は文献24より転載．C）菌由来ペプチドに対するバリアを形成するCldn7欠損における腸炎．写真は文献29より転載．

皮膚のTJは，Cldn1を主として構成されており，Cldn1欠損マウスでは生後1日で脱水による致死的な表現型を示すことは，上述の通りである[4) 5)]．また，Cldn6の過剰発現マウスにおいても同様な表現型が報告されている[22)]．われわれの最近の研究結果より，Cldn1遺伝子を段階的に発現低下させたマウスではアトピー様の皮膚炎を惹起し，Cldnの量的発現変化に伴う表現型の変化について報告した（**図3A**）[23)]．形態形成や炎症反応への効果を伴いながらも，Cldn1の水バリアとしての役割は大きい．

2）酸に対するバリア考

胃は内腔のpHが1～2の強酸性に保たれているきわめて特殊な臓器といえる．胃におけるTJは胃型Cldn18を主として構成されており，胃型Cldn18欠損マウスの胃では，TJストランドの一部が特異的に消失し，胃酸が胃粘膜下へ漏出することが示唆された．その結果，胃型Cldn18欠損マウスでは萎縮性胃炎を惹起することが明らかにされた（**図3B**）[24)]．胃上皮では，複数のCldnにより形成されるTJストランドとは別に，胃型Cldn18のみのTJストランド形成を示唆する結果として注目される．TJストランド中に複数のCldnがどのように分布するか，将来の研究課題として興味深い．

3）腸内細菌叢由来物質に対するバリア考

腸管は，TJによる物理的バリアをはじめとする複数のバリア機能によって細菌などの異物の侵入から守られている[25)～27)]．腸管におけるTJはCldn7を主成分として構成されており，腸特異的Cldn7欠損マウスでは炎症性腸疾患が惹起される[28)]．Cldn7の欠損によって，

腸内細菌叢由来ペプチドの大腸上皮下への異常な浸潤が認められ，炎症応答が誘導されることが最近の結果より明らかになった（図3C）[29]．TJの細胞間バリア機能が，イオンや水だけでなくペプチドの透過性をも特異的に制御することが示された．各臓器部位においてCldnの発現が部位特異的に変化し，それぞれの環境に合ったバリアが形成される．

4 クローディンの細胞間チャネル考：チャネル型クローディンの選択的物質透過性による生体機能創出

TJにより創出される上皮細胞間バリアは，隔壁としての機能だけでなく，細胞間を介して隔壁の両側に選択的に物質を透過させることで，上皮周辺の微小環境を調節する[30]．細胞間チャネル型Cldnのみが発現する生体部位は報告されておらず，Cldnによる細胞間チャネルは細胞間バリア型Cldnによる細胞間バリアを基盤に成立すると考えられる．また，細胞間チャネル型Cldnのサブタイプによって陽イオン・陰イオン選択性が異なり，イオンの流れを制御することで，栄養吸収や腎臓におけるイオン吸収・排出など生体のホメオスタシス維持に関与する[31) 32]．細胞間チャネルは，従来の細胞膜に埋め込まれているチャネルとは異なるものとして，新しい視点を提示する．

1）陽イオンに対する選択的上皮細胞間チャネル考

Cldn2，-10b，-15，-21は，カチオン透過性を調節する細胞間チャネル型Cldnに分類されている[7]．小腸では，主な栄養素が小腸上皮細胞アピカル膜上のNa^+共役型トランスポーターを介した小腸内腔Na^+との共輸送により吸収される．Cldn2/Cldn15両欠損マウスにおいて血管側からのNa^+供給が減少し，小腸内腔のNa^+濃度が低下して致命的な栄養吸収不全を惹起する[33]．

2）陰イオンに対する選択的上皮細胞間チャネル考

Cldn10aは，Cldn10bのスプライシングバリアントであり構造的，アミノ酸配列的に非常に相同性が高いが，細胞間チャネルにおける陽イオン・陰イオン選択性は逆転する[34) 35]．これはTJのイオン選択性が，Cldnの第一細胞外ドメインにおけるアミノ酸電荷の分布に相関していることに起因する（図4A）．生体システム構築への寄与として，腎臓の皮質ではアニオン選択性の高いCldn10aやCldn17が，髄質ではカチオン選択性の高いCldn10bが高発現していることが注目される．相反するイオン透過性を部位特異的に制御することで尿の排出・再吸収に関与していると考えられている[36]．

3）水に対する選択的細胞間チャネル考

Cldn2が形成するチャネルは水を透過することが報告され，Cldn10のチャネルが水を透過させないといわれていることと対照的である[37]．生体ではCldn2欠損マウス肝臓において，水透過性低下に起因した胆汁分泌低下，胆汁成分濃縮による胆石症を発症する（図4B）[38]．肝小葉では，細胞間チャネル型Cldn2が中心静脈側の毛細胆管に偏在することで盲端からはじまる胆汁分泌システムを構築する．

おわりに

TJ/Cldnが規定する上皮細胞間バリア機能についての研究は，1分子からマウス個体レベルという，ミクロからマクロのレベルで階層縦断的に進められている．Cldnの立体構造が決定され，TJにおける物質透過性制御機構について接する2細胞間での細胞間重合様式のモデルが提示された．細胞間重合様式についての構造学的証明が残されているが，TJを構成する分子集合体ユニットがモデルで考えられるようになったことは，TJが超薄切片電子顕微鏡像として定義されてから50年間で，特筆すべき成果の1つである．それと並行して，生体システム機能解析も着実に発展している．最近細胞間バリア型のCldnでは，Cldn1の研究からCldnの量的発現の変化に伴う発病や病態悪化との関連性が示され，他のCldnについても量的変化に伴う生体への影響についての解析は新たな研究課題である．細胞間チャネル型Cldnでは，選択的物質透過性が体液のフローを形成することが示され，腸管の粘液や脳脊髄液などについてもフロー形成による物質の排除，輸送に関与していることが示唆された．Cldnが選択的に水・イオンなどの微小物質を透過させることが生体のチャネルと連動することも明らかになっており，エネルギーを必要としない物質輸送機構として今後の研究の進展が期待される．本稿では言及していないが，Cldnを基盤としたTJの上皮細胞間バリア機能は，細胞質因

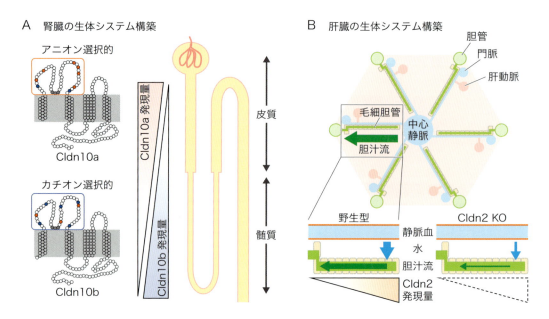

図4 特定物質を透過させる細胞間チャネル型クローディンと特徴
A) Cldn10a, 10bの細胞外第1ループにおけるアミノ酸の電荷の総和とカチオン選択性・アニオン選択性が相関. Cldn10a, 10bは腎臓の皮質と髄質の各領域で発現パターンがスイッチ. B) 水の透過を制御するCldn2の発現量勾配に依存した胆汁フローの形成.

子によっても大きく制御される. TJにより創出される上皮細胞間バリア機能の多様性の理解が大きな視点からの生体システム制御の解明やその応用の発展に直結し, 近い将来課題として強く期待される.

文献

1) Tsukita S, et al：Nat Rev Mol Cell Biol, 2：285-293, 2001
2) Anderson JM & Van Itallie CM：Cold Spring Harb Perspect Biol, 1：a002584, 2009
3) Martín-Belmonte F & Perez-Moreno M：Nat Rev Cancer, 12：23-38, 2012
4) Furuse M, et al：J Cell Biol, 153：263-272, 2001
5) Kubo A, et al：J Exp Med, 206：2937-2946, 2009
6) Tamura A & Tsukita S：Semin Cell Dev Biol, 36：177-185, 2014
7) Günzel D & Yu AS：Physiol Rev, 93：525-569, 2013
8) Hou J, et al：Proc Natl Acad Sci U S A, 107：18010-18015, 2010
9) Sasaki H, et al：Proc Natl Acad Sci U S A, 100：3971-3976, 2003
10) Suzuki H, et al：J Mol Biol, 427：291-297, 2015
11) Tsukita S, et al：Oncogene, 27：6930-6938, 2008
12) Shen L：Ann N Y Acad Sci, 1258：9-18, 2012
13) Tokuda S, et al：PLoS One, 9：e104994, 2014
14) Umeda K, et al：Cell, 126：741-754, 2006
15) Mineta K, et al：FEBS Lett, 585：606-612, 2011
16) Tanaka H, et al：Mol Cell Biol, 36：954-964, 2016
17) Suzuki H, et al：Science, 344：304-307, 2014
18) Saitoh Y, et al：Science, 347：775-778, 2015
19) Nitta T, et al：J Cell Biol, 161：653-660, 2003
20) Gow A, et al：Cell, 99：649-659, 1999
21) Gow A, et al：J Neurosci, 24：7051-7062, 2004
22) Turksen K & Troy TC：Development, 129：1775-1784, 2002
23) Tokumasu R, et al：Proc Natl Acad Sci U S A, 113：E4061-E4068, 2016
24) Hayashi D, et al：Gastroenterology, 142：292-304, 2012
25) Turner JR：Nat Rev Immunol, 9：799-809, 2009
26) Wesemann DR & Nagler CR：Immunity, 44：728-738, 2016
27) Suzuki H, et al：Ann N Y Acad Sci, 1258：65-70, 2012
28) Ding L, et al：Gastroenterology, 142：305-315, 2012
29) Tanaka H, et al：Gut, 64：1529-1538, 2015
30) Weber CR, et al：Elife, 4：e09906, 2015
31) Muto S, et al：Proc Natl Acad Sci U S A, 107：8011-8016, 2010
32) Ben-Yosef T, et al：Hum Mol Genet, 12：2049-2061, 2003
33) Wada M, et al：Gastroenterology, 144：369-380, 2013
34) Van Itallie CM, et al：Am J Physiol Renal Physiol, 291：F1288-F1299, 2006
35) Pei L, et al：J Clin Invest, 126：2509-2518, 2016
36) Krug SM, et al：Cell Mol Life Sci, 69：2765-2778, 2012
37) Rosenthal R, et al：J Cell Sci, 123：1913-1921, 2010
38) Matsumoto K, et al：Gastroenterology, 147：1134-1145.e10, 2014

<筆頭著者プロフィール>
鈴木浩也：1985年1月8日生まれ，山梨県出身．趣味は将棋，サッカー．2015年より大阪大学大学院医学系研究科分子生体情報学研究室特任研究員に在任．研究テーマは「上皮細胞が形成する微小環境と免疫応答との相互作用」とし，上皮細胞間バリア機能変化に伴う種々の臓器の機能異常に関する研究を行っている．最近では，細菌叢と上皮細胞間バリア機能との相互作用に興味をもっており，上皮細胞間バリア機能操作による臨床応用への可能性を模索している．

第1章　生体バリアを支える分子・細胞・組織基盤

Ⅱ．細胞分泌物による化学的バリア

3. 腸管における粘液層の役割とその恒常性維持機構

奥村　龍，竹田　潔

内なる外といわれる消化管では，侵入してくる病原体ならびに共生する微生物から組織を守るため，消化管粘膜は多量の粘液に覆われている．特に夥しい数の腸内細菌が存在する大腸においては，外粘液層と内粘液層といわれる二層の分厚い粘液の層が粘膜を覆っており，特にムチン分子が密に結合している内粘液層では腸内細菌がほとんど存在せず，内粘液層は腸内細菌と腸粘膜を分断することで，腸管炎症の制御に大きく貢献している．また内粘液層の恒常性維持にはさまざまな因子が関与し，それらの異常により恒常性が破綻し，腸内細菌の腸粘膜への侵入が起こると腸管炎症に対する感受性が亢進する．

はじめに

消化器や生殖器のように外部環境と対峙する臓器においては，外界と接する面に上皮細胞によって形づくられる粘膜が存在し，さらにその表面を上皮細胞によって分泌される粘度の高い液体である粘液が覆っている．絶え間なく上皮細胞から分泌される粘液は，ゆっくりと流れながら各組織を覆い，外来微生物の組織内への侵入の防止やそれらの体外への排出に大きく貢献している．

他の臓器と異なり，多くの微生物が共生している腸管では，それらの共生微生物から腸管組織を保護する，またはそれらに対する過剰な免疫応答を回避するために，腸管上皮によって形成される粘膜バリアが存在し，特に夥しい数の腸内細菌が存在する大腸においては，粘液を産生する杯細胞[※1]の数が多く，それらにより分泌される大量の粘液が粘液層を形成し，腸粘膜を覆っている．本稿では，われわれの研究を含めた最近の研究によって明らかにされた，消化管における粘液層の構造とその恒常性維持機構，さらには粘液層の破綻によってもたらされる腸管炎症について概説したい．

[キーワード&略語]
内粘液層，杯細胞，ムチン，糖鎖

EGFR：epidermal growth factor receptor（上皮成長因子受容体）
NLR：NOD-like receptor（NOD様受容体）
TLR：Toll-like receptor（Toll様受容体）

※1　杯細胞（はい）
粘液分泌性の単細胞腺で，核上部から細胞頂端側にかけて，細胞内には粘液を含む顆粒が充満しており，形態が西洋杯に似ていることから杯細胞（goblet cell）と名付けられた．肺細胞や胚細胞と区別して"さかずき細胞"と発音されることもある．

Roles of the mucus layer in the intestine and mechanisms for maintaining homeostasis of the mucus layer
Ryu Okumura/Kiyoshi Takeda：Laboratory of Immune Regulation, Department of Microbiology and Immunology, Graduate School of Medicine, Osaka University（大阪大学大学院医学系研究科免疫制御学）

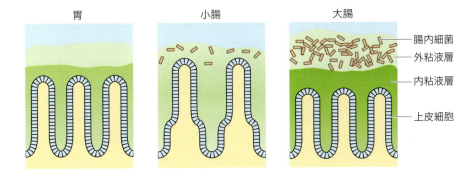

図1　各消化管における粘液層
消化管の部位によって，粘液層の構造は異なる．小腸では粘液層は流動的で，上皮に固着しておらず，薄く一層である．一方で胃や大腸では，粘液層は二層に分かれており，特に腸内細菌が存在する大腸では，粘液層が厚く，また腸内細菌は外側の層（外粘液層）に存在し，内側の層（内粘液層）はほぼ無菌に保たれている．

1 消化管における粘液層の構造

　数多くの腸内細菌を含む外来異物が存在する腸管においては，大量の粘液が粘液層となって腸粘膜を覆い，腸内に共生するまたは侵入してきた微生物の腸粘膜への侵入を防止している．粘液の主成分は腸管上皮細胞の1つである杯細胞から産生される糖タンパク質のムチン※2である．ムチン分子には多量のO型糖鎖が付加されており，それら糖鎖が粘液の粘性を生み出している．さらにムチン分子の糖鎖は，上皮細胞表面の糖鎖に結合し接着しようとする病原微生物に対して競合的に結合することで，細菌の上皮細胞への接着を防止していると考えられている．

　ムチンは水溶性であり，容易に水で洗い流されるため，ホルマリンなどによる一般的な固定法を用いた場合には粘液層を観察することが困難であったが，近年脱水性が高いクロロホルムやメタノールを混合したカルノア固定液（図2参照）が消化管粘液の固定に優れていることがわかり，粘液を含む内容物とともに腸組織を同固定液で固定し，その組織切片を観察することで，消化管における粘液層の観察が可能となってきた[1]．この観察法により，胃や大腸では粘液層が二層からなるのに対し，小腸では粘液層が流動的で，上皮に固着しておらず，一層のみの薄い層であることがわかり，消化管の部位によって粘液層の構造が異なることが明らかとなってきた[2]（図1）．

　夥しい数の腸内細菌が存在する大腸では，ムチンを産生する杯細胞が多く存在し，産生される粘液量も多く，分厚い粘液層が腸管上皮を覆っている．近年前述の観察法を用いた研究により，大腸の粘液層は外粘液層（outer mucus layer）と内粘液層（inner mucus layer）の2つの層に分けられることが明らかとなった．さらに大腸粘膜から回収した粘液層のプロテオミクス解析などから，内粘液層ではムチン分子の1つであるMUC2が重合し，密に結合した構造をとっており，その外側に存在する外粘液層ではそのMUC2の密な結合が宿主もしくは腸内微生物からのプロテアーゼによって分解され，緩んだ構造となっていると考えられている[1) 3)]．また同研究により，大腸の内粘液層ではほとんど腸内細菌が存在せず，ほぼ無菌の状態に保たれていることが明らかとなり，大腸においては内粘液層により多数の腸内細菌と腸粘膜とが分離されていることが明らかとなった（図2）．

2 ムチン分子の生成，分泌の制御機構

　粘液の主成分は胃ではMUC5AC，小腸・大腸ではMUC2といわれる分泌型ムチン分子であるが，それらのムチン分子の生成・分泌はさまざまなメカニズムで

> **※2　ムチン**
> 杯細胞を主とする上皮細胞から産生される糖タンパク質の1つである．コアタンパク質に存在するセリン，スレオニンのくり返し領域には多数のO型糖鎖が付加されており，その糖鎖が粘性をもたらす．

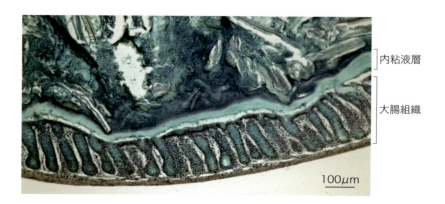

図2 マウス大腸組織切片（カルノア固定法による）
管腔内容物を含む大腸組織を，メタノール，クロロホルム，酢酸からなるカルノア固定液で固定後，その組織切片を粘液を青く染めるアルシアンブルー染色により染色し，観察したものである．大腸上皮直上に存在する帯状の構造体が内粘液層であり，内粘液層内はほぼ無菌状態に保たれている．

制御されていることが明らかとなっている．ムチン遺伝子の発現は，Sp-1ファミリー，NF-κB，GATAファミリー，STATなどのさまざまな転写因子によって制御されている[4]．それらの転写因子活性化の上流にあるのが，Toll様受容体（TLR）-MyD88シグナル，TNFα，IL-1βやIL-4，IL-13などのサイトカインの受容体を介したシグナル，さらには上皮成長因子受容体（EGFR）を介したシグナルである．多くの病原性細菌を含むグラム陰性菌由来のリポ多糖は上皮細胞におけるTLRを刺激し，p38，NF-κBの活性化を介して，分泌型ムチンの発現を亢進させる[5]．そのため，腸管上皮特異的にMyD88を欠損させたマウスにグラム陰性菌の病原性細菌である*Salmonella typhimurium*を感染させた場合，野生型マウスでは感染後MUC2の発現の上昇がみられるのに対して，MyD88欠損マウスではその上昇がみられず，*S. typhimurium*感染に対する感受性が亢進する[6]．またIL-4やIL-13といったTh2サイトカインは，上皮細胞の受容体を刺激し，最終的にSTAT6の活性化を介して，MUC2，MUC5ACの発現を増強する[7]．腸管における寄生虫感染時には，近年機能が同定された腸管上皮細胞の1つであるタフト（tuft）細胞から産生されるIL-25が，2型自然リンパ球（ILC2）からのIL-13の産生を促し，IL-13は杯細胞からの粘液産生や杯細胞への分化を促進させる[8]〜[10]．さらに腸内細菌の代謝産物の1つである短鎖脂肪酸も杯細胞からの粘液産生を促すことが知られている．短鎖脂肪酸の1つである酪酸は，ヒストン脱アセチル化酵素を阻害することで，MUC2プロモーター領域におけるヒストンH3のアセチル化を促進し，MUC2発現亢進に寄与していることが報告されている[11][12]．

杯細胞からの粘液排出のメカニズムも近年の研究により明らかとなってきている．ムチン分子は，杯細胞の小胞体でオリゴマー化され，ゴルジ装置で糖付加が行われた後，分泌顆粒に蓄えられ，頂端側に輸送され管腔内に排出される．近年，この分泌顆粒の排出にNOD-like receptor（NLR）ファミリーの1つであるNLRP6-インフラマソーム経路を介したオートファジーの活性化が重要であり，それらのインフラマソーム関連分子の欠損マウスでは杯細胞からの粘液の放出が障害され，内粘液層の形成が不十分となることが示された[13]．さらに，腸陰窩上部には見張り役となる杯細胞が存在し，TLRがリガンドによる刺激を受けると，NLRP6-インフラマソームの活性化を介して粘液分泌顆粒の排出が促進し，さらにgap junctionシグナルによって近傍の杯細胞を刺激し，それらからの粘液排出を誘導することが明らかとなった[14]．以上のように，粘液の主成分である分泌型ムチンの生成，排出は，サイトカイン，もしくは腸内微生物やその代謝物からの刺激により制御されていることが明らかとなっている．

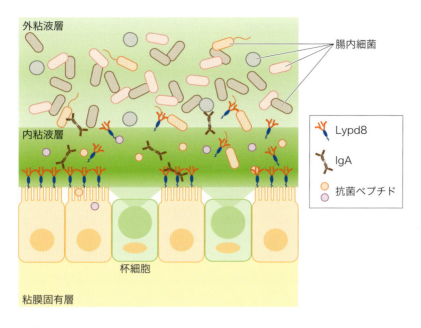

図3 大腸における粘液層
大腸において，内粘液層が無菌に保たれるメカニズムの1つが，腸管上皮特異的に発現するLypd8分子による腸内細菌侵入の制御である．Lypd8は特に有べん毛細菌に結合し，それらの細菌侵入を抑制することで，内粘液層の恒常性維持に貢献している．

3 粘液層の恒常性維持機構

　粘液層の主成分はMUC2などの分泌型ムチン分子であり，実際にMUC2の欠損マウスでは大腸において内粘液層が形成されないことからも，分泌型ムチンが粘液層の形成に不可欠であることは疑う余地がないが，先に述べた粘液層のプロテオミクス解析などから，粘液層にはMUC13などの膜結合型ムチンやFc結合タンパク質，IgA，抗菌ペプチドなどさまざまな分子が存在することが明らかとなっており[1]，このような分泌型ムチン以外の分子もまた粘液層の恒常性維持に大きく寄与していると考えられる．

　前述のように，大腸においては内粘液層が無菌に保たれているが，その恒常性維持に不可欠な分子としてわれわれは大腸上皮細胞特異的に発現するLypd8という分子を近年同定した．この分子は高度に糖鎖修飾されるGPIアンカー型タンパク質であるが，細胞から切り離されることで恒常的に内粘液層に分泌される．この分子の機能を調べるため，Lypd8の欠損マウスの表現型を解析すると，Lypd8欠損マウスでは有べん毛細菌を中心とした腸内細菌の内粘液層への侵入が観察され，さらにはLypd8が腸内細菌に会合することで，腸内細菌の内粘液層への侵入や腸管上皮への接着を抑制し，内粘液層の無菌状態の維持に大きく貢献していることが明らかとなった[15]（図3）．

　宿主由来の分子以外にも，食事やそれによる腸内細菌叢の変化もまた内粘液層の恒常性とそのバリア機能に影響を与えることが明らかとなっている．腸内細菌の多くは食物中の線維を分解し，栄養源として利用しているが，低線維食を食べさせたマウスでは，粘液層のムチンを分解する腸内細菌が増加し，それにより大腸内粘液層の厚みが薄くなり，病原性細菌である*Citrobacter rodentium*感染に対する感受性が増加することが近年報告された[16]．

　このように大腸粘液層の恒常性は，宿主由来の分子や腸内細菌叢を含むさまざまな因子により制御されている．

4 粘液層の恒常性の破綻と腸管炎症

前述のように，大腸では内粘液層が壁となって腸内細菌と腸管上皮を分け隔てているが，このことにより共生する腸内微生物に対する腸管免疫系細胞の過剰な免疫応答が回避されていると考えられている．その根拠として，大腸粘液の主成分であるMUC2の欠損マウスやMUC2のO型糖鎖付加に不可欠なβ1,3-ガラクトース転移酵素の欠損マウスでは，内粘液層が欠如し，腸内細菌の腸管上皮への侵入とそれに伴う大腸炎の自然発症が認められる[17)18)]．さらには，粘液排出の障害がみられるNLRP6欠損マウスでは，粘液層が薄くなり，腸内細菌叢の変化（dysbiosis）とともに実験的腸炎に対する感受性の亢進が認められる[19)]．先に述べたLypd8欠損マウスにおいても，内粘液層への細菌侵入がみられ，それにより実験的腸炎モデルに対する感受性が亢進する[15)]．ここまでは粘液層の破綻が原因の腸管炎症であるが，他の腸炎自然発症マウスにおいても，炎症の増悪に伴って杯細胞の減少がみられ，粘液産生の減少，内粘液層の構造破綻により大腸粘膜への細菌侵入が観察されることから，炎症の結果として起こる内粘液層の恒常性の破綻もさらなる炎症の増悪に寄与していると考えられる．さらにヒトの場合においても，慢性腸管炎症を引き起こす潰瘍性大腸炎患者の大腸で，杯細胞の減少，粘液産生の低下とともに粘液層の菲薄化が観察され[20)]，また一部の潰瘍性大腸炎患者の大腸ではLypd8タンパク質の発現低下が観察されており[15)]，内粘液層の恒常性の破綻が潰瘍性大腸炎の病態に大きく関与していると考えられる．現在，潰瘍性大腸炎に対しては根治的治療が存在せず，どのように長期的に寛解を維持していくかが問題となるが，粘液層の恒常性維持に対するアプローチが寛解維持の戦略の1つになりうると考える．

おわりに

腸管，特に大腸における粘液層の構造，役割とその恒常性維持機構，さらにはその恒常性の破綻に伴う腸管炎症について概説した．カルノア固定法の活用により，粘液層を可視化できるようになって以来，腸内細菌叢と粘液層を中心とする腸管粘膜バリアとの関係，さらにはその関係性と腸管炎症との関連が次々と明らかになってきているが，大腸の内粘液層が無菌に保たれている機序に関しては，依然として不透明な部分が多い．さらなる研究により，そのメカニズムがさらに解明されるとともに，そのことが炎症性腸疾患でみられる腸管炎症の制御につながっていくことが期待される．

文献

1) Johansson ME, et al：Proc Natl Acad Sci U S A, 105：15064-15069, 2008
2) Ermund A, et al：Am J Physiol Gastrointest Liver Physiol, 305：G341-347, 2013
3) Rodríguez-Piñeiro AM, et al：Am J Physiol Gastrointest Liver Physiol, 305：G348-G356, 2013
4) Theodoropoulos G & Carraway KL：J Cell Biochem, 102：1103-1116, 2007
5) Chen R, et al：Biochem Biophys Res Commun, 324：1087-1094, 2004
6) Bhinder G, et al：Infect Immun, 82：3753-3763, 2014
7) Andrianifahanana M, et al：Biochim Biophys Acta, 1765：189-222, 2006
8) Gerbe F, et al：Nature, 529：226-230, 2016
9) Howitt MR, et al：Science, 351：1329-1333, 2016
10) von Moltke J, et al：Nature, 529：221-225, 2016
11) Hatayama H, et al：Biochem Biophys Res Commun, 356：599-603, 2007
12) Burger-van Paassen N, et al：Biochem J, 420：211-219, 2009
13) Wlodarska M, et al：Cell, 156：1045-1059, 2014
14) Birchenough GM, et al：Science, 352：1535-1542, 2016
15) Okumura R, et al：Nature, 532：117-121, 2016
16) Desai MS, et al：Cell, 167：1339-1353.e21, 2016
17) Fu J, et al：J Clin Invest, 121：1657-1666, 2011
18) Van der Sluis M, et al：Gastroenterology, 131：117-129, 2006
19) Elinav E, et al：Cell, 145：745-757, 2011
20) Johansson ME, et al：Gut, 63：281-291, 2014

＜筆頭著者プロフィール＞
奥村 龍：2005年，和歌山県立医科大学卒業．臨床研修医，小児科後期研修を経て，'10年，大阪大学大学院医学系研究科博士課程に進学．免疫制御学教室にて学位取得後，'16年4月より同教室助教．現在の研究テーマは大腸粘膜バリア機構の解析と潰瘍性大腸炎治療への応用．将来の抱負は，基礎医学研究からの小児医療への貢献．

第1章 生体バリアを支える分子・細胞・組織基盤

II. 細胞分泌物による化学的バリア

4. 腸管上皮細胞が発現する糖鎖を介した粘膜バリア形成

後藤義幸, 清野 宏

> 腸管を覆う上皮細胞は,日常的に曝露される無数の抗原に対する第一線の防御バリアと共生プラットフォームを形成している.腸管上皮細胞が発現する糖鎖は,管腔内に存在する病原性,非病原性微生物と直接的に相互作用し,「感染・排除・共生」を司るコミュニケーションツールとして重要な役割を担う.また,腸管免疫細胞は上皮細胞の糖鎖の発現を正または負に制御することで,異なる微生物との相互作用を巧みにコントロールしている.腸管上皮細胞の糖鎖を軸とした宿主と微生物の相互作用は,腸管の恒常性制御機構を理解するうえでも重要と考えられる.

はじめに

腸管は恒常的に食餌由来アレルゲン,病原体,腸内細菌などを含む無数の抗原に曝されている特殊な器官である.これらの抗原が体内に侵入するのを防ぐために,腸管では幾重ものバリア機構が存在している.例えば,腸管は一層の上皮細胞に覆われており,外来抗原に対して物理的な防壁を形成するだけでなく,上皮細胞の一種である杯細胞はムチンを産生することで,粘液層をつくり出しており,病原性,非病原性細菌の上皮細胞への接着を防いでいる[1].さらに,腸管上皮細胞のなかにはパネート(Paneth)細胞が含まれ,ディフェンシンを含む抗菌物質を産生し粘液層に供給することで,外来抗原に対する化学的・免疫学的なバリア機構の構成にも寄与している[2].また,パネート細胞以外にも,円柱上皮細胞はRegIIIγやLypd8などの抗菌物質を産生する能力があり,微生物の組織内への侵入を阻害している[3,4].さらに,上皮細胞の糖鎖修飾

[キーワード&略語]
糖鎖,腸管上皮細胞,α1,2-フコース,腸内細菌

ILC3: group 3 innate lymphoid cells
(3型自然リンパ球)
LT: lymphotoxin
SFB: segmented filamentous bacteria
(セグメント細菌)
SPF: specific-pathogen free

Mucosal barrier formation mediated by intestinal epithelial glycosylation
Yoshiyuki Goto[1,2,3] /Hiroshi Kiyono[2,4,5] : Project for Host-Microbial Interactions in Symbiosis and Pathogenesis, Division of Molecular Immunology, Medical Mycology Research Center, Chiba University[1] /International Research and Development Center for Mucosal Vaccines, The Institute of Medical Science, The University of Tokyo[2] /AMED-PRIME, Japan Agency for Medical Research and Development[3] /Division of Mucosal Immunology, Department of Microbiology and Immunology, The Institute of Medical Science, The University of Tokyo[4] /Department of Immunology, Graduate School of Medicine, Chiba University[5] (千葉大学真菌医学研究センター感染免疫分野微生物・免疫制御プロジェクト[1] /東京大学医科学研究所国際粘膜ワクチン開発研究センター[2] /日本医療研究開発機構,AMED-PRIME[3] /東京大学医科学研究所炎症免疫学分野[4] /千葉大学大学院医学研究院免疫発生学[5])

が感染防御，共生環境構築にかかわっていることが明らかになっている[5]．

このように，腸管上皮細胞は外来抗原と直接対峙するという特殊な環境下にあるため，さまざまな異物に対し多様なバリア機構を有することが知られている．この腸管上皮細胞と抗原，特に管腔内に侵入してくる病原性微生物や恒常的に存在する共生微生物との相互作用は，病原体の感染制御のみならず腸内細菌叢の恒常性維持にも寄与するきわめて重要な生体反応である．

本稿では，生体防御に寄与する粘膜バリアという観点から糖鎖修飾を考え，腸管上皮細胞が発現する糖鎖の一種であるα1, 2-フコースに着目し，α1, 2-フコースの発現誘導・制御機構や腸内微生物に対する排除と共生という相反する機能について紹介することで，腸管上皮細胞が発現する糖鎖を中心とした宿主と腸内微生物との相互作用について考察してみたい．

1 腸管上皮糖鎖を標的とした病原体感染戦略

生体を構成する細胞の表面にはタンパク質や脂質が存在し，それらの分子は糖鎖によって修飾されている．糖鎖は特定の糖転移酵素によって糖残基に付加される．さまざまな細胞サブセットは，それぞれ特徴的な糖鎖を発現することが知られており，細胞種ごとに異なる機能的特性を付与している[5]．例えば，腸管上皮細胞はfucosyltransferase 1（Fut1）もしくはFut2を介して糖鎖の一種であるα1, 2-フコースの発現を誘導することが知られているが，なかでもM細胞はFut1を，円柱上皮細胞や杯細胞はFut2を発現しα1, 2-フコースの誘導を行っている[6)7)]．腸管上皮細胞が管腔側に発現する糖脂質や糖タンパク質は，その特徴的な局在から，腸管管腔内に存在する微生物と相互作用することは容易に想像できる．例えば，E. coliや病原性細菌であるSalmonella typhimuriumは，Ⅰ型線毛を介してM細胞特異的に発現が観察されるglycoprotein 2（GP2）に結合し，体内へ侵入することが報告されている[8]．

最近の研究では，Vibrio parahaemolyticusはⅢ型分泌系装置ⅠもしくはⅡを用いて，腸管上皮細胞が発現する硫酸化もしくはフコシル化グリカンに結合することが報告されている[9]．さらに，病原性細菌によって産生される毒素も腸管上皮細胞上に発現する糖脂質に結合し，機能するものが存在する．例えば，Vibrio choleraeによって産生されるコレラ毒素は，腸管上皮細胞上のGM1ガングリオシドに結合し，下痢を引き起こす[10]．さらに，特定のノロウイルスは腸管上皮細胞が発現するα1, 2-フコースに結合し，感染を成立させる[11]．このように，腸管上皮細胞が発現する糖鎖は，管腔内病原性微生物にとっては，感染標的分子となる（図1）．

2 上皮細胞の糖鎖修飾は腸内細菌との共生関係を構築する

腸管上皮細胞はさまざまな糖鎖を発現するが[5]，糖鎖末端のβ-D-ガラクトースのα1, 2部位に結合するフコース（α1, 2-フコース）は，宿主と微生物のコミュニケーションツールとしての機能を有することが報告されてきた[11]．例えば，腸内常在細菌の一種であるBacteroides fragilisやB. thetaiotaomicronはフコシダーゼを産生し，上皮細胞が発現するα1, 2-フコースを切断する．さらに，フコースパーミエースを用いてL-フコースを取り込み，資化するのみならずフコースオペロンを介した遺伝子発現の制御や，細胞壁構成成分であるフコシル化莢膜多糖の合成に再利用することが報告されている[12]．このため，腸管上皮細胞が発現するα1, 2-フコースは，宿主と腸内細菌間における共生因子の1つであると考えられている[12]．実際，α1, 2-フコースの糖鎖付加を司るFut2遺伝子を欠失したマウスおよびヒトでは腸内細菌叢が変化（dysbiosis）することが知られており，特にヒトではBifidobacteriumが減少することが報告されている[13]．

3 細菌刺激による上皮細胞のα1, 2-フコース誘導

古くより，腸管上皮細胞にはα1, 2-フコースが発現することが知られていたが，Fut2ならびにα1, 2-フコース誘導の分子機構がしだいに明らかとなってきたのは最近のことである[11]．米国ワシントン大学のJeffery I. Gordon博士らのグループは，無菌マウスにおいて腸管上皮細胞のα1, 2-フコース発現が消失していることを見出した[14]．この無菌マウスを通常の環

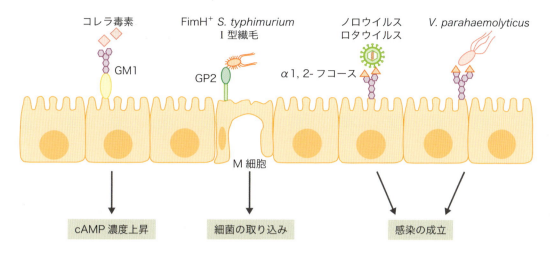

図1 腸管上皮細胞のα1, 2-フコースと腸内微生物の相互作用
腸管上皮細胞は種々の糖脂質，糖タンパク質を発現しており，管腔内に存在する微生物と相互作用する．*Vibrio cholerae* が産生するコレラ毒素はGM1に結合する．*Salmonella typhymurium* はM細胞が特異的に発現するglycoprotein 2（GP2）にI型線毛を介して結合する．一方，ノロウイルスやロタウイルスは上皮細胞が発現するα1, 2-フコースに結合する．*V. parahaemolyticus* はIII型分泌装置を介して，フコシル化もしくは硫酸化グリカンに結合することができる．

境下で飼育するとFut2やα1, 2-フコースの発現が誘導されることから，腸管上皮細胞のα1, 2-フコースの誘導は腸内細菌の定着が引き金となることが明らかとなった[6)14)]．興味深いことに，SPF（specific-pathogen free）をはじめとして通常の環境下で飼育されているマウスにおいて，α1, 2-フコース発現上皮細胞は主に回腸部位に観察され，回腸特異的に存在するセグメント細菌（segmented filamentous bacteria：SFB）が上皮細胞のα1, 2-フコースを誘導する腸内細菌であることがわれわれのグループにより同定された[6)]（図2）．他グループの研究から，SFB以外に共生細菌である *B. fragilis* と *B. thetaiotaomicron* がα1, 2-フコースを誘導する細菌として同定されている[14)15)]．一方，*Bifidobacterium* や *Peptostreptcoccus* が腸管に定着してもα1, 2-フコースの発現が誘導されないことから，α1, 2-フコースを誘導できる細菌には特異性があり，今後はその特異性とそれを付与するメカニズムの解明が待たれるところである[11)]．

4 腸管免疫細胞による α1, 2-フコース誘導・制御機構

長年，上皮細胞のα1, 2-フコース発現誘導機構は謎に包まれていたが，筆者らの研究により腸内細菌と宿主腸管上皮細胞，免疫細胞による精緻な三者間相互作用が，その誘導を担うことが明らかとなった[6)]．腸管上皮細胞のα1, 2-フコースの誘導にはSFBをはじめとする腸内細菌が必要であることは上記にも述べたが，腸内細菌の定着だけでは十分ではなく，腸管免疫細胞も重要な役割を担っている[6)]．とりわけ，腸管における代表的な自然免疫細胞である3型自然リンパ球（group 3 innate lymphoid cells：ILC3）は，腸管上皮細胞のα1, 2-フコースおよびFut2の誘導に必要である[6)]．興味深いことに，ILC3は腸内細菌依存的，非依存的にIL-22とlymphotoxin（LT）を産生し，上皮細胞のFut2とα1, 2-フコースの発現を誘導する．つまり，上皮細胞のα1, 2-フコースの誘導は，ILC3によって腸内細菌依存的，非依存的の二段階の制御を受けている[6)]（図2）．

一方，上皮細胞のα1, 2-フコースの誘導・制御における獲得免疫細胞の役割について解析したところ，獲得免疫系細胞が欠失しているRag欠損マウスでは腸管上皮細胞のFut2とα1, 2-フコースの発現が亢進していたことから，獲得免疫系細胞はILC3に代表される自然免疫系細胞とは異なり，上皮細胞におけるFut2とα1, 2-フコースの発現を負に制御する働きがあることが示唆された[6)]．詳細に調べてみると，B細胞はα1, 2-フコー

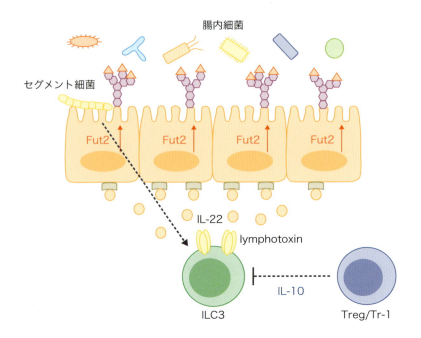

図2　腸内細菌と免疫細胞による腸管上皮細胞のα1,2-フコース誘導制御
セグメント細菌（SFB）を含む腸内細菌は3型自然リンパ球（ILC3）からIL-22を誘導する．ILC3は腸内細菌非依存的にlymphotoxin（LT）を産生し，上皮細胞のFut2およびα1,2-フコースの発現を誘導する．一方，CD4$^+$T細胞（Treg, Tr-1）はIL-10を産生することで上皮細胞のFut2およびα1,2-フコースの発現を抑制する．

スの発現に関与せず，T細胞がα1,2-フコースの発現を抑制的に調節する細胞であった[16]．さらに，T細胞のなかでもCD4陽性でT細胞受容体（TCR）β鎖（αβTCR）陽性の制御性T細胞（Treg/Tr-1）と考えられるT細胞がIL-10を産生することで，上皮細胞におけるα1,2-フコースの発現を負に制御している[16]．以上の結果から，腸管上皮細胞におけるα1,2-フコースの発現は，自然免疫細胞であるILC3と獲得免疫細胞である制御性T細胞によって，それぞれ正および負に制御されていることが明らかとなった（図2）．

5　α1,2-フコースと病原性微生物の相互作用

腸管上皮細胞が発現するα1,2-フコースは，Bacteroidesをはじめとする腸内細菌の恒常性維持に寄与している．実際，Fut2遺伝子を欠損したマウスや不活性型遺伝子多型を有するヒトでは腸内細菌叢の構成が変化することが報告されている[17)18]．一方，Fut2を欠失したマウスでは，病原性細菌であるCitrobacter rodentium感染の際，腸内細菌叢のdysbiosisが誘導され炎症反応が重篤化することに加え[19]，野生型マウスと比較してSalmonella typhimurium感染においても重篤な炎症が誘導される（図3）．Fut2欠損マウスでは，腸管組織内に侵入するS. typhimuriumの数が増加することから，腸管上皮細胞のフコシル化はS. typhimuriumの腸管組織への感染を阻害する働きをもつことが示唆される．このように，腸管上皮細胞のα1,2-フコースは腸内細菌叢の恒常性維持ならびに病原性細菌感染防御の2つの役割を果たすことで腸管恒常性の維持に寄与していると考えられる．

おわりに

本稿では，腸管バリア機構の1つとして，特に腸管上皮細胞が発現する糖鎖（α1,2-フコース）に着目し，腸管微生物との相互作用を中心に概説してきた．腸管上皮細胞が発現するα1,2-フコースは，自然免疫細胞によって誘導され病原性細菌の感染防御に寄与することから，腸管における自然免疫反応，宿主バリ

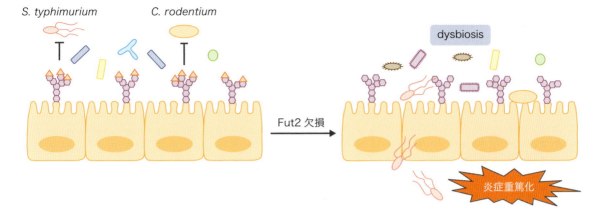

図3　腸管上皮細胞のα1,2-フコースによる感染防御機構
腸管上皮細胞が発現するα1,2-フコースは，腸内細菌叢の恒常性維持および病原性細菌（例：*Salmonella typhimurium*, *Citrobacter rodentium*）の感染防御機能を有する．α1,2-フコースが欠損するとdysbiosisが起こり，*C. rodentium*や*S. typhimurium*によって引き起こされる炎症反応が重篤化する．

ア機構の1つであることが示唆される．一方，*Bacteroides*をはじめとする腸内細菌は，上皮細胞が発現しているα1,2-フコースを利用する能力を獲得していることから，宿主のバリア機構を利用し，腸内に共生できるように進化的に適応してきたのかもしれない．このように，宿主-細菌相互作用の本質に迫るには，宿主の免疫学的な観点のみならず，糖鎖修飾も含めた宿主側の生物学的特徴と微生物側の感染・共生戦略や個々の微生物の性質，そして，その代謝産物などの影響も理解することが必要となるであろう．また，腸内微生物も上皮細胞のα1,2-フコースや抗菌物質の発現を誘導するのみならず，IgA陽性細胞やT細胞の分化・増殖の誘導を通して宿主バリア機構の一翼を担い，宿主恒常性の発達・維持に寄与する重要な存在である．腸管上皮細胞の糖鎖を中心とした宿主-微生物相互作用を理解することは，宿主の恒常性の破綻に起因するさまざまな疾患の発症機構や治療戦略を立てるために重要と考えられる．

文献

1) Johansson ME, et al：Proc Natl Acad Sci U S A, 105：15064-15069, 2008
2) Ayabe T, et al：Nat Immunol, 1：113-118, 2000
3) Vaishnava S, et al：Science, 334：255-258, 2011
4) Okumura R, et al：Nature, 532：117-121, 2016
5) Goto Y, et al：Nat Immunol, 17：1244-1251, 2016
6) Terahara K, et al：Biochem Biophys Res Commun, 404：822-828, 2011
7) Goto Y, et al：Science, 345：1254009, 2014
8) Hase K, et al：Nature, 462：226-230, 2009
9) Blondel CJ, et al：Cell Host Microbe, 20：226-237, 2016
10) Aigal S, et al：Biochim Biophys Acta, 1853：858-871, 2015
11) Marionneau S, et al：Gastroenterology, 122：1967-1977, 2002
12) Comstock LE & Kasper DL：Cell, 126：847-850, 2006
13) Wacklin P, et al：PLoS One, 6：e20113, 2011
14) Bry L, et al：Science, 273：1380-1383, 1996
15) Nanthakumar NN, et al：Glycobiology, 23：1131-1141, 2013
16) Goto Y, et al：Sci Rep, 5：15918, 2015
17) Kashyap PC, et al：Proc Natl Acad Sci U S A, 110：17059-17064, 2013
18) Tong M, et al：ISME J, 8：2193-2206, 2014
19) Pham TA, et al：Cell Host Microbe, 16：504-516, 2014

＜筆頭著者プロフィール＞
後藤義幸：2009年東京大学大学院医学系研究科博士課程修了．'09年～'12年東京大学医科学研究所博士研究員，'12年～'15年コロンビア大学メディカルセンター博士研究員，'15年2月～東京大学医科学研究所国際粘膜ワクチン開発研究センター粘膜共生学分野特任准教授，'15年6月～千葉大学真菌医学研究センター感染免疫学分野微生物・免疫制御学プロジェクト独立准教授（東京大学医科学研究所兼任）．研究テーマ：腸内微生物による宿主生体防御システムの構築．関心事：腸内微生物間の相互作用と宿主恒常性維持機構．腸内微生物による宿主免疫構築機構．腸内微生物と宿主間の共生関係成立システム．感染症，その他宿主疾患に対する腸内微生物の役割．

第1章　生体バリアを支える分子・細胞・組織基盤

Ⅱ．細胞分泌物による化学的バリア

5. 抗菌ペプチドによる自然免疫

綾部時芳，中村公則

> 抗菌ペプチドは殺微生物活性をもつ自然免疫の主要な作用因子である．哺乳類の代表的な抗菌ペプチドにはディフェンシンとカセリシジンがある．小腸陰窩の基底部に位置するPaneth細胞はαディフェンシンを産生し，分泌する．αディフェンシンは病原菌を強く殺菌するが，常在菌にはほとんど殺菌活性を示さず，腸内細菌叢を制御する．αディフェンシンの異常は，肥満，クローン病の病態や移植片対宿主病などのdysbiosisに関与することが示された．抗菌ペプチドの異常がさまざまな疾患の発症や病態に関与している可能性がある．

はじめに

　抗菌ペプチド（antimicrobial peptide）は，外敵から身を守るために進化の過程で保存された，植物から無脊椎動物，脊椎動物まで多細胞生物がもつ自然免疫の主要な作用因子である[1) 2)]．生体において，微生物など病原体が侵入しようとする部位には抗菌ペプチドが配置されている．腸は，常にさまざまな病原体に曝されるとともに莫大な数の常在菌が腸内細菌叢を形成し共生している．腸においては一層の腸上皮細胞が食事から生存に必要な栄養素などを消化，吸収することや，同時に摂取される微生物や毒素などに対する物理的バリアであることはよく知られていた．近年，腸上皮幹細胞（crypt base columnar stem cell）から4系統の最終分化細胞に再生・分化する腸上皮細胞の多彩な機能と分子機構がわかってきた．小腸上皮細胞の一系統であるPaneth（パネート）細胞[※1]は自然免疫を担当している．Paneth細胞は，αディフェンシン（α-defensin）という抗菌ペプチドを産生し，感染刺激などにすばやく応答してαディフェンシンを分泌し，病原体を死滅させる[3)]．一方で，宿主と共生している腸内細菌には殺菌活性をほとんど示さないことがわかった．すなわち，Paneth細胞αディフェンシンは腸における"排除"と"共生"の両方に関与することが明らかになった[4)]．

　外界と接するさまざまな上皮細胞によって主に産生

[キーワード＆略語]
自然免疫，Paneth細胞，腸内細菌，αディフェンシン，炎症性腸疾患

GVHD：graft-versus-host disease
　　　　（移植片対宿主病）

※1　Paneth（パネート）細胞
Paneth細胞は小腸上皮細胞で，感染にすばやく応答して細胞質顆粒にあるαディフェンシンを腸内腔に分泌して自然免疫および腸内環境の恒常性維持に貢献している．さらに，幹細胞を育み腸上皮の再生と分化を制御するとともに，炎症制御にも関与する．

Antimicrobial peptide in innate immunity
Tokiyoshi Ayabe/Kiminori Nakamura：Department of Cell Biological Science, Faculty of Advanced Life Science, Hokkaido University（北海道大学大学院先端生命科学研究院細胞生物科学分野）

され，分泌されて宿主と微生物のインターフェースで殺微生物作用を発揮する抗菌ペプチドは，自然免疫応答を担当する分子であり，最前線の重要な生体バリアを形成している．本稿では，抗菌ペプチドについてまとめる．

1 抗菌ペプチドの特徴

まず，広く生物界の抗菌ペプチドの生物学から述べる．すべての多細胞生物は自然免疫というシステムをもっている．脊椎動物では自然免疫に加えて，自然免疫の作用を介して活性化するリンパ球や抗体などの活躍する獲得免疫が発達している．獲得免疫をもたない植物や無脊椎動物は自然免疫だけによって外敵であるさまざまな微生物から身を守っている．1996年にショウジョウバエの微生物認識受容体Tollが真菌など感染刺激を受容して，drosomycinをはじめとする殺微生物作用をもつ抗菌ペプチドを産生することが報告された[5]．それより前の1981年にBomanは生物界はじめての抗菌ペプチドであるcecropinを発見し[6]，これを欠損するハエは感染死に至ることが示された．その後，獲得免疫をもつ脊椎動物にも，カエルのマゲイニン，マウスやヒトのαディフェンシンなど抗菌ペプチドが次々に発見された[2][7]．

抗菌ペプチドは宿主の遺伝子にコードされた13〜49個のアミノ酸からなる塩基性ペプチドで，植物からヒトまで多細胞生物界全体で1,000種類以上が報告されている．強力で広いスペクトラムをもった殺微生物活性をもち，耐性菌を生じにくいという特徴が知られている[1]．哺乳類の代表的な抗菌ペプチドは，ディフェンシン（defensin）・ファミリーとカセリシジン（cathelicidin）・ファミリーである．口腔から大腸までの消化管，気道，泌尿器，皮膚などの上皮細胞は抗菌ペプチドを産生している．また，好中球やNK細胞などの細胞内顆粒中に存在するものもある．抗菌ペプチドはそれぞれ異なる構造と活性を有しているが，いくつかの重要な共通した特徴がある．高次構造的には，ディフェンシンはβシート構造をもち，カセリシジンはαヘリックス構造をとる．また，両方を併せもつ構造をとるものもある．抗菌ペプチドの活性基は塩基性アミノ酸を豊富に含んでおり陽性電荷をもつ．抗菌ペプチドは，細菌，真菌，原虫およびウイルスに対してまで広い抗微生物スペクトラムを有するものが存在し，その作用は殺微生物作用である．抗菌ペプチドの殺微生物作用のメカニズムは，一様ではなくそれぞれの抗菌ペプチドで異なると考えられているが，第一義的には微生物表面へのアプローチの重要性が知られており[8]，これまでに，微生物の膜を傷害することが報告されている．抗菌ペプチドはすべて比較的小さなペプチドであるが，一次配列の違いはもちろん，多様な高次構造を呈する．先に述べたように，すべての抗菌ペプチドは陽性電荷をもち，両親媒性である．すなわち，抗菌ペプチドは陽性電荷をもつアミノ酸と疎水性アミノ酸が高次構造上それぞれ集団をつくり両親媒性を呈する．細菌の表面を構成する脂質二重膜は負電荷をもつことが知られており，まず，抗菌ペプチドはその陽性電荷により負電荷をもつ細菌表面へ静電作用によって引き寄せられる．次に，疎水性部分が細菌膜の脂質に接触し，一部の抗菌ペプチドにおいては細菌の膜に穴（pore）を開けることが報告されている．ディフェンシン・ファミリーに属するヒト好中球のHNP-2やウサギ好中球のRNP-1，さらにはマゲイニンの作用による細菌膜のporeが確認されている[9]．抗菌ペプチドは，微生物の細胞膜を構成する脂質あるいは細胞膜の電荷など，微生物が変更しがたい性質をターゲットにしているといえる．しかし，個々の抗菌ペプチドの殺微生物作用メカニズムはいまだわかっていないことが多い．

生体で多くの上皮細胞は抗菌ペプチドを産生し，その部位（**図1**）は細菌をはじめとする微生物が住み着いている場であり，同時に，病原体が侵入してくる部位と一致している．すなわち，粘膜免疫が作用する場に抗菌ペプチドが配置されている．まさにこのことは，長い進化の過程を通じて自然免疫の最前線で働いている抗菌ペプチドが，適材適所で発現し，微生物への不必要な曝露を最小限にしているとも考えられる．ヒトやマウスをはじめ哺乳類の消化管において，αディフェンシンは小腸上皮細胞であるPaneth細胞のみに発現している．Paneth細胞αディフェンシンは，マウスには6個以上のアイソフォーム（cryptdin1〜cryptdin6など）が，ヒトにはHD5とHD6の2つがある．αディフェンシンの機能は詳しく後述する．βディフェンシンは貪食細胞やさまざまな上皮細胞に広く存在し，そ

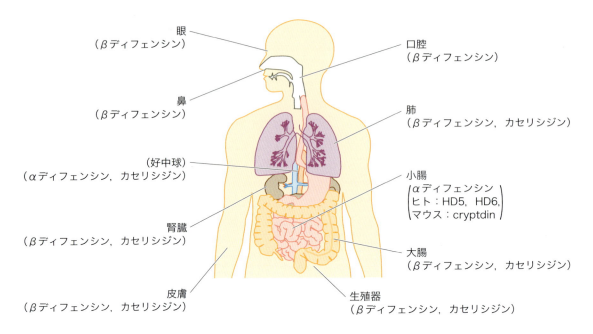

図1　抗菌ペプチドが発現する場
外界と接する部位に抗菌ペプチドが存在し，自然免疫に貢献している．抗菌ペプチドが発現する部位は，病原体が侵入しようとする粘膜免疫の場であり，一方で微生物と共生する場でもある．

れらの多くは感染刺激を受けることで産生が誘導され，自然免疫はもちろん血管新生や抗がん作用など多彩な機能を担っている[10]．θディフェンシンは旧世界猿（old-world monkey）の単球のみに発現しており，動物界で唯一の環状ペプチドである[11]．カセリシジンは，ヒトの好中球，皮膚上皮細胞，大腸粘膜上皮細胞にLL37が存在し，そのマウスホモログであるCRAMPを欠損するマウスではA群溶連菌の皮膚感染症が重篤化することが示された．宿主が微生物と接する主に粘膜免疫の場において，自然免疫の主要な作用因子として機能しているのが抗菌ペプチドである．

2 腸内細菌を制御するαディフェンシン

　小腸粘膜の陰窩から絨毛までを構成する一層の上皮は，円柱細胞，腸管内分泌細胞，杯細胞とPaneth細胞の4系統からなる上皮細胞で構成されている．これらすべての上皮細胞は，陰窩の基底部近傍にPaneth細胞と物理的に接して存在する腸上皮幹細胞から分化する．このうちPaneth細胞以外の3系統の腸上皮細胞群は，分化とともに陰窩から絨毛の方向（腸内腔側）に移動し，3～4日ごとに脱落と再生をくり返す．これに対してPaneth細胞は，小腸陰窩の最基底部にとどまり，3～4週間生存することが知られている．Paneth細胞の細胞質顆粒にはαディフェンシンが含まれており，ヒトやマウスの消化管粘膜上皮においてαディフェンシンはPaneth細胞にのみ発現している（図2）．ヒトでは好中球の顆粒中にもαディフェンシン（HNP1～HNP4）が発現しており，貪食した微生物の殺作用を担当することが知られている．

　cryptdinの活性化酵素であるマトリライシン（matrilysin）を欠損するマウスでは，Paneth細胞に活性型cryptdinをもたず，殺菌活性のないcryptdin前駆体のみを顆粒中に蓄積する．このマウスは，in vivo経口サルモネラ感染による致死率が野生型マウスに比べて有意に高く，抗菌ペプチドがin vivoで哺乳類の自然免疫に貢献し，予後に影響することがはじめて明らかになった[12]．また，単離小腸陰窩を用いて細菌刺激やコリン作働性刺激によってPaneth細胞は顆粒を分泌し，分泌されたαディフェンシンが病原菌を殺菌することで感染防御作用を果たすことが示された[3]．さらに，マウスのPaneth細胞にヒトのHD5遺伝子を導入したマ

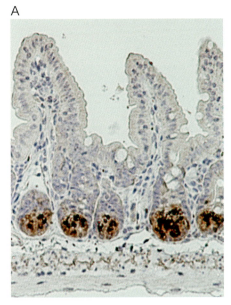 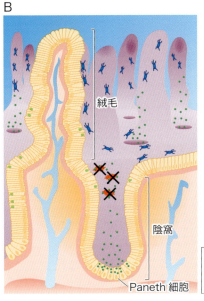

図2 小腸陰窩のPaneth細胞が産生し分泌するαディフェンシン
A）マウス小腸組織切片を抗cryptdinモノクローナル抗体で免疫染色すると，Paneth細胞の細胞内顆粒にαディフェンシンの発現を認める．B）αディフェンシンは，病原菌を選択的に殺菌することにより腸内細菌叢の恒常性を維持している．

ウスでは小腸内細菌叢において野生型マウスに比べて有意にBacteroidetes門が増加しFirmicutes門が減少した．一方，活性型αディフェンシンが消失したMMP7欠損マウスでは，小腸内細菌叢において有意なBacteroidetes門の減少とFirmicutes門の増加が生じることが示された[13]．cryptdinが非常在菌に対して強い殺菌活性を示すのに対し，常在菌にはほとんど殺菌活性を示さない選択的殺菌活性をもつことが明らかになった（**図2**）[4]．これらのことは，αディフェンシンが腸内細菌叢を制御し，腸における排除と共生の両方に深く関与する可能性を示している．

3 抗菌ペプチドと疾患との関係

アトピー性皮膚炎患者ではLL37とβディフェンシンがともに減少し，黄色ブドウ球菌による皮膚感染症が増悪することが知られている[14]．再燃と寛解をくり返す慢性の炎症性腸疾患である潰瘍性大腸炎とクローン病では，病変腸管で細菌異常増殖をはじめとする腸内細菌叢の異常がしばしばみられる．IL-10マウスやIL-2欠損マウスなど自然発症腸炎マウスを無菌環境で飼育すると腸炎発症が遅れることから常在する腸内細菌の関与が示された[15]．欧米のクローン病患者の一部では，Paneth細胞においてグラム陽性細菌抗原の認識にかかわる*NOD2*遺伝子変異を認め，クローン病の病態に腸内細菌の認識にかかわる自然免疫が関与することが示された[16]．また，クローン病患者では病変部小腸のHD5発現が健常対照に比べて有意に低下すると報告された．Paneth細胞に高次構造異常を伴うHD5が存在するクローン病症例が報告され，異常なHD5が病態に関与する可能性が示された[17]．さらに，Atg16L1がクローン病感受性遺伝子であることが明らかとなり，Atg16L1欠損マウスではPaneth細胞の顆粒形態に異常が生じ，腸炎が発症する[18]．小胞体ストレス応答にかかわる*XBP1*遺伝子を腸上皮細胞において欠損するマウスではPaneth細胞の形態異常および腸炎を高率に生じること，炎症性腸疾患患者の*XBP1*遺伝子にSNPsが存在することが示された[19]．これらのことより，Paneth細胞における小胞体ストレスやオートファジーに関連する遺伝子変異と形態異常，さらにはα

ディフェンシンの異常と腸内細菌叢との関連が推測される．われわれは，分泌されたαディフェンシンをはじめて定量して，疾患モデルマウスを用いてcryptdinと腸内細菌組成の破綻（dysbiosis[※2]），さらに疾患との関係を解析した．高感度sandwich ELISA測定系を確立して正常マウスの消化管内腔および糞便中のcryptdin濃度を定量し，十二指腸，空腸から回腸末端に向かってcryptdin分泌量が増加することを示した．また，大腸内腔にも酸化型cryptdinが存在することを明らかにした．腸炎を自然発症するIL10欠損マウスでは糞便中のcryptdinが有意に低下していた[20]．

肥満者は標準体重者に比べて腸内細菌の組成のうちFirmicutes門が有意に増加し，Bacteroidetes門は減少することが知られている[21]．近年，dysbiosisが糖尿病，非アルコール性脂肪肝炎，自閉症，肝硬変症，がんなど多くの疾病と関連することが示されたが，それらの発症メカニズムはいまだよくわかっていないものが多い．肥満者の小腸組織を免疫染色して，HD5発現の低下を認めるという報告がなされた[22]．われわれは，急性移植片対宿主病（GVHD）モデルマウスでは，Paneth細胞が標的となり傷害されて消失し，αディフェンシンが著しく減少することで，腸内に大腸菌が異常増殖して著しいdysbiosisを生じて感染死に至ることを明らかにし，GVHDでみられる重篤な菌交代現象の本態を示した[23]．これは，αディフェンシン分泌低下によってdysbiosisが生じて，疾患の発症，病態増悪に直接関与することの証明である．

一方，これまでに炎症性腸疾患に対して栄養療法が有効であることがよく知られている．肥満，糖尿病，高脂血症などの例をあげるまでもなく，疾患の発症，病態における食事の影響とその重要性については論を待たない．腸内環境を規定する因子の1つという視点から食品・食成分を捉えて，αディフェンシンなどの宿主因子や腸内細菌など微生物との関係から腸内環境を解析する必要がある．もちろん，腸内環境は多くの因子が絡み合った複雑系である．複雑系のなかから食

> **※2 dysbiosis**
> 腸には莫大な数のさまざまな常在菌が生息し腸内細菌叢を形成している．dysbiosisとは腸内細菌叢の異常であり，肥満，炎症性腸疾患，Ⅱ型糖尿病，脂肪肝炎，自閉症をはじめ多くの疾病との関連が報告されており，機序解明が待たれている．

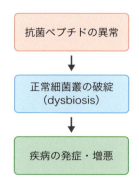

図3　抗菌ペプチドの異常と疾病
抗菌ペプチドの異常が正常細菌叢の破綻を生じて疾病の発症や増悪に関与する「パラダイム」を示す．このうち，Paneth細胞αディフェンシンの異常による腸内細菌叢の破綻が疾病を生じることが示されるなど，パラダイムが確立されつつある．

事，腸内細菌，αディフェンシンによる自然免疫の3つをとり出し，疾患との関係を捉える試みを続けている[24]．Paneth細胞の減少や細胞内顆粒の形態異常などさまざまな異常は，αディフェンシンの量的異常や構造変化など質的，機能的異常を生じて，dysbiosisを生じる．Paneth細胞は幹細胞ニッチに貢献していることがわかってきたことから，Paneth細胞の異常は腸上皮の再生・分化を乱すであろう[25]．αディフェンシンの異常はdysbiosisを引き起こすことでさまざまな疾病の発症や病態に関与している可能性がある（図3）．

おわりに

自然免疫の作用因子である抗菌ペプチドの生体における機能がわかるにつれて，特に上皮細胞が果たしている免疫応答の重要性が認識されている．生体で外界と接する部位には常在細菌が棲息している．生体は，まさにこの部位に抗菌ペプチドを配置している．従来から腸は，粘膜免疫の主座といってもよいほどIgAや制御性T細胞など獲得免疫の作用因子が多数活躍することが示されてきた．小腸のPaneth細胞はαディフェンシンを分泌して自然免疫による感染防御に大きく貢献しており，さらには腸内細菌の制御，腸管炎症の制御に関与し，幹細胞ニッチェを形成していることが明らかになった．抗菌ペプチドの異常がdysbiosisを介して疾患の発症や病態形成に関与することがわかって

きた．今後，抗菌ペプチドの生物学の全体像を明らかにし，予防医療や治療に結びつけることが期待される．

文献

1) Zasloff M：Nature, 415：389-395, 2002
2) Selsted ME & Ouellette AJ：Nat Immunol, 6：551-557, 2005
3) Ayabe T, et al：Nat Immunol, 1：113-118, 2000
4) Masuda K, et al：J Innate Immun, 3：315-326, 2011
5) Lemaitre B, et al：Cell, 86：973-983, 1996
6) Steiner H, et al：Nature, 292：246-248, 1981
7) Zasloff M：Proc Natl Acad Sci U S A, 84：5449-5453, 1987
8) Brogden KA：Nat Rev Microbiol, 3：238-250, 2005
9) White SH, et al：Curr Opin Struct Biol, 5：521-527, 1995
10) Donnarumma G, et al：Adv Exp Med Biol, 901：59-76, 2016
11) Tang YQ, et al：Sciecne, 286：498-502, 1999
12) Wilson CL, et al：Science, 286：113-117, 1999
13) Salzman NH, et al：Nat Immunol, 11：76-83, 2010
14) Schultz M, et al：Am J Physiol, 276：G1461-G1472, 1999
15) Ong PY, et al：N Engl J Med, 347：1151-1160, 2002
16) Ogura Y, et al：Nature, 411：603-606, 2001
17) Tanabe H, et al：Biochem Biophys Res Commun, 358：349-355, 2007
18) Cadwell K, et al：Nature, 456：259-263, 2008
19) Kaser A, et al：Cell, 134：743-756, 2008
20) Nakamura K, et al：Anal Biochem, 443：124-131, 2013
21) Turnbaugh PJ, et al：Nature, 444：1027-1031, 2006
22) Hodin CM, et al：J Pathol, 225：276-284, 2011
23) Eriguchi Y, et al：Blood, 120：223-231, 2012
24) Nakamura K, et al：Biosci Microbiota Food Health, 35：57-67, 2016
25) Sato T, et al：Nature, 469：415-418, 2011

＜筆頭著者プロフィール＞

綾部時芳：1984年，旭川医科大学卒業，同大学院医学研究科修了後，消化器内科学の臨床と研究（専門は潰瘍性大腸炎，クローン病）に従事し，カリフォルニア大学アーバイン校医学部病理学講座研究員，旭川医科大学講師等を経て，2006年より現職（北海道大学大学院先端生命科学研究院教授）．消化器病学，免疫学，腸からみた食と健康，医食同源のメカニズムが教育・研究のテーマ．「腸から見れば食も医薬も同じ」と考えてPaneth細胞の機能解明に取り組んでいる．

第1章 生体バリアを支える分子・細胞・組織基盤

Ⅱ．細胞分泌物による化学的バリア

6. 腸管IgA抗体による腸内細菌制御

岡井晋作，新藏礼子

> 近年腸内細菌叢の異常が炎症性腸疾患などの多くの疾患を誘発することが明らかになってきている．われわれは，マウス腸管から単離した高親和性W27 IgA抗体をマウスに経口投与することによって腸内細菌叢を改善し，腸炎などの病態を抑制することを示した．W27 IgA抗体の解析から，今まで明らかになっていなかった"腸管IgA抗体が常在腸内細菌のどの分子と結合することで制御を行っているのか"を明らかにした．

はじめに

　腸管粘膜面は常に多種多様な常在腸内細菌，ウイルス，化学物質，食物などの腸管内異物に晒された状態になっている．腸管粘膜面は，これらの種々の抗原の生体内への侵入経路の1つであり，これらの抗原に対する認識と応答を腸管免疫系が担っている．

　健康な状態では腸内細菌叢と宿主は良好な共生関係を築いている．しかし，この共生関係が崩れると，腸管免疫系が過剰に刺激されることにより炎症性腸疾患，大腸がん，アレルギー，喘息，肥満などといった多くの疾患が誘発される[1]．つまり，腸管免疫系は病原体などを排除するだけではなく，免疫系全体の恒常性の維持に重要な役割を担っている．腸管免疫系のなかで主要な要素の1つがIgA抗体である[2]．腸管由来のIgA抗体の機能の1つが病原体を排除することである．腸管粘膜固有層から腸管腔に分泌されたIgA抗体は腸管腔内の病原菌やその毒素と結合し中和する．あるいは，IgA抗体が粘膜固有層内で病原菌と結合することで体外に排出する．もう1つの機能は，常在腸内細菌と宿主の共生関係の維持である．腸管由来のIgA抗体は病原菌だけでなく常在腸内細菌も認識してそれらと結合し，常在腸内細菌が粘膜固有層内に過剰に侵入するのを防いでいると考えられている．しかし，腸管IgA抗体が常在腸内細菌の何を認識しているのか，また細菌に結合することでどのような作用を及ぼすかについて，詳細なメカニズムは解明されていなかった．

　最近，腸管IgA抗体が結合する常在腸内細菌は腸炎を誘発する細菌であるという報告があった[3]．この報告では，腸内細菌叢の異常が認められたマウスやヒトの腸内細菌をIgA抗体結合菌と非結合菌に分離し，それぞれの細菌群の構成が明らかに異なることを示した．次に，これら腸管IgA抗体結合細菌と腸管IgA抗体非結合細菌を無菌マウスにそれぞれ移入を行った．移入を行ったマウスに腸炎を誘導すると，腸管IgA抗体結

[キーワード&略語]
IgA，腸内細菌叢，AID，SHMT

AID：activation-induced cytidine deaminase
SHMT：serine hydroxymethyltransferase

Intestinal IgA as a modulator of the gut microbiota
Shinsaku Okai/Reiko Shinkura：Nara Institute of Science and Technology（奈良先端科学技術大学院大学）

合細菌を移入したマウスが腸管IgA抗体非結合細菌移入マウスに比べて重篤な腸炎を発症した．この結果より腸管IgA抗体結合細菌は腸炎を誘発する細菌であるとこの報告では結論付けている．

しかし，この報告[3]の結果では，腸管IgA抗体が結合する常在腸内細菌が宿主にとって好ましくない細菌であることは明らかになったが，腸管IgA抗体が常在腸内細菌に対して結合することで常在腸内細菌に対してどのような作用があるのか，また個別の腸管IgA抗体が常在腸内細菌の何を認識して結合しているのか，明らかではなかった．

そこでわれわれは，個別の腸管IgA抗体が常在腸内細菌のどのような分子を認識し結合しているのか，また腸管IgA抗体が常在腸内細菌に結合することでどのような作用があるのか追究した[4]．

1 W27 IgA抗体は悪玉菌に対して非常に強く結合した

抗体遺伝子編集酵素であるactivation-induced cytidine deaminase（AID）を欠損するAID$^{-/-}$マウスでは，腸管内にIgA抗体が全く存在しないために常在腸内細菌を制御できずに異常増殖した常在腸内細菌の刺激でリンパ増殖性疾患が起きている[5]．AIDの変異体（G23S）をノックインしたAID^{G23S}マウスでは，抗体のクラススイッチは正常に起きるが抗体の体細胞突然変異が特異的に障害されている[6]．AID^{G23S}マウスの腸管内ではIgA抗体は十分量産生されるが，細菌に対して強く結合するIgA抗体が腸管内で産生されないために常在腸内細菌の異常増殖が起こりリンパ増殖性疾患を発症する[6]．AID$^{-/-}$マウスのように腸管内にIgA抗体が全く存在しなければ常在腸内細菌を制御することはできないが，AID^{G23S}マウスのように腸管内にIgA抗体が存在しても細菌に対して強く結合するIgA抗体が存在しなければ常在腸内細菌を制御することはできないと考えられる．

このような腸内細菌叢の乱れで起きている病態の治療には，野生型マウス由来の多種類の常在腸内細菌に対して強い結合力をもつIgA抗体を経口投与で腸管内に補充することで腸内細菌叢の乱れを改善できるのではないかと考えた．免疫を行っていない野生型マウスであっても，常に常在腸内細菌により刺激を受けており，常在腸内細菌に対する腸管IgA抗体が存在していると考えた．そこで，野生型マウスの小腸粘膜固有層の腸管IgA産生細胞から多くのハイブリドーマを作製した．そのなかで16種類のハイブリドーマIgA抗体について14種類の細菌に対して反応性があるかを検討したところ，多くのモノクローナルIgA抗体が多種類の細菌に対して結合した（**図1A**）．これらのモノクローナルIgA抗体のなかで抗体を比較的高産生する4種類のモノクローナルIgA抗体を選択し6種類の細菌に対して結合力を比較した（**図1B**）．そのなかでW27 IgAモノクローナル抗体は多くの腸内細菌に対して最も強い結合力を示したが，興味深いことに*Lactobacillus casei*や*Bifidobacterium bifidum*のようないわゆる善玉菌とよばれるような細菌に対しては弱く結合するかほとんど結合しないことがわかった．W27 IgA抗体は善玉菌には結合しないように細菌を選択的に識別する抗体であることがわかった．

2 W27 IgA抗体は細菌のSHMTを認識した

W27 IgA抗体の抗原分子を明らかにするために各細菌タンパク質を抽出し，W27 IgA抗体によるウエスタンブロットを行った．W27 IgA抗体は大腸菌の約47 kDaの分子を特異的に認識した．質量分析の結果，この分子は*E. coli*のserine hydroxymethyltransferase（SHMT）であることがわかった．また，その分子内エピトープの同定も行った．大腸菌のSHMTのN末27〜30番のアミノ酸（XXXX）を囲むアミノ酸配列（RQ-XXXX-ELIASEN）はヒトを含む多くの異なる種間でよく保存されている．W27 IgA抗体はSHMTのN末XXXX配列がEEHIの場合にのみSHMTを認識した．SHMTは核酸とアミノ酸代謝における重要な酵素で，大腸菌からヒトに至るまでその構造はよく保存されている．複数の異なるマウス個体から腸管由来IgA抗体産生ハイブリドーマを作製したところ，モノクローナルIgA抗体の96％のクローンがすべて*E. coli*のSHMT分子の同じエピトープを認識した．

なぜ，多くのモノクローナルIgA抗体がEEHIを認識しているのだろうか？EEHI配列をもつ細菌種を調

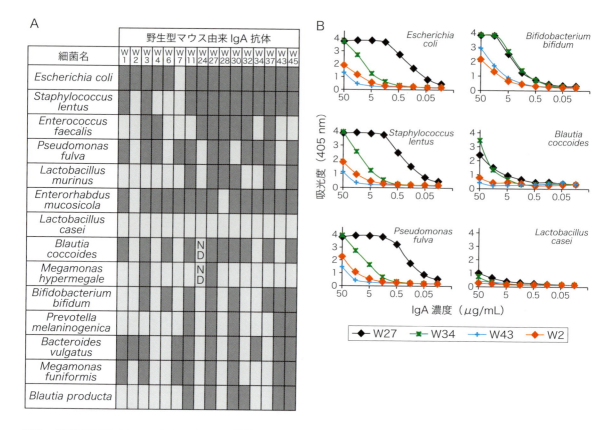

図1 腸管由来モノクローナルW27 IgA抗体は多種類の細菌に反応し強く結合する
A）ELISA法での14種類の細菌に対するモノクローナルIgA抗体の反応性の測定（□反応なし：■反応あり）（ND：未検定）．B）ELISA法での6種類の細菌に対するモノクローナルIgA抗体の結合力の比較．文献4より引用．

```
Escherichia coli            21-QEKV RQ EEHI ELIASEN YTSPRVM
Pseudomonas fulva           21-QEAL RQ EEHI ELIASEN YTSPAVM
Haemophilus influenzae      21-DENR RQ EEHI ELIASEN YASPRVM
Klebsiella pneumoniae       21-QEKV RQ EEHI ELIASEN YTSPRVM
Legionella pneumophilia     21-DEKR RQ EEHI ELIASEN YVSPRVL
Salmonella paratyphi A      21-QEKV RQ EEHI ELIASEN YTSPRVM
Salmonella typhimurium      21-QEKV RQ EEHI ELIASEN YTSPRVM
Shigella flexneri           21-QEKV RQ EEHI ELIASEN YTSPRVM
Yersinia pestis bv. Antique 21-QEVV RQ EEHI ELIASEN YTSPRVM
Burkholderia mallei         22-QENV RQ EEHI ELIASEN YTSPAVM
```

図2 SHMTのエピトープ部分にEEHI配列をもつ細菌

べたところ，多くの細菌が病原菌であることが確認できた（図2）．多くの病原菌がEEHI配列をもっていることから宿主が病原菌を排除するために，腸管IgA抗体はSHMTのEEHI配列をエピトープとして認識したのではないかと考えられる．腸管IgA抗体を分離したマウスは，すべてSPF（specific pathogen free，特定の病原菌をもたない）環境下で飼育されていたにもかかわらず多くの病原菌を認識できる抗体が体内で産生されていることはたいへん興味深い．

3 W27 IgA抗体は細菌のSHMTと結合することで細菌の増殖を抑制した

　W27 IgA抗体が強く結合する大腸菌とほとんど結合しない*Lactobacillus casei*（SHMTのXXXXはEHNI）をW27 IgA抗体と共培養を行うと，大腸菌の増殖は抑制されるが善玉菌である*Lactobacillus casei*の増殖は抑制されなかった．すなわち，W27 IgA抗体は悪玉菌を認識して結合することでその細菌の増殖を抑えるが，一方で善玉菌には結合しないために善玉菌の増殖を阻害しないことが確認できた[4]．これは，W27 IgA抗体が大腸菌のSHMTに結合することで大腸菌の増殖を抑えていると考えられる．W27 IgA抗体がSHMTに結合することが細菌の増殖抑制効果に重要であるかを調べるために，SHMT野生型*E. coli*株とSHMT欠損*E. coli*株をW27 IgA抗体と共培養を行った．SHMT野生型*E. coli*株の増殖は抑制されたが，SHMT欠損*E. coli*株ではW27 IgA抗体が細菌に結合するにもかかわらず増殖抑制効果が確認されなかった[4]．この結果より，W27 IgA抗体が細菌に対して増殖抑制効果を起こすためには，ただ単純に細菌に対して結合するのではなく，細菌のSHMTに結合することが重要であると考えられる．

4 マウスにW27 IgA抗体を経口投与することで腸内細菌叢が変化した

　W27 IgA抗体をAID$^{-/-}$マウスの糞便の腸内細菌と反応させ，セルソーターを使用して，W27 IgA抗体結合菌と非結合菌を分離した．分離した細菌を解析したところ，W27 IgA抗体結合菌は*Lactobacillaceae*と*Prevotellaceae*などの細菌種であった．この2種類の細菌種は，腸炎を引き起こす細菌と考えられている[3)7)]．また，W27 IgA抗体非結合菌は*Ruminococcaceae*と*Lachnospiraceae*などの細菌種であった．この2種類の細菌種は抑制性T細胞を誘導することから宿主に対して利益をもたらす細菌と考えられている[8]．
　AID^{G23S}マウスにW27 IgA抗体を給水瓶に加え4週間継続経口投与し，抗体投与前後の糞便の細菌叢を解析した．W27 IgA抗体結合菌である*Lactobacillaceae*と*Prevotellaceae*の割合が抗体投与後で減少していた．反対にW27 IgA抗体非結合菌である*Ruminococcaceae*と*Lachnospiraceae*の割合は抗体投与後で増加していた．つまりW27 IgA抗体を経口投与すると腸炎を起こす宿主にとって悪いW27 IgA抗体結合細菌は減少し，宿主に有益な抑制性T細胞を誘導するよいW27 IgA抗体非結合細菌は増加した[4]．全体としてW27 IgA抗体を経口投与することで腸内細菌叢が改善される方向へ変化した．

5 W27 IgA抗体を経口投与することでマウスのリンパ増殖性疾患が改善した

　AID^{G23S}マウスにW27 IgA抗体経口投与を行うとパイエル板胚中心B細胞数が野生型マウスと同程度まで減少した（図3A）．AID$^{-/-}$マウスでは抗体を経口投与していないマウスに比べて著しくパイエル板胚中心B細胞数が減少した（図3B）．この効果は，W27 IgA抗体が腸内細菌叢を改善することで起きた効果であると考えられる．また，W27 IgA抗体を経口投与することで上述のようにW27 IgA抗体非結合菌であり抑制性T細胞を誘導する*Ruminococcaceae*と*Lachnospiraceae*の割合は抗体投与後で増加し，実際にAID^{G23S}マウス（図4A）とAID$^{-/-}$マウス（図4B）の大腸の抑制性T細胞の割合も増加していた[9]．

6 腸炎モデルマウスにW27 IgA抗体を投与することで腸炎も抑制する

　さらには，dextran sulfate sodium（DSS）誘導性腸炎モデル，およびT細胞移入腸炎モデルマウスにW27 IgA抗体を経口投与することで，抗体を投与していないマウスと比較して体重減少が抑制されることも確認した[4]．これらのマウスでは，腸内細菌叢がW27 IgA抗体経口投与で有意に変化していた．
　われわれが野生型マウスの小腸粘膜固有層の腸管IgA産生細胞から作製し選択したW27 IgA抗体は，さまざまな細菌に対して強く結合することができるが善玉菌に対しては結合せず選択性をもつ，なおかつ高親和性抗体のために結合した細菌の増殖を抑制することができる興味深い抗体である．W27 IgA抗体を経口投与することでマウスの腸内細菌叢を改善し，腸内細菌

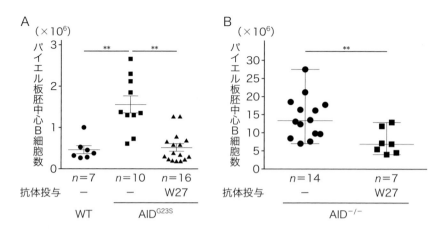

図3　W27 IgA抗体投与前後のパイエル板胚中心B細胞数の比較
A）AID^G23Sマウスに W27 抗体を 25 μg/mL の濃度で給水瓶に加え4週間継続経口投与を行った．横棒はmeans ± s.e.m.．B）AID^−/−マウスに W27 抗体 30 μg を胃ゾンデで週2回4週間経口投与を行った．横棒はmedians ± range．文献4より引用．**P < 0.01．

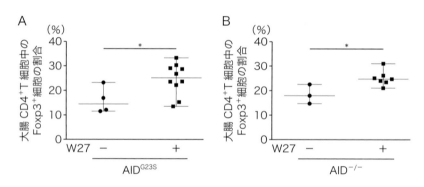

図4　W27 IgA抗体経口投与前後の大腸における抑制性T細胞の割合の比較
A）AID^G23Sマウスに W27 抗体を 25 μg/mL の濃度で給水瓶に加え4週間継続経口投与を行った．B）AID^−/−マウスに W27 抗体 30 μg を胃ゾンデで週2回4週間経口投与を行った．文献9より引用．*P < 0.05．横棒はmedians ± range．

の過剰刺激で起きていたリンパ増殖性疾患が治療され，また大腸炎のモデルマウスでの体重抑制効果も確認できた．

おわりに

今後は，われわれが作製したW27 IgA抗体がヒトの腸内細菌叢にも改善効果をもつことを確認し，W27 IgA抗体を腸内細菌叢改善薬として炎症性腸疾患などの病気の経口医薬としたい．W27 IgA抗体は抗炎症剤ではなく腸内細菌叢を改善する炎症性腸疾患の新規経口治療薬候補である．W27 IgA抗体は現在使われている免疫抑制剤と異なり宿主の免疫反応を抑制せず，抗生剤のようにすべての細菌を殺すのではなく，宿主にとって都合の悪い細菌の増殖を抑えよい細菌の増加を助ける．

今後の研究課題としては，なぜ腸管IgA抗体の抗原がSHMTのような代謝酵素であるのか，悪玉菌を選別する有効な手段としてエピトープ部分がSHMTのEEHIであることを宿主はなぜ認識できるのかなどの課題を追究したい．

文献

1) Gilbert JA, et al：Nature, 535：94-103, 2016
2) Brandtzaeg P：Front Immunol, 4：222, 2013
3) Palm NW, et al：Cell, 158：1000-1010, 2014
4) Okai S, et al：Nat Microbiol, 1：16103, 2016
5) Fagarasan S, et al：Science, 298：1424-1427, 2002
6) Wei M, et al：Nat Immunol, 12：264-270, 2011
7) Gevers D, et al：Cell Host Microbe, 15：382-392, 2014
8) Atarashi K, et al：Nature, 500：232-236, 2013
9) Okai S, et al：Gut Microbes, in press（2017）

＜筆頭著者プロフィール＞
岡井晋作：2012年，長浜バイオ大学卒業．'14年，長浜バイオ大学大学院前期課程修了．'16年，奈良先端科学技術大学院大学後期課程在学（新藏礼子教授）．腸管IgA抗体による腸内細菌制御機序の解明の研究を行っている．

第1章 生体バリアを支える分子・細胞・組織基盤

Ⅱ．細胞分泌物による化学的バリア

7. 濾胞性ヘルパーT細胞と濾胞制御性T細胞による腸管IgA産生制御

河本新平, Sidonia Fagarasan

宿主の生命活動に多大な影響を与えている腸内細菌叢を制御するため，多大なエネルギーを用いて，腸内細菌に対して特異的に結合する高親和性の腸管IgAを宿主は産生している．高親和性の腸管IgA産生には，パイエル板の胚中心における，濾胞性ヘルパーT細胞（T follicular helper cell：T_{FH}細胞）による適切な選択を必要とする．T_{FH}細胞に発現するPD-1や，濾胞制御性T細胞が，T_{FH}細胞の数および機能を調節することで，パイエル板の胚中心内における選択過程を制御している．一方で，これらの欠陥によりIgA選択に問題が生じると，腸内細菌叢のバランス破綻や全身免疫系の過剰な活性化につながる．

はじめに

ヒトの腸管内腔には，500〜1,000種類，総数10^{14}個にも及ぶ細菌で構成される腸内細菌叢が形成され，ただ一層の上皮細胞層により宿主と隔てられていることから，宿主と密接な相互作用を形成している．腸内細菌叢は，食事成分の消化補助や病原菌からの感染防御といった宿主にとって有益な役割を果たしている一方で，腸内細菌叢のバランスの乱れがさまざまな疾患につながることが報告され，宿主にとって有害な作用を示すことも知られる．したがって，宿主は，腸内細菌叢との共生関係を維持する必要性から，高度で複雑な腸管免疫系をこれまでに進化させてきた．特に，腸内細菌叢の刺激により大量に産生されている免疫グロブリンA（immunoglobulin A：IgA）[※1]を中心とした獲得免疫系が，重要な役割を果たしていると考えられている[1]．従来，腸管IgAは，病原体や毒素の侵入を防ぐといった防御反応のみに焦点があてられていたが，

[キーワード&略語]
パイエル板，胚中心，免疫グロブリンA，濾胞性ヘルパーT細胞，濾胞制御性T細胞

CSR：class switch recombination
（クラス組換え）
IgA：immunoglobulin A（免疫グロブリンA）
SHM：somatic hypermutation
（体細胞突然変異）
T_{FH}細胞：T follicular helper cells
（濾胞性ヘルパーT細胞）
T_{FR}細胞：follicular regulatory T cells
（濾胞制御性T細胞）

T_{FH} and T_{FR} cells: the regulator of IgA production in the gut
Shimpei Kawamoto[1] /Sidonia Fagarasan[2]：Department of Molecular Microbiology, Research Institute for Microbial Diseases (RIMD), Osaka University[1] /Laboratory for Mucosal Immunity, Center for Integrative Medical Sciences, RIKEN[2]
（大阪大学微生物病研究所遺伝子生物学分野[1] ／理化学研究所統合生命医科学研究センター粘膜免疫研究チーム[2]）

近年の研究から，腸管IgAは腸内細菌叢を制御する機能をもち，腸内細菌叢との共生関係維持に積極的に関与していることが指摘されている[1]．これまでの腸管IgAの産生機構に関する研究から，大部分の腸管IgAが，小腸のパイエル板の胚中心[※2]とよばれる組織において，T細胞依存的に産生されることが明らかとなっている[2]．

本稿では，パイエル板の胚中心内に存在するT細胞に注目し，これらのT細胞により，抗原特異的なIgA産生がどのように制御されているのか，さらに，これらのT細胞の機能欠陥により生じるIgAの機能変化が腸内細菌叢にどのような影響を与えるのかについて筆者らの研究を中心に紹介したい．

1 腸管IgA産生の主要な場であるパイエル板の胚中心

1）胚中心

腸管IgAは，粘膜固有層や孤立性リンパ濾胞といった他の腸管組織においても誘導されることが知られているが，主に，腸管免疫系の主要なリンパ組織であるパイエル板の胚中心において誘導される．腸内細菌による刺激を受けたB細胞は，AID（activation-induced cytidine deaminase）を発現し，クラス組換え（class switch recombination：CSR）と同時に体細胞超突然変異（somatic hypermutation：SHM）を経ることにより，IgM$^+$B細胞から高親和性のIgA抗体を産生するIgA$^+$B細胞へと変化する（※3参照）．SHMを経ていない低親和性のIgAではなく，SHMを経て産生される高親和性のIgAが，腸内細菌叢と宿主免疫系の恒常性維持に必要であることから，SHMによる腸管IgAの特異性の変化が腸内細菌叢の制御に重要であると考えられている[3]．しかしながら，SHMは免疫グロブリン遺伝子にランダムに変異を導入するため，パイエル板の胚中心において誘導されたIgA$^+$B細胞は，自己抗原を含めたさまざまな抗原に対して特異性を有する可能性がある．そこで，宿主にとって有益な高親和性のIgAを有するB細胞を胚中心内で選択する必要があり，その選択過程において胚中心内に存在するT細胞が重要な役割を果たしている[2]．

2）胚中心内のT細胞：T$_{FH}$細胞およびT$_{FR}$細胞

胚中心内に存在するT細胞として濾胞性ヘルパーT細胞（T follicular helper cells：T$_{FH}$細胞）および濾胞制御性T細胞（follicular regulatory T cells：T$_{FR}$細胞）が知られている．T$_{FH}$細胞は，CD4$^+$T細胞サブセットの一種として考えられており，胚中心の誘導および胚中心B細胞の選択を主に担うT細胞である．分化および機能に必須のマスター転写因子としてBcl6（B-cell CLL/lymphoma 6）が同定され，細胞表面には，濾胞内への遊走に必要なケモカインレセプターであるCXCR5（C-X-C chemokine receptor type 5）や活性化マーカーであるICOS（inducible T cell co-stimulator）およびPD-1（programmed cell death-1）を高発現していることが知られている[4]．

一方で，T$_{FR}$細胞は胚中心内に存在する制御性T細胞（Foxp3$^+$T細胞）として同定された[5]〜[7]．分化および機能に必須の転写因子としてT$_{FH}$細胞と同じくBcl6を発現していること，細胞表面に発現している分子もT$_{FH}$細胞とよく似ていることが示されている．ただし，T$_{FR}$細胞は，制御性T細胞において発現しているFoxp3やCtla-4（cytotoxic T-lymphocyte-associated protein 4）などの免疫系に抑制的に働く分子を同時に発現しており，T$_{FH}$細胞や胚中心B細胞の機能や増殖に対して抑制的な作用を示すことから，T$_{FH}$細胞とは異なる性質をもって胚中心選択に影響を及ぼしていると

※1 免疫グロブリンA（immunoglobulin A：IgA）

B細胞が産生する抗体の一種．IgGが免疫やワクチンにより全身免疫系のリンパ組織で誘導されるのに対し，IgAは主に腸管などの粘膜免疫系で産生される．粘膜上のさまざまな抗原の侵襲に対する防御機能をもつことが知られる．

※2 胚中心

免疫応答の際にリンパ濾胞組織につくられる微小構造．抗体を産生するB細胞の活発な増殖，選択，成熟と消失がみられる部位．胚中心内において，B細胞は増殖に伴うSHMの蓄積により，抗原に対する親和性を高め，T$_{FH}$細胞のもと選択される．

※3 CSRおよびSHM

B細胞分化の過程で，もともとIgMを細胞表面に発現するB細胞は，抗原刺激により免疫グロブリン遺伝子においてCSRとSHMが誘導される．IgMから他のサブクラスの抗体に変化する（CSR）と同時に，可変領域に高頻度に変異を入れることで抗原特異性を変化させる（SHM）．

考えられている[5)〜7)].

2 T_FH細胞

1）パイエル板のT_FH細胞のもつ機能

近年のイメージング技術の進展に伴い，胚中心内部におけるT細胞およびB細胞の動態が詳細に観察され，T_FH細胞と胚中心B細胞の相互作用が胚中心B細胞の選択において重要な役割を果たしていることが明らかとなっている．胚中心内のT_FH細胞の数が限られていることで，高親和性のB細胞レセプター（B cell receptor：BCR）をもつ胚中心B細胞のみがT_FH細胞からの補助を効率よく受けることができ，結果的に胚中心内で選択されるというモデルが提唱されている[8)]．さらに，T_FH細胞は，B細胞の提示する抗原の量に比例して，IL-4やIL-21などのB細胞の増殖に関与するサイトカインや直接の相互作用を介してB細胞のクローン増殖およびSHMを誘導することで，高親和性のB細胞がより親和性を高める環境をつくり出していることも明らかとなっている[9) 10)]．したがって，T_FH細胞の数およびサイトカイン産生などの機能が，パイエル板の胚中心細胞選択において重要な役割を果たしている．

筆者らは，T_FH細胞の細胞表面に高発現している抑制性受容体PD-1が，T_FH細胞の数および機能に影響を与えることで，胚中心B細胞の選択に関与していることを明らかにした（図1）[11)]．PD-1は，主に活性化されたT細胞に発現し，負のシグナルを伝達することでT細胞の増殖を抑え，免疫機能を抑制する作用をもつ．PD-1欠損マウスのパイエル板においては，T_FH細胞の数の増加およびサイトカイン産生の変化（IL-21の減少およびIFN-γの増加）がみられ，胚中心B細胞の増加が確認された（図1）[11)]．パイエル板のT_FH細胞の増加により，通常では選択されない低親和性の胚中心B細胞もT_FH細胞から補助を受けることで，IgA産生形質細胞へと分化していることが考えられた．実際に，PD-1欠損マウスの腸管内腔に分泌されている腸管IgAは，腸内細菌に対する結合性の低い低親和性のIgAが産生されていることが明らかとなっている（図1）[11)]．さらに，こうしたIgAの変化により腸内細菌叢のバランスが破綻し，全身免疫系の過剰な活性化につながっていることが確認された[11)]．

したがって，T_FH細胞の数および機能がPD-1によって厳密に制御されることにより，高親和性，すなわち腸内細菌に対して結合性の高いIgAが産生され，腸内細菌叢のバランスおよび宿主免疫系の恒常性が維持されていることが明らかとなった．

2）パイエル板のT_FH細胞のもつ特殊性

非常に興味深いことに，パイエル板のT_FH細胞と腸管内で誘導される他のCD4$^+$T細胞サブセット，すなわちFoxp3$^+$T細胞およびTh17細胞[※4]との関連が指摘されている[12) 13)]．

筆者らは，Foxp3$^+$T細胞が，パイエル板においてT_FH細胞へと分化転換することで，パイエル板における効率的な胚中心誘導およびIgA産生に寄与していることを示した（図2）[12)]．興味深いことに，Foxp3$^+$T細胞からT_FH細胞への分化転換は，脾臓などの全身免疫系のリンパ組織では観察されず，パイエル板においてのみみられる現象であることが明らかとなっている[12)]．

Foxp3$^+$T細胞のなかでも，CD25の発現が低いFoxp3$^+$T細胞が，Foxp3の発現を消失し，他のエフェクターT細胞に分化しやすいことが報告されており[14)]，筆者らの解析によれば，腸管内に存在するFoxp3$^+$T細胞は，腸管以外の他の末梢リンパ組織もしくは胸腺に存在するFoxp3$^+$T細胞と比較して，CD25の発現が低い[12)]．さらに，in vitroで誘導されたFoxp3$^+$T細胞は，microRNAの一種であるmiR-10aの発現が低く，T細胞欠損マウスに移入した際に，パイエル板においてT_FH細胞に分化転換することが報告されている[15)]．miR-10aは胸腺由来のFoxp3$^+$T細胞において高発現しており，Bcl6の発現を抑えることでFoxp3$^+$T細胞からT_FH細胞への分化転換を抑制する機能をもつ[15)]．以上の結果から，Foxp3$^+$T細胞のなかでも，胸腺由来のFoxp3$^+$T細胞ではなく，腸管などの末梢リンパ組織において誘導されたFoxp3$^+$T細胞が，パイエル板のT_FH細胞へと分化転換している可能性が考えられる．興味深いことに，これらの末梢において誘導される

> **※4 Foxp3$^+$T細胞およびTh17細胞**
> 特定の腸内細菌により腸管において誘導され，両者のバランスが腸管恒常性維持に重要である．Foxp3$^+$T細胞は免疫反応に抑制的に働き，Th17細胞は炎症性サイトカインであるIL-17を産生することで炎症反応に関与する．

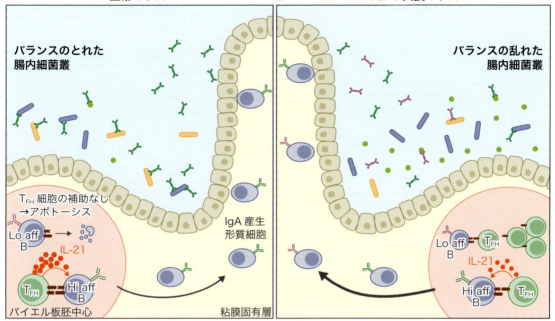

図1　PD-1欠損マウスにおけるIgA産生と腸内細菌叢の変化
　A）正常マウス．胚中心内のT_{FH}細胞の数が限られているため，高親和性のB細胞（Hi aff B）のみが選択され，T_{FH}細胞の補助を受けることができない低親和性のB細胞（Lo aff B）は，アポトーシスにより胚中心内から除去される．胚中心選択が機能することによって，腸内細菌に対する十分な結合力をもつIgAが産生され，腸内細菌叢のバランス維持に貢献している．**B）**PD-1欠損マウス．パイエル板の胚中心におけるT_{FH}細胞の数の増加およびサイトカイン産生の変化（IL-21の低下とIFNγの増加）により，通常では選択されない低親和性のB細胞が選択される．それにより，胚中心内の選択が不十分なIgA$^+$B細胞がIgA産生形質細胞へと分化し，腸内細菌に対する結合力の低いIgAが腸管内腔へと分泌される．こうしたIgAの質的劣化が，腸内細菌叢のバランスの乱れにつながり，全身免疫系の過剰な活性化を引き起こす．

　Foxp3$^+$T細胞のみを欠失したマウスでは，T_H2型の腸管炎症が誘発され，腸内細菌叢の構成にも変化が生じることが報告されている[16]．したがって，末梢において誘導されるFoxp3$^+$T細胞は，胸腺由来のFoxp3$^+$T細胞とは異なる特異性や機能をもつことで，腸管の恒常性維持に関与していることが考えられる．しかしながら，その性質や機能的な違いに関してはいまだに不明な点が多く，今後さらなる研究を必要とする．
　一方で，Th17細胞も同じくパイエル板においてT_{FH}細胞へと分化転換し，IgA産生に寄与していることが報告された（図2）[13]．IL-17レポーターマウス（IL17a^{Cre}R26R^{eYFP}マウス）よりYFP$^+$として単離したTh17細胞をT細胞欠損マウスに移入すると，パイエル板においてTh17細胞がT_{FH}細胞へと分化転換し，パイエル板の胚中心誘導およびIgA産生に寄与していることが示された[13]．
　したがって，パイエル板のT_{FH}細胞は，由来が異なるヘテロな細胞集団であると考えられる．T細胞におけるMyD88シグナルが，T_{FH}細胞の分化と腸管IgAによる腸内細菌叢制御に影響を与えていることが報告されており[17]，さまざまな環境の変化に応じて，由来の異なるT_{FH}細胞がパイエル板において分化している可能性が考えられる．しかしながら，それらのT_{FH}細胞の機能的な違いおよび胚中心誘導やIgA産生に与える影響に関しては詳細にわかっておらず，今後の研究により明らかになることが期待される．

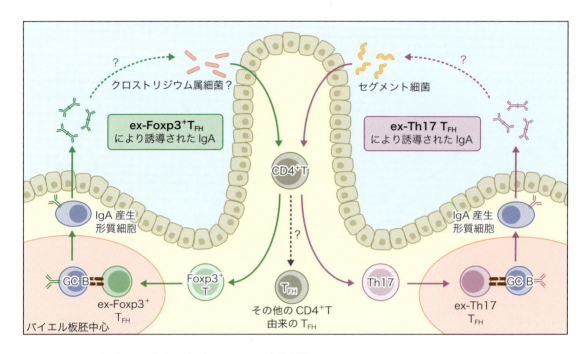

図2　Foxp3⁺T細胞およびTh17細胞によるIgA産生制御
　特定の腸内細菌（クロストリジウム属細菌やセグメント細菌）により，腸管において誘導されたFoxp3⁺T細胞およびTh17細胞は，パイエル板においてT_FH細胞，すなわちFoxp3⁺T細胞由来T_FH細胞（ex-Foxp3⁺ T_FH）もしくはTh17細胞由来T_FH細胞（ex-Th17 T_FH）へと分化転換する．また，その他のCD4⁺T細胞もT_FH細胞へと分化している可能性が考えられる．由来の異なるT_FH細胞の性質および機能にどのような差異があるのか，また正常時においてそれぞれのT_FH細胞がどの程度IgA産生へ寄与しているのかに関してはいまだに明らかとなっていない．ex-Foxp3⁺ T_FH細胞およびex-Th17 T_FH細胞が，それぞれ異なる結合性をもった腸管IgA産生に関与することで，異なる腸内細菌の制御に関与している可能性も考えられるが，それぞれのT_FH細胞により誘導されたIgAの腸内細菌に対する結合性の差異，および腸内細菌制御のメカニズムはいまだに不明である．

3　T_FR細胞

1）T_FR細胞の機能

　T_FR細胞は，自身の細胞表面に発現している分子を介して，胚中心B細胞およびT_FH細胞の数や機能に抑制的に働くことが示されている．例えば，T_FR細胞が発現するCtla4は，胚中心B細胞，T_FH細胞およびT_FR細胞の分化・増殖に抑制的に働くことで，抗原特異的な胚中心反応に寄与していることが報告されている[18)19)]．興味深いことに，T_FR細胞においてCtla4を欠損させたマウスのパイエル板においては，胚中心応答の増強[18)19)]およびそれに伴う血清中のIgA濃度の上昇が確認されている[19)]．

　また，T_FH細胞だけでなく，T_FR細胞の細胞表面にも高発現しているPD-1は，腸管以外の末梢リンパ節におけるT_FR細胞の数や機能を制御することで，胚中心反応に影響を及ぼしていることが報告された[20)]．免疫を施したPD-1欠損マウスにおいては，末梢リンパ節におけるT_FR細胞の数の増加が観察された一方，T_FH細胞の数には変化がみられず，正常マウスに比べ，T_FH細胞に対するT_FR細胞の割合が高いことが明らかとなった[20)]．対照的に，筆者らの解析によれば，PD-1欠損マウスのパイエル板においては，主にT_FH細胞の増加が確認され，T_FR細胞に対してT_FH細胞の割合が高かった．したがって，全身免疫系と腸管免疫系は環境および活性化状態が異なるため，それらの免疫系におけるT_FR細胞の性質や機能も異なっている可能性が考えられる．今後の研究により，両免疫系におけるT_FR細胞の機能の違いが，胚中心反応にどのような影響を与えているのかについて詳細に検討する必要がある．

2）T_FR細胞がIgA産生および腸内細菌叢に与える影響

　筆者らは，T_FR細胞が，T_FH細胞の数と機能を制御す

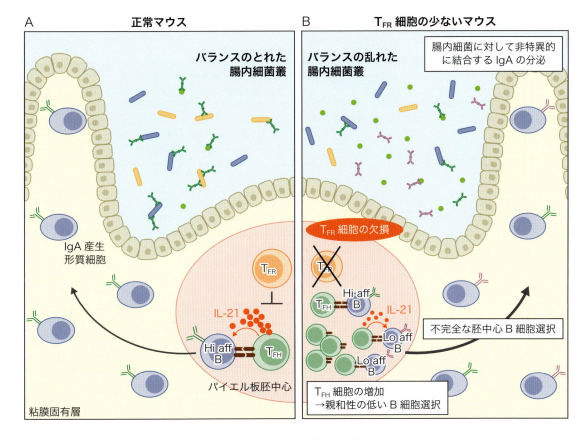

図3 T$_{FR}$細胞が少ないマウスにおけるIgA産生と腸内細菌叢の変化
A) 正常マウス．T$_{FR}$細胞によってT$_{FH}$細胞の数およびサイトカイン産生が制御されているため，高親和性のIgA$^+$B細胞（Hi aff B）が胚中心内で選択され，腸内細菌に対して特異的に結合する腸管IgAが分泌される．それによって，腸内細菌叢のバランスが維持されている．B) T$_{FR}$細胞の少ないマウス．T$_{FH}$細胞の数が増加し，IL-21産生も低下することにより，パイエル板の胚中心内において，通常では選択されない低親和性のIgA$^+$B細胞（Lo aff B）が選択される．その結果，腸内細菌に対して非特異的に結合する低親和性のIgAが腸管内腔に分泌され，腸内細菌叢のバランス破綻につながる．

ることにより，パイエル板の胚中心反応を制御していることを明らかにした（**図3**）[21]．パイエル板においてT$_{FR}$細胞の数が少ない状態のマウスを作製することで，T$_{FR}$細胞の欠損が，パイエル板のT$_{FH}$細胞数の増加と，T$_{FH}$細胞におけるIL-21産生の低下につながることを明らかにした（**図3**）[21]．これらのマウスにおいては，パイエル板の胚中心内でのIgA選択に欠陥が生じており，分泌される腸管IgAは，正常マウスと比較して，腸内細菌の種類に関係なく非特異的に結合する傾向がみられた（**図3**）[21]．さらに，腸内細菌叢のバランス破綻もみられ，こうした特異性の低い低親和性のIgA産生が，腸内細菌叢のバランスの破綻につながることが示唆された[21]．

したがって，T$_{FR}$細胞によるT$_{FH}$細胞の数および機能の制御は，腸内細菌叢のバランスを維持するために必須な，腸内細菌に対する特異性の高い高親和性のIgA産生に重要であることが明らかとなった．

おわりに

宿主の生命活動に重大な影響を及ぼす腸内細菌叢を制御するうえで，腸内細菌に特異的に結合する高親和性のIgAが重要な役割を果たしている．高親和性のIgA産生には，パイエル板の胚中心内のIgA$^+$B細胞の厳密な選択が必要であり，その選択過程において，T$_{FH}$細胞の数および機能が重要な役割を果たしていることが

明らかとなってきた．T$_{FH}$細胞の数および機能は，T$_{FH}$細胞の細胞表面に発現するPD-1や，同じく胚中心内に存在するT$_{FR}$細胞によって制御されていることが明らかとなってきているものの，その詳細な作用機序に関してはいまだに不明な点が多い．また，T$_{FH}$細胞やT$_{FR}$細胞の性質や機能が，腸管免疫系と全身免疫系において異なることが示唆されているものの，こうした違いがそれぞれの免疫系で誘導される胚中心反応にどのような影響を与えているのかに関してはいまだに明らかとなっていない．今後の研究により，腸管免疫系と全身免疫系の違いを考慮に入れつつ，T$_{FH}$細胞とT$_{FR}$細胞によるパイエル板の胚中心B細胞の選択過程を詳細に明らかにする必要がある．これにより，われわれにとって有益なIgAを人為的に産生することが将来的に可能となり，粘膜ワクチンや腸内細菌叢の人為的な制御法の開発といった臨床医学的応用につながることが期待される．

文献

1) Sutherland DB, et al：Immunol Rev, 270：20-31, 2016
2) Kato LM, et al：Immunol Cell Biol, 92：49-56, 2014
3) Wei M, et al：Nat Immunol, 12：264-270, 2011
4) Vinuesa CG, et al：Annu Rev Immunol, 34：335-368, 2016
5) Wollenberg I, et al：J Immunol, 187：4553-4560, 2011
6) Chung Y, et al：Nat Med, 17：983-988, 2011
7) Linterman MA, et al：Nat Med, 17：975-982, 2011
8) Victora GD & Nussenzweig MC：Annu Rev Immunol, 30：429-457, 2012
9) Gitlin AD, et al：Nature, 509：637-640, 2014
10) Shulman Z, et al：Science, 345：1058-1062, 2014
11) Kawamoto S, et al：Science, 336：485-489, 2012
12) Tsuji M, et al：Science, 323：1488-1492, 2009
13) Hirota K, et al：Nat Immunol, 14：372-379, 2013
14) Komatsu N, et al：Proc Natl Acad Sci U S A, 106：1903-1908, 2009
15) Takahashi H, et al：Nat Immunol, 13：587-595, 2012
16) Josefowicz SZ, et al：Nature, 482：395-399, 2012
17) Kubinak JL, et al：Cell Host Microbe, 17：153-163, 2015
18) Wing JB, et al：Immunity, 41：1013-1025, 2014
19) Sage PT, et al：Immunity, 41：1026-1039, 2014
20) Sage PT, et al：Nat Immunol, 14：152-161, 2013
21) Kawamoto S, et al：Immunity, 41：152-165, 2014

＜筆頭著者プロフィール＞
河本新平：2011年，京都大学大学院医学研究科修了，理化学研究所免疫・アレルギー科学総合研究センター基礎科学特別研究員，理化学研究所統合生命医科学研究センター研究員を経て，現在大阪大学微生物病研究所助教．在学時より，IgAを介した腸内細菌叢と腸管免疫系の相互作用の解明を目的とした研究を行っていたが，現在は，老化現象に注目し，老化における腸管免疫系および腸内細菌叢の変化と，その変化による生体反応への影響の解明をめざした研究を立ち上げている．趣味は寺参りと仏像鑑賞．

第1章 生体バリアを支える分子・細胞・組織基盤

Ⅲ．免疫・間葉系細胞による生物学的バリア

8. 抗原提示細胞による粘膜免疫制御機構

香山尚子，竹田　潔

自然免疫細胞の一種であるマクロファージや樹状細胞といった抗原提示細胞は，取り込んだ抗原をヘルパーT細胞に提示し，獲得免疫応答を活性化する．近年，マウスやヒト腸管粘膜固有層において，多様なマクロファージおよび樹状細胞サブセットが同定されるとともに，それらが腸内細菌との相互作用により獲得免疫系や上皮バリア機能を制御することで腸管組織の恒常性維持に寄与していることが明らかになりつつある．腸管に局在する抗原提示細胞のさらなる解明が，炎症性腸疾患の病態解明および新規治療法確立につながることが期待される．

はじめに

多様な外来因子が常時存在する腸管組織では，腸内細菌や食事抗原に対しては免疫寛容が誘導される一方，病原体に対しては生体防御の一環として炎症応答が誘導される．腸管粘膜固有層におけるFoxp3$^+$制御性T（Treg）細胞による免疫寛容とTh1/Th17細胞による炎症応答の誘導は，主に抗原提示細胞であるマクロファージと樹状細胞によって制御されている．クローン病や潰瘍性大腸炎といった炎症性腸疾患（IBD）の患者の腸管粘膜固有層では，Th1およびTh17細胞の増加が報告されており，抗原提示細胞活性化の厳密な制御が腸管恒常性維持において必須であることが示唆される．

マウス腸管抗原提示細胞は，CD103$^+$樹状細胞とCX$_3$CR1$^+$細胞に大別され，それぞれ異なった分子機構により分化が制御されている[1]．成体マウスの腸管では，骨髄由来のLy-6C$^+$単球がCSF1依存的にCX$_3$CR1$^+$CD11b$^+$CD64$^+$マクロファージへと分化する．そのため，CSF1レセプター欠損マウスでは腸管マクロファージの数が顕著に減少する．また，CX$_3$CR1$^+$CD11b$^+$CD64$^+$マクロファージの亜集団であるCX$_3$CR1^{high}CD11b$^+$細胞は，胎仔期から新生仔期にのみ卵黄嚢もしくは胎仔肝臓由来の細胞から分化す

[キーワード&略語]
抗原提示細胞，自然免疫，腸内細菌，獲得免疫，炎症性腸疾患

cDC：conventional dendritic cell
IBD：inflammatory bowel disease
　（炎症性腸疾患）
ILC：innate lymphoid cell（自然リンパ球）
MDPs：macrophage-dendritic cell progenitors
MLN：mesenteric lymph node
　（腸間膜リンパ節）
TLR：Toll-like receptor（Toll様受容体）

Regulation of mucosal immune responses by antigen presenting cells
Hisako Kayama[1) 2)]/Kiyoshi Takeda[1) 2)]：Graduate School of Medicine, Osaka University[1)]/WPI Immunology Frontier Research Center, Osaka University[2)]（大阪大学大学院医学系研究科[1)]/大阪大学免疫学フロンティア研究センター[2)]）

る．腸管CD103⁺樹状細胞は，Flt3依存的にmacrophage-dendritic cell progenitors（MDPs）から分化するcDC precursorsを起源とする．また，CD103⁺樹状細胞の亜集団であるCD103⁺CD11b⁺樹状細胞の分化には，CSF2レセプターを介したシグナルとNotch2-IRF-4シグナルが必須である．CX_3CR1^+細胞とCD103⁺樹状細胞はともに，多様な分子機構により獲得免疫系や上皮バリアを制御することで腸管恒常性維持に寄与している．

本稿では，マウス腸管粘膜固有層に局在するマクロファージおよび樹状細胞による腸管免疫制御機構について概説した後，IBDにおけるヒト腸管抗原提示細胞の役割について紹介する．

1 マウス腸管粘膜固有層に局在する抗炎症性マクロファージ

病原体を貪食し抗原提示するマクロファージの活性化は生体防御に重要である．しかし，マクロファージの恒常的な活性化はエフェクター細胞であるTh1/Th17細胞の慢性的な活性化につながり，腸管炎症の原因となる．そのため，定常状態の腸管組織では，マクロファージは腸内細菌や食事抗原に対しては低応答性を示し，病原体の侵入時にのみ炎症応答を誘導する．骨髄より遊走してきたCCR2⁺Ly-6C^{high}単球は，腸管粘膜固有層において，抗炎症性サイトカインIL-10を高産生するとともに高い貪食能を示すCX_3CR1^{high}CD11b⁺CD64⁺マクロファージに分化する[2]．腸内細菌-MyD88シグナルにより活性化されたCSF2レセプター（CSF2R）発現大腸マクロファージは，IL-1β産生によりgroup 3 innate lymphoid cell（ILC3）からのCSF2産生を誘導し，CSF2依存的にIL-10を産生する[3) 4)]（図1A）．興味深いことに，小腸粘膜固有層内のマクロファージは，腸内細菌非依存的，食餌成分アミノ酸依存的にIL-10を産生する[5]．CX_3CR1^{high}マクロファージが産生したIL-10はオートクラインに作用し，*Citrobacter rodentium*感染時の過剰なIL-23産生を抑制することで腸管炎症の重症化を防いでいる[6]．また，腸管マクロファージが産生するIL-10は，Foxp3⁺Treg細胞の分化および維持に関与することで経口免疫寛容維持に寄与している[4) 7)]．

IBD感受性遺伝子であるIL-10の遺伝子欠損（*Il10*$^{-/-}$）マウスやIL-10依存的シグナル伝達分子STAT3を自然免疫細胞特異的に欠損させたマウス（*LysM-cre/Stat3*$^{flox/-}$）は，腸管炎症を自然発症する[8)～10)]．IL-10誘導性遺伝子であるIκBNSは，腸管マクロファージにおいて，NF-κBp50と結合することによりIL-12p40やIL-6の産生を抑制し，腸炎惹起性のTh1/Th17細胞の分化を負に制御する[11]．また，大腸CX_3CR1^{high}CD11b⁺CD11c⁺細胞は，IL-10/Stat3シグナル依存的にCD4⁺T細胞の増殖を負に制御することで腸管炎症を抑制する[12]．CX_3CR1発現細胞でのみIL-10レセプター（IL-10R）αサブユニットを欠損させたマウス（*CX₃CR1-cre/Il10ra*$^{flox/-}$）は腸炎を自然発症する[13]．また，Rag2/IL-10Rβサブユニット二重欠損マウス（*Rag2*$^{-/-}$*Il10rb*$^{-/-}$）は，*Rag2*$^{-/-}$マウスに比べ，naïve CD4⁺T細胞移入により誘導される腸管炎症が重篤化する[14]．これらの報告より，IL-10レセプター依存的なCX_3CR1^{high}マクロファージの活性制御が腸管炎症抑制に重要であることが示唆される（図1B）．

2 マウス腸管樹状細胞による腸管免疫系制御機構

腸管粘膜固有層に局在するCX_3CR1^+CD11b⁺細胞のなかで，上述したCX_3CR1^{high}CD11b⁺マクロファージが抗炎症応答に寄与する一方，$CX_3CR1^{intermediate}$CD70⁺CD11b⁺樹状細胞は腸内細菌由来のATP依存的にIL-6およびTGF-βを産生し，Th17細胞の分化を誘導する[15]（図2A）．CD103⁺樹状細胞のうち，MLN（腸管膜リンパ節）へ遊走したCD103⁺CD11b⁺樹状細胞はIL-6を産生し，Th17細胞の分化を誘導する[16]（図2B）．また，CD103⁺CD11b⁺CD24⁺樹状細胞はIL-23を産生することでTh17細胞の分化を促進する[17]．TLR5⁺CD103⁺CD11b⁺樹状細胞がフラジェリン刺激依存的に産生するIL-23は，ILC3によるIL-22の産生を誘導し，腸管上皮細胞からの抗菌ペプチド産生維持に関与する[18]（図2C）．定常状態における適切なTh17関連サイトカイン（IL-17，IL-22）の産生は，上皮バリア機能向上および病原体侵入阻止といった生体防御に機能することが示唆される．

CD103⁺CD11b⁺樹状細胞が炎症応答を惹起するの

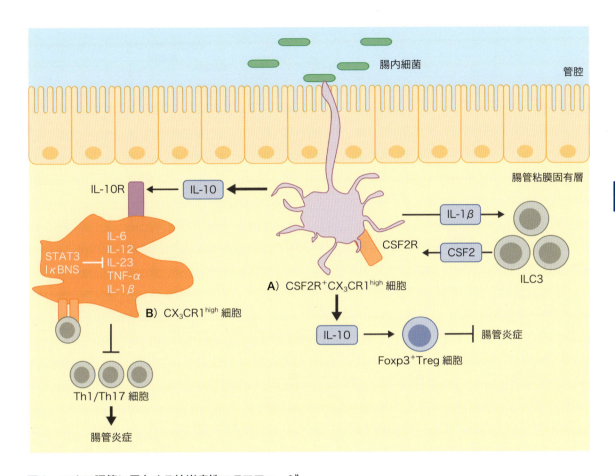

図1 マウス腸管に局在する抗炎症性マクロファージ
　A）CSF2レセプター（CSF2R）を発現した大腸マクロファージは，group 3 innate lymphoid cell（ILC3）から産生されるCSF2依存的にIL-10を産生する．B）CX_3CR1^{high}マクロファージでは，IL-10レセプター依存的に炎症性サイトカイン産生が抑制されるとともに，$CD4^+$T細胞増殖抑制能が誘導される．

に対し，$CD103^+CD11c^+$樹状細胞はTGF-βとレチノイン酸の産生を介して$Foxp3^+Treg$細胞の分化を促進する[19)～21)]（**図2D**）．プロバイオティクス *Bifidobacterium breve* はTLR2-MyD88シグナル経路を介してCD103⁺樹状細胞を活性化する．*B. breve*依存的にCD103⁺樹状細胞より産生されるIL-10/IL-27は，大腸粘膜固有層におけるIL-10産生性Tr1細胞の分化を促進し，腸管炎症抑制に機能する[22)]．これらの報告より，マウス腸管CD103⁺樹状細胞は，免疫寛容誘導能を有する細胞と炎症応答誘導能を有する細胞が混在する不均一な集団であることが明らかとなった．

3 ヒト腸管抗原提示細胞と炎症性腸疾患

　ヒト腸管マクロファージは，$CD14^-CD33^+$マクロファージと$CD14^+$マクロファージに分けられる．前者は，TLR（Toll-like receptor）リガンド刺激に対して低応答性を示す一方，高い貪食能と殺菌能を有する[23)]．クローン病患者では健常人に比べ$CD14^+$マクロファージが増加するとともに，$CD14^+$マクロファージからの炎症性サイトカイン産生が亢進しており，腸炎惹起性の過剰なTh1/Th17応答誘導に深く関与することが明らかとなっている[24)]．

　ヒト腸管粘膜固有層内$Lin^-HLA-DR^{high}CD14^+$細胞は，$CD163^{low}$細胞と$CD163^{high}$細胞に分けられる[25) 26)]．$CD14^+CD163^{low}$細胞は，TLR2，TLR4，

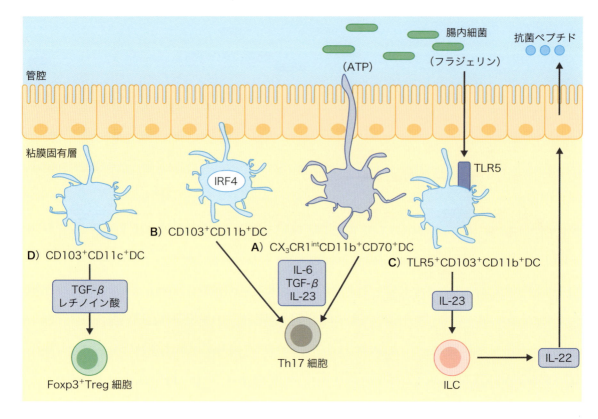

図2　マウス腸管粘膜固有層内樹状細胞
　A) $CX_3CR1^{intermediate\ (int)}CD70^+CD11b^+$樹状細胞 (DC) は腸内細菌由来のATP依存的にTh17細胞の分化を誘導する．B) $CD103^+CD11b^+$DCはIL-6およびIL-23を産生し，Th17細胞の分化を誘導する．C) $TLR5^+CD103^+CD11b^+$DCが産生するIL-23は，ILC3によるIL-22の産生を誘導し，腸管上皮細胞からの抗菌ペプチド産生を促進する．D) $CD103^+CD11c^+$DCはTGF-βとレチノイン酸を産生しFoxp3$^+$Treg細胞の分化を誘導する．

TLR5を発現し，炎症性サイトカインIL-6，IL-23p19，TNF-α，IL-1βを高産生することによりTh17細胞の分化を誘導する[26]（**図3A**）．クローン病患者の$CD14^+CD163^{low}$細胞は，IL-6，IL-23p19，TNF-αの発現が上昇するとともに，Th17細胞誘導能が亢進することより，$CD14^+CD163^{low}$細胞の異常な活性化がクローン病の発症もしくは病態に深く関与することが示唆される．一方，健常者の大腸粘膜固有層に局在する$CD14^+CD163^{high}$細胞は，高い貪食能を示すとともに，IL-10を高産生する[27]．筆者らは，$CD14^+CD163^{high}$細胞が$CD160^{low}$と$CD160^{high}$細胞に分けられることを見出した[27]．さらに，$CD14^+CD163^{high}CD160^{high}$細胞がFoxp3$^+$Treg細胞非依存的に$CD4^+$T細胞の増殖を抑制する抗炎症性ミエロイド細胞であることを明らかにした（**図3B**）．また，潰瘍性大腸炎患者では，

$CD14^+CD163^{high}CD160^{high}$細胞が顕著に減少すること，$CD4^+$T細胞増殖抑制能が低下することが示された．これらの結果より，ヒト腸管粘膜固有層における$CD14^+CD163^{high}CD160^{high}$細胞の恒常性維持が，潰瘍性大腸炎の抑制に重要であることが示唆された．

正常ヒト腸間膜リンパ節に局在する$CD103^+$樹状細胞は，レチノイン酸依存的に$CD8^+$T細胞に腸管ホーミングレセプターCCR9やインテグリンα4β7の発現を誘導する[20]．また，マウス$CD103^+CD11b^+$樹状細胞のカウンターパートである$CD103^+SIRPα^{high}$樹状細胞は，小腸粘膜固有層においてTh17細胞およびFoxp3$^+$Treg細胞を誘導する[16)17)28]．筆者らは，近年，正常ヒト大腸粘膜固有層に局在する$CD103^+$樹状細胞がFoxp3$^+$Treg細胞を誘導すること，潰瘍性大腸炎患者の大腸では$CD103^+$樹状細胞のFoxp3$^+$Treg細

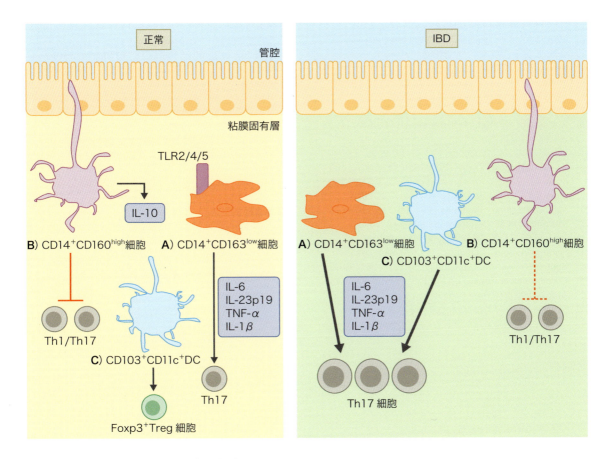

図3　ヒト腸管粘膜固有層内抗原提示細胞
A）定常状態のヒト腸管粘膜固有層ではCD14$^+$CD163^{low}細胞は，IL-6，IL-23p19，TNF-α，IL-1βを産生することによりTh17細胞の分化を誘導する（左）．クローン病患者のCD14$^+$CD163^{low}細胞は，IL-6，IL-23p19，TNF-αの発現が上昇するとともに，Th17細胞誘導能が亢進する（右）．B）正常ヒト大腸粘膜固有層に局在するCD14$^+$CD163^{high}CD160^{high}細胞は，CD4$^+$T細胞の増殖を抑制する（左）．潰瘍性大腸炎患者のCD14$^+$CD163^{high}CD160^{high}細胞はCD4$^+$T細胞増殖抑制能が低下する（右）．C）正常ヒト大腸粘膜固有層内CD103$^+$樹状細胞（DC）は，Foxp3$^+$Treg細胞を誘導する（左）．潰瘍性大腸炎患者由来の大腸CD103$^+$DCでは，抗炎症性サイトカイン遺伝子*IL23A*，*IL6*，*TNF*の発現が上昇するとともに，Th17細胞誘導能が亢進する（右）．

胞誘導能が低下する一方，抗炎症性サイトカイン遺伝子*IL23A*，*IL6*，*TNF*の発現が上昇するとともに，Th17細胞誘導能が亢進していることを見出した（**図3C**）．健常者の腸管上皮細胞は，免疫寛容誘導性CD103$^+$樹状細胞の分化を促進することが報告されており[29]，潰瘍性大腸炎患者の腸管上皮細胞の詳細な解析が，CD103$^+$樹状細胞の機能異常の原因解明につながることが期待される．

おわりに

マウス腸管マクロファージおよび樹状細胞の解析が進み，さまざまな細胞集団が多様な免疫制御機能を発揮することにより腸管組織の恒常性が保たれていることが明らかになった．さらに，ヒト腸管粘膜固有層に局在するマクロファージや樹状細胞の減少もしくは機能不全がIBD発症に深く関与することが明らかになりつつある．腸管抗原提示細胞の分化および恒常性維持に関与する因子の同定がIBDの発症・増悪の原因解明につながることが期待される．

文献

1) Flannigan KL, et al：Am J Pathol, 185：1809-1819, 2015
2) Bain CC, et al：Nat Immunol, 15：929-937, 2014

3) Ueda Y, et al：Int Immunol, 22：953-962, 2010
4) Mortha A, et al：Science, 343：1249288, 2014
5) Ochi T, et al：Sci Rep, 6：27634, 2016
6) Krause P, et al：Nat Commun, 6：7055, 2015
7) Murai M, et al：Nat Immunol, 10：1178-1184, 2009
8) Kühn R, et al：Cell, 75：263-274, 1993
9) Takeda K, et al：Immunity, 10：39-49, 1999
10) Kobayashi M, et al：J Clin Invest, 111：1297-1308, 2003
11) Kuwata H, et al：Immunity, 24：41-51, 2006
12) Kayama H, et al：Proc Natl Acad Sci U S A, 109：5010-5015, 2012
13) Zigmond E, et al：Immunity, 40：720-733, 2014
14) Shouval DS, et al：Immunity, 40：706-719, 2014
15) Atarashi K, et al：Nature, 455：808-812, 2008
16) Persson EK, et al：Immunity, 38：958-969, 2013
17) Schlitzer A, et al：Immunity, 38：970-983, 2013
18) Kinnebrew MA, et al：Immunity, 36：276-287, 2012
19) Coombes JL & Powrie F：Nat Rev Immunol, 8：435-446, 2008
20) Sun CM, et al：J Exp Med, 204：1775-1785, 2007
21) Johansson-Lindbom B, et al：J Exp Med, 202：1063-1073, 2005
22) Jeon SG, et al：PLoS Pathog, 8：e1002714, 2012
23) Smythies LE, et al：J Clin Invest, 115：66-75, 2005
24) Kamada N, et al：J Clin Invest, 118：2269-2280, 2008
25) Bain CC, et al：Mucosal Immunol, 6：498-510, 2013
26) Ogino T, et al：Gastroenterology, 145：1380-1391.e1, 2013
27) Barman S, et al：Int Immunol, 28：533-545, 2016
28) Watchmaker PB, et al：Nat Immunol, 15：98-108, 2014
29) Iliev ID, et al：Gut, 58：1481-1489, 2009

＜筆頭著者プロフィール＞
香山尚子：2009年3月，大阪大学大学院医学系研究科博士課程卒業．同年4月，大阪大学大学院医学系研究科免疫制御学研究室特別研究員．同年12月，同研究室助教．自然免疫細胞による腸管恒常性維持機構の解明を中心に研究を行っている．

第1章 生体バリアを支える分子・細胞・組織基盤

Ⅲ．免疫・間葉系細胞による生物学的バリア

9. 樹状細胞による腸管免疫恒常性維持機構

大田友和，改正恒康

腸管免疫システムは，腸管組織の実質細胞による物理的・化学的バリアはもちろんのこと，自然免疫系や獲得免疫系，さらに腸内細菌叢による相互作用によって恒常性が維持されており，恒常性維持機構の破綻は，炎症性腸疾患などの引き金となりうる．近年，このような恒常性維持機構に樹状細胞やマクロファージなどの抗原提示細胞が関与することが明らかになってきている．本稿では，腸管粘膜に局在する樹状細胞サブセットに着目し，腸管粘膜T細胞を中心とした恒常性維持機構について概説する．

はじめに

　外来異物に接する粘膜組織には，全身免疫とは異なる特有の免疫システムが機能している．粘膜組織では，病原体微生物に対しては防御的に応答しなければならないと同時に，常在細菌や食餌性成分などの外来異物に対しては過剰な免疫応答を抑制しなければならない．このような粘膜組織での免疫恒常性は，腸管組織の実質細胞による物理的・化学的バリアはもちろんのこと，自然免疫系や獲得免疫系，さらに腸内細菌叢との間の相互作用によって維持されている．恒常性維持機構の破綻により，潰瘍性大腸炎やクローン病，セリアック病など種々の腸炎が生じると考えられるが，その誘発因子や病態形成については不明な点が多い．腸管免疫恒常性維持機構の解明は，これらの疾患に対する予防や診断，新規治療法の確立に重要な情報を提供する．

　腸管免疫システムを担う免疫担当細胞は多様性に富んでおり，IgAを産生するB細胞や各種T細胞サブセットなどとともに，樹状細胞（dendritic cells：DC）やマクロファージなどの抗原提示細胞の関与も近年明らかになってきている．われわれは，最近，DCの1つのサブセットを欠失するマウスを樹立，解析することに

[キーワード＆略語]
樹状細胞，XCR1，粘膜固有層（LP），上皮細胞間リンパ球（IEL），腸炎

DC：dendritic cells（樹状細胞）
DSS：dextran sulfate sodium（デキストラン硫酸ナトリウム）
DTA：diphtheria toxin A subunit（ジフテリアトキシンAサブユニット）
DTR：diphtheria toxin receptor（ジフテリアトキシン受容体）
IEL：intraepithelial lymphocytes（上皮細胞間リンパ球）
LP：lamina propria（粘膜固有層）
Treg細胞：regulatory T細胞（制御性T細胞）

Crucial roles of dendritic cells in intestinal immune homeostasis
Tomokazu Ohta/Tsuneyasu Kaisho：Department of Immunology, Institute of Advanced Medicine, Wakayama Medical University（和歌山県立医科大学先端医学研究所生体調節機構研究部）

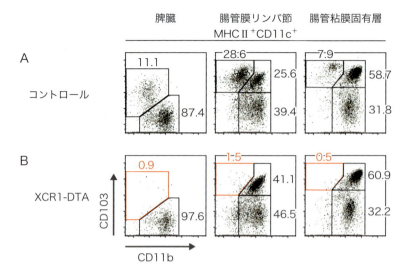

図1　各組織における樹状細胞サブセット
コントロール（**A**）およびXCR1-DTA（**B**）マウス各組織におけるMHCクラスII陽性CD11c陽性細胞（樹状細胞）のフローサイトメトリー解析．以下，コントロールマウスはXCR1-creマウスを示す．文献1より引用．

より，そのサブセットによる腸管免疫の新規の恒常性維持機構を明らかにした[1]．

本稿では，われわれの知見を中心にDCによる腸管免疫システムの制御機構について概説する．

1　ケモカイン受容体XCR1を発現する樹状細胞サブセットの選択的欠失

1）樹状細胞サブセット

DCは不均一な細胞集団であり，機能的特性が異なるいくつかのサブセットから構成される．マウスでは，例えば，CD103（αEインテグリン）とCD11b（αMインテグリン）の表面発現パターンによって，3つのサブセット，$CD103^+CD11b^-$ DC，$CD103^+CD11b^+$ DC，$CD103^-CD11b^+$ DCに大別できる（**図1A**）．脾臓や，腸間膜リンパ節を除く大部分のリンパ節では，DCは2つのサブセット，$CD103^+CD11b^-$ DC，$CD103^-CD11b^+$ DCから構成される．一方，腸間膜リンパ節および腸管粘膜固有層（lamina propria：LP）においては，$CD103^+CD11b^+$ DCが主なDCサブセットとなっていて，3つのサブセットから構成される．$CD103^+CD11b^+$ DCは，Th17細胞や制御性T（Treg）細胞の分化や[2〜5]，抗真菌免疫に関与することが報告されている[6]．また，$CD103^-CD11b^+$ DCは，CX_3CR1などのケモカイン受容体を発現するマクロファージ様細胞を含んだ多様な細胞集団であり[7]，IL-10やTGF-β1などの産生能を有し，炎症反応を制御することがわかっている[8,9]．$CD103^+CD11b^-$ DCは，脾臓やリンパ節などでは，クロスプレゼンテーション能によるCD8T細胞分化誘導能が強いこと，そしてその機能を通じて病原体感染や腫瘍に対する細胞傷害性免疫応答において主要な役割を担うことがわかっているが[10〜12]，腸管粘膜の免疫システムにおける役割についてはほとんどわかっていなかった．

2）$XCR1^+$ DC欠失マウス

そこでわれわれは，$CD103^+CD11b^-$ DCの生体内での機能的意義を明らかにするために，選択的に$CD103^+CD11b^-$ DCを欠失する遺伝子改変マウスを作製した．そのために，$CD103^+CD11b^-$ DCにおいてケモカイン受容体XCR1の遺伝子が選択的に高発現している[13,14]ことに着目し，XCR1の遺伝子座にCreレコンビナーゼ※遺伝子をノックインすることにより，XCR1を発現している細胞にてCreレコンビナーゼを発現するマウス（XCR1-creマウス）をまず作製した．次に，このXCR1-creマウスを，Creレコンビナーゼの発現により翻訳終止領域が除去され，ジフテリアト

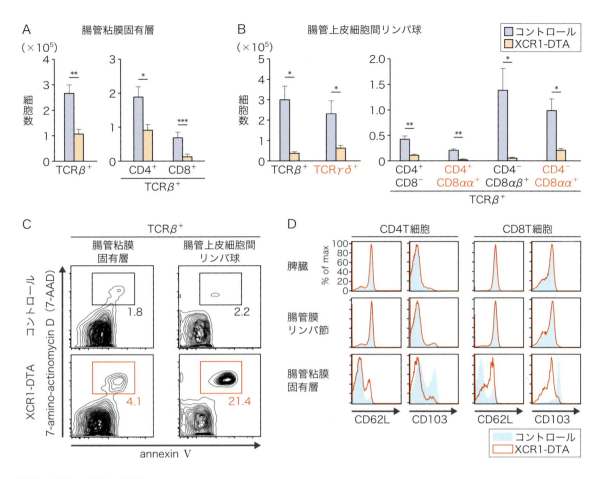

図2 腸管T細胞の解析
A）腸管粘膜固有層（LP）におけるT細胞数．B）腸管上皮細胞間リンパ球（IEL）におけるT細胞数．赤字のサブセットはIEL特有のT細胞サブセットを示す．C）LPおよびIELのT細胞のフローサイトメトリー解析．死細胞は，7-AADおよびannexin-Vと結合する（枠内）．D）LPおよびIELのT細胞のフローサイトメトリー解析．コントロールマウスでは，LPのT細胞は，脾臓や腸間膜リンパ節のT細胞に比較してCD62L発現が低下し，CD103発現が上昇している（青塗りつぶし）．いずれも文献1より引用．

キシンAサブユニット（diphtheria toxin A subunit：DTA）遺伝子が発現するようにデザインされたマウス（ROSA26-stop-DTAマウス）と交配することによって，XCR1を発現する細胞だけでDTAが発現するマウス，すなわち，XCR1発現細胞だけがDTAの作用により死滅し恒常的に欠失するマウス（XCR1-DTAマウス）を作製した[1]．このマウスでは，期待通り全身で

XCR1+細胞，すなわちCD103+CD11b- DCが選択的かつ恒常的に欠失していた（**図1B**）．

2 腸管免疫系におけるXCR1+ DCの機能的意義

このXCR1-DTAマウスを用いて，生体におけるCD103+CD11b- DC（XCR1+ DC）の機能的意義の評価を行った．XCR1-DTAマウスの胸腺，脾臓，リンパ節では，TおよびB細胞集団に大きな変化は認められなかったが，LPではCD4およびCD8T細胞数は減少していた（**図2A**）．また，腸管粘膜の上皮層には，

> ※ **Creレコンビナーゼ（Cre recombinase）**
> バクテリオファージP1由来のTypeⅠトポイソメラーゼであり，loxP部位間でのDNAの部位特異的組換えを行う．これを利用して，特定の遺伝子発現を制御したり，DNA配列を除去することが可能．

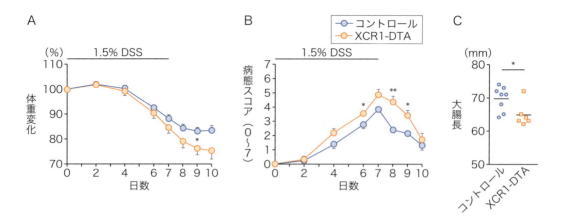

図3　DSS誘導腸炎モデルの解析
A) DSS投与後のマウスの体重変化．0日目の体重を100％として測定．**B**) DSS投与後の病態スコア（0〜7）の変化．下痢（0〜3），血便（0〜2），活動性（0〜2）のスコア合計を示す．**C**) DSS投与開始10日後における大腸長の比較．炎症が重篤なほど大腸長が短縮する．いずれも文献1より引用．

上皮細胞間リンパ球（intraepithelial lymphocytes：IEL）とよばれる細胞集団が存在する．IELの半分以上はT細胞であり，通常のT細胞サブセットに加えて，γδT細胞受容体を発現するT細胞サブセットなど，IEL特有のT細胞サブセットも含まれる．XCR1-DTAマウスでは，IELのこれらすべてのT細胞サブセットが減少していた（**図2B**）．また，XCR1-DTAマウスの腸管T細胞では，死細胞の割合が増加していた（**図2C**）．

LPのT細胞は，脾臓や腸間膜リンパ節のT細胞と比較して，CD62L（Lセレクチン）の発現が低下し，一方CD103の発現が上昇するなど腸管特有の表現型を示す．XCR1-DTAマウスにおいて残存するLPのT細胞では，この表現型が阻害されていた（**図2D**）．これらの結果から，XCR1[+]DCは，腸管T細胞の生存の支持および表現型の維持を通じて，その集団を維持していることが明らかになった．

IELは，抗炎症性サイトカインIL-10などの産生により腸炎症状を抑制することが知られている[15)〜17)]．コントロールマウスと比較して，XCR1-DTAマウスにおいて，デキストラン硫酸ナトリウム（dextran sulfate sodium：DSS）による誘導的腸炎の悪化が認められた（**図3**）．以上の結果から，XCR1[+]DCは，腸管T細胞集団を維持することにより腸炎症状を制御していることが示唆された．

3 腸管免疫系におけるXCR1およびそのリガンドXCL1の機能的意義

XCR1[+]DCの機能が他のDCサブセットにより代償できないことから，XCR1[+]DCに選択的に発現する機能分子の関与が示唆される．XCR1自身はその有力な候補分子の1つである．XCR1のリガンドはケモカインXCL1であり，NK細胞や活性化されたCD8T細胞から産生される[14)]．XCL1の欠損マウスでは，免疫応答後期のCD8T細胞集団の生成に軽度の障害が認められる[14)]．また，胸腺では，XCL1は髄質上皮細胞から産生され，XCR1[+]DCの髄質への分布および制御性T細胞の生成に関与する[18)]．しかし，XCR1およびXCL1が腸管免疫システムにおいてどのように機能しているかに関しては全くわかっていなかった．そこで，XCR1およびXCL1について遺伝子欠損マウスを用いて検討した．

XCR1欠損マウス，XCL1欠損マウスどちらにおいても，XCL1-DTAマウスと同様，脾臓や皮膚リンパ節のT細胞はほぼ正常であったが，LPおよびIELのT細胞は減少していた（**図4A**）[1)]．この結果から，XCR1およびそのリガンドXCL1がXCR1[+]DCの腸管T細胞集団の維持機能に関与していると考えられた．

次に野生型マウスにおいてXCL1遺伝子の発現について検討したところ，脾臓のT細胞よりも，LPやIEL

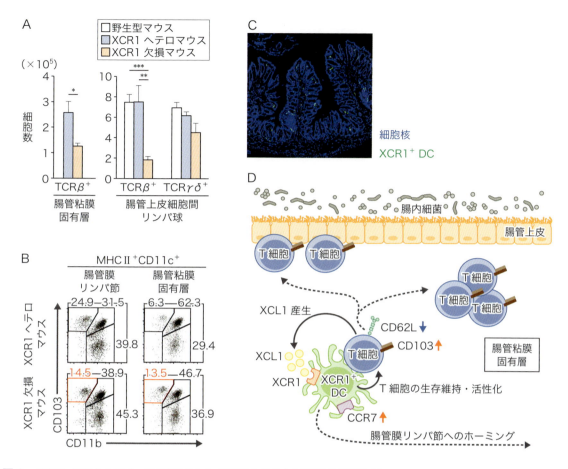

図4　XCR1-XCL1ケモカイン軸を介したXCR1⁺ DCとT細胞の相互作用
　A）腸管粘膜固有層（LP）および腸管上皮細胞間リンパ球（IEL）のT細胞数．B）LPおよび腸間膜リンパ節におけるMHCクラスⅡ陽性CD11c陽性細胞（樹状細胞）のフローサイトメトリー解析．C）腸管におけるXCR1⁺ DCの局在．蛍光タンパク質venusの遺伝子をXCR1遺伝子座にノックインしたマウス（XCR1-venusマウス）を組織学的に解析した．青は細胞核，緑はXCR1⁺ DCを示す．D）XCR1⁺ DCによる腸管免疫制御機構の概念図．A，B，Dは文献1より引用．

のT細胞において高く，NK細胞と同レベルで発現するサブセットも認められた．そして，このXCL1遺伝子の発現は，XCR1-DTAマウス由来のLPのCD4，CD8T細胞いずれにおいても野生型マウス由来のそれに比べて低下していた[1]．また，腸管の組織学的検討により，XCR1⁺ DCと腸管T細胞が密に相互作用している様子も観察できた[1]．このように，腸管において，XCR1-XCL1のケモカイン軸を通じて，XCR1⁺ DCと腸管T細胞が密接に相互作用していると考えられる．

　次に，XCR1⁺ DCに対するXCL1の効果について検討した．XCR1あるいはXCL1欠損マウスのどちらにおいても，CD103⁺CD11b⁻ DCが，LPにおいて増加している一方で，腸間膜リンパ節では逆に減少していた（図4B）．また，LPから腸間膜リンパ節への恒常的な遊走にホーミング受容体CCR7が関与することが知られているが[19]，CD103⁺CD11b⁻ DCにおけるCCR7の発現はXCR1の欠損により低下していた[1]．これらの結果から，XCL1のシグナルを受けとったXCR1⁺ DCがCCR7の発現を上昇させ，LPから腸間膜リンパ節へ恒常的に遊走していることが示唆された．

4 腸管免疫系におけるXCR1⁺DCとT細胞の相互作用

XCR1⁺DCは腸管では主にLPに局在する（**図4C**）. 以上の結果から, LPで, 次のようにXCR1⁺DCと腸管T細胞が相互作用していると考えられる（**図4D**）. 腸管粘膜においては恒常的にT細胞が活性化され, XCL1産生が亢進している. 最初にT細胞を活性化する抗原提示細胞は必ずしもXCR1⁺DCではないかもしれないが, いったんT細胞が活性化され, XCL1が産生されると, XCR1⁺DCが優位にT細胞に遊走すると考えられる. そして, 抗原提示やサイトカイン産生などにより, T細胞の生存を維持するとともに, CD103の発現上昇やXCL1の産生亢進など腸管T細胞としての表現型を誘導し, その生存を支持することによりT細胞集団を維持する. 一方, XCR1⁺DCは, T細胞からのXCL1シグナルを受けとり, CCR7の発現を上昇させ, 腸管リンパ節へと遊走する. このようなXCR1⁺DCと腸管T細胞との相互作用により, 腸管免疫系の恒常性が保たれ, 腸炎の病態を制御していると考えられる.

RuedlらもCLEC9Aを発現する細胞を誘導的に欠失させることによりわれわれと同様の所見を見出している[20]. CLEC9AはC型レクチンファミリーに属する膜タンパク質であり, 形質細胞様樹状細胞の一部に発現されてはいるが, XCR1と同様にCD103⁺CD11b⁻DCに優位に発現されている[21]. Ruedlらは, Clec9A遺伝子座にジフテリア毒素受容体 (diphtheria toxin receptor : DTR) の遺伝子をノックインしたマウス (Clec9A-DTR) を作製し, そのマウスにDTを投与することによりCD103⁺CD11b⁻DCを欠失させている. このマウスにおいて, 腸管T細胞が減少するとともに, DSS誘導腸炎の悪化も認められた[20]. Ruedlらは, 分子機構の1つとして, T細胞由来のIFN-γが腸炎の制御に重要であり, CD103⁺CD11b⁻DCがCD4T細胞分化をIFN-γを産生するTh1へシフトさせることに重要であること, IFN-γ欠損マウスにおいてもDSS腸炎の悪化が認められることも示している[20]. XCR1-DTAマウスにおいてもLPのCD4T細胞の分化がTh1からTh2, Th17へシフトしていた[1]. このように, CD103⁺CD11b⁻DC (XCR1⁺DC) は, 腸管粘膜T細胞の生存維持ばかりではなく, CD4T細胞の分化をTh1へシフトさせることにより, 腸管免疫システムを制御していることが示唆された.

おわりに

以上のように, われわれは, XCR1⁺DCを恒常的に欠失させることにより, XCR1⁺DCが関与する新規の腸管免疫恒常性維持機構を明らかにした. 腸管のT細胞においてのみXCR1⁺DCの欠失効果が認められることは意外であったが, 腸管T細胞が恒常的に活性化され, 他の組織ではみられない表現型を示すことを考えると納得できる. ただし, どのようにしてXCR1⁺DCが関与しているのかに関してはまだよくわかっていない. 腸内細菌あるいは食餌によって形成される環境因子がXCR1⁺DCに作用していることは興味深い可能性として考えられる. また, 今回, XCR1⁺DCに固有の分子としてXCR1の重要性を示したが, XCR1-DTAマウスに比較すると, XCR1あるいはXCL1欠損マウスでは腸管T細胞の障害の程度が弱かった[1]ことから, XCR1⁺DC由来の未知の機能分子の関与が示唆される. XCR1⁺DCによる抗原提示が関与しているのか, またサイトカインなどが関与しているのか, その分子基盤を解明していくことが今後の課題である.

XCR1はヒトにおいても, クロスプレゼンテーション能が高いことが報告されているBDCA3⁺DCに選択的に発現されている. またヒトXCL1の産生も, NK細胞, 活性化CD8T細胞において高い. このように, XCR1⁺DCの機能的特性, XCR1およびXCL1の発現パターンは種を超えて保存されている[22][23]. しかし, ヒトXCR1⁺DCの機能的意義についてはよくわかっていない. われわれが見出した機構がヒトでも機能しているのか, 特に, 潰瘍性大腸炎やクローン病などの難治性腸炎の病態形成に関与するか, 今後明らかにされるべきであろう. われわれは, XCR1-DTAマウスに加えて, XCR1⁺DCを誘導的に欠失できるマウス (XCR1-DTRvenusマウス) やXCR1⁺DCをさまざまな蛍光タンパク質の発現で検出できるマウス (XCR1-venusマウス) など, XCR1⁺DCの動態, 機能を明らかにするうえで有用な遺伝子改変マウスを樹立している[11][24][25]. これらのマウスをさまざまな病態モデル

で解析しながら，それらの知見をもとにヒト疾患の解析を進めたいと考えている．

文献

1) Ohta T, et al：Sci Rep, 6：23505, 2016
2) Sun CM, et al：J Exp Med, 204：1775-1785, 2007
3) Coombes JL, et al：J Exp Med, 204：1757-1764, 2007
4) Persson EK, et al：Immunity, 38：958-969, 2013
5) Schlitzer A, et al：Immunity, 38：970-983, 2013
6) Welty NE, et al：J Exp Med, 210：2011-2024, 2013
7) Grainger JR, et al：Immunol Rev, 259：75-87, 2014
8) Denning TL, et al：J Immunol, 187：733-747, 2011
9) Kayama H, et al：Proc Natl Acad Sci U S A, 109：5010-5015, 2012
10) Becker M, et al：Front Immunol, 5：326, 2014
11) Yamazaki C, et al：J Immunol, 190：6071-6082, 2013
12) Hildner K, et al：Science, 322：1097-1100, 2008
13) Yamazaki C, et al：Biochem Biophys Res Commun, 397：756-761, 2010
14) Dorner BG, et al：Immunity, 31：823-833, 2009
15) Poussier P, et al：J Exp Med, 195：1491-1497, 2002
16) Das G, et al：Proc Natl Acad Sci U S A, 100：5324-5329, 2003
17) Yu S, et al：Proc Natl Acad Sci U S A, 105：20834-20839, 2008
18) Lei Y, et al：J Exp Med, 208：383-394, 2011
19) Förster R, et al：Cell, 99：23-33, 1999
20) Muzaki AR, et al：Mucosal Immunol, 9：336-351, 2016
21) Piva L, et al：J Immunol, 189：1128-1132, 2012
22) Bachem A, et al：J Exp Med, 207：1273-1281, 2010
23) Crozat K, et al：J Exp Med, 207：1283-1292, 2010
24) Kitano M, et al：Proc Natl Acad Sci U S A, 113：1044-1049, 2016
25) Daniels NJ, et al：Mucosal Immunol, 9：229-239, 2016

＜筆頭著者プロフィール＞
大田友和：2011年，岩手大学農学部獣医学科卒業．'16年，大阪大学大学院医学系研究科博士課程修了．和歌山県立医科大学先端医学研究所学内助教（現職）．'11年より大阪大学免疫学フロンティア研究センター，'15年より和歌山県立医科大学にて改正恒康教授のもと，樹状細胞サブセット研究に従事．

第1章 生体バリアを支える分子・細胞・組織基盤

Ⅲ．免疫・間葉系細胞による生物学的バリア

10. 粘膜間葉系細胞による免疫末梢教育と上皮細胞分化制御

倉島洋介，山本大樹，清野　宏

生体の最前線に位置する粘膜組織では，粘液の産生や物理的障壁として機能する上皮細胞が重要なバリア機能を担っている．その粘膜上皮細胞の支持層には，細胞外基質を産生し，組織構造の形成に必須な線維芽細胞，筋線維芽細胞といった間葉系細胞が分布している．最近，間葉系細胞が単に支持細胞としてではなく，免疫細胞に対する「末梢教育」や，上皮細胞の分化をも調整する「粘膜バリア後方支援」といった非常に多彩な機能をもつことが明らかとなってきた．間葉系細胞の機能の変遷は，腸管狭窄の原因となる「線維化」を導くことも知られており，粘膜間葉系細胞研究の発展が期待されている．

はじめに

生体の最前線に位置する粘膜組織では，サイトカインなどを介した上皮細胞−免疫細胞間相互作用が，粘液の分泌やタイトジャンクションの発現増強といった粘膜上皮の化学的・物理的バリアの形成に不可欠である．腸管粘膜の免疫細胞や上皮細胞の分布を細かく観察してみると，これらの細胞の間もしくは近傍には線維芽細胞をはじめとした間葉系細胞[※1]が見つかる[1)2)]．

腸管粘膜に存在している間葉系細胞には，線維芽細胞，筋線維芽細胞，カハール介在細胞，内皮細胞，周皮細胞などの非常に多様な細胞種があげられる[2)]．それぞれの機能として，カハール介在細胞は消化管運動を制御し，内皮細胞は血管やリンパ管の内腔面を形成

[キーワード＆略語]
間葉系細胞，組織特異性，末梢教育，線維化，組織修復

ECM：extracellular matrix（細胞外基質）
FAE：follicle-associated epithelium（濾胞上皮領域）
pDC：plasmacytoid dendritic cell（形質細胞様樹状細胞）
PDGF：platelet-derived growth factor（血小板由来成長因子）
SED：sub-epithelial dome（上皮下ドーム領域）

Mucosal mesenchymal cells mediated peripheral education and epithelial barrier development
Yosuke Kurashima[1)～5)] /Daiki Yamamoto[1)] /Hiroshi Kiyono[1) 2)] : Division of Mucosal Immunology, Institute of Medical Science, the University of Tokyo[1)] /International Research and Development Center for Mucosal Vaccine, Institute of Medical Science, the University of Tokyo[2)] /Department of Innovative Medicine, Graduate School of Medicine, Chiba University[3)] /Institute for Global Prominent Research, Chiba University[4)] /Department of Mucosal Immunology, Graduate School of Medicine, Chiba University[5)]（東京大学医科学研究所感染・免疫部門炎症免疫学分野[1)] ／東京大学医科学研究所国際粘膜ワクチン開発研究センター[2)] ／千葉大学大学院医学研究院イノベーション医学[3)] ／千葉大学グローバルプロミネント研究基幹[4)] ／千葉大学大学院医学研究院粘膜免疫学[5)]）

し，周皮細胞は壁細胞ともよばれ毛細血管をとり巻き，毛細血管の伸縮や血管透過性を調節し，内皮細胞との相互作用により血管形成を行う[2]．特に線維芽細胞および筋線維芽細胞は，高分子タンパク質であるコラーゲンをはじめとする細胞外基質（extracellular matrix：ECM）を産生することで，組織の高次構造の形成に必須な細胞群である．また，これらのECMの産生を介して，組織傷害時には，再生・修復に重要な働きを担っている[3]．腸管器官発達においても間葉系細胞の重要性が報告されており，単一の上皮細胞が多列上皮となることで腸管管腔が形成された後，間葉系細胞の分布範囲拡大に伴い腸管管腔の伸長が生じる．間葉系細胞の増殖因子の1つである血小板由来成長因子（PDGF）を欠くマウスでは，腸管絨毛形成が不全であり絨毛陰窩の筋線維芽細胞（pericryptal fibroblast）が喪失する[4]．

このように，組織形態形成や支持組織として働く腸管間葉系細胞であるが，近年，樹状細胞やマスト細胞といったさまざまな免疫担当細胞に対して作用し，末梢組織での免疫細胞の分化，増殖，機能の調節といった「末梢教育」を担うことが明らかとなっている．さらに，正常時および腸管感染症時における幹細胞から上皮細胞への分化系譜においても間葉系細胞による調整機構が働くなど，非常に多彩な粘膜間葉系細胞の機能が徐々に明らかにされつつある．本稿では，筆者らが取り組んでいる間葉系細胞による「粘膜バリア後方支援」「末梢教育」や「粘膜修復と破綻」に関する研究領域においての最近の動向を中心に紹介したい．

1 粘膜バリア後方支援としての間葉系細胞

1）上皮分化における粘膜間葉系の働き

粘膜バリアを形成する上皮層は，粘液（第1章-3）や抗菌物質（第1章-5）などの産生や抗原取り込みに特化した細胞（M細胞）で構成されており，それらが機能的に維持されることが粘膜バリア機能の保持に必須である（第1章-1）．これら上皮細胞の基底膜直下には，上皮細胞下筋線維芽細胞とよばれる間葉系細胞が局在していることが知られる（図1）．

腸管粘膜の病原微生物の侵入門戸として，M細胞がパイエル板の濾胞上皮領域（FAE）に局在しており，腸管管腔の抗原に対する腸管免疫を効果的に誘導している（第1章-1）．このM細胞の分化誘導・維持にはRANKLとよばれるサイトカインが必須であることが，in vivoとin vitroのオルガノイドを用いた解析から明らかとなっている（第3章-5）（図1）[5)6)]．パイエル板のドーム部の上皮細胞はRANKLの受容体であるRANKを発現しており，上皮直下のSED（sub-epithelial dome）の間葉系細胞（sub-epithelial stromal cell）がRANKLの主たる産生源として示されている（図1）[5]．つまり，M細胞を介した腸管粘膜免疫応答効率化を担う後方支援として間葉系細胞の存在が必須であることがわかる．

パイエル板のみならず，絨毛組織に存在する間葉系細胞も上皮細胞の分化系譜にかかわっていることも報告されている．サルモネラなどの細菌感染といった有事の際には，ディフェンシンやライソザイムなどの抗菌ペプチドの産生を担うパネート（Paneth）細胞や，ムチンや抗菌タンパク質であるTFF3やRELMβを産生する杯細胞（goblet cell）といった分泌系上皮細胞が増殖し，感染防御に備える（図1）[7)8)]．すべての腸管上皮細胞の分化は陰窩の幹細胞から起こるが，感染時において幹細胞分化は吸収上皮細胞への分化よりも上記のような分泌系の上皮細胞への分化が先行される．この上皮分化のシフトは，陰窩の幹細胞に寄り添うように局在している間葉系細胞（pericryptal fibroblast）によって調整されており，IL-33が中心的に働く[8]．Notchシグナルの活性化した幹細胞もしくは前駆細胞では，Hes1が活性化し吸収上皮細胞へと分化していくが，IL-33が幹細胞に作用することで，Notchシグナルが抑制され分泌系上皮細胞へと誘導される（図1）[8]．この興味深い間葉系細胞からのIL-33産生は，IL-1βやIL-6，TNF-αといったサイトカインや菌体成分による刺激の関与が示されているが，全容については明らかとなっていない．

正常時の幹細胞の維持については，小腸ではWnt3,

> ※1　間葉系細胞
> 結合組織，骨，筋，脂肪などの非上皮系の間葉を構成する細胞集団の総称である．本稿においては，中間径フィラメントの1つであるビメンチンを発現する線維芽細胞や間質細胞などの細胞集団を主に取り上げる．

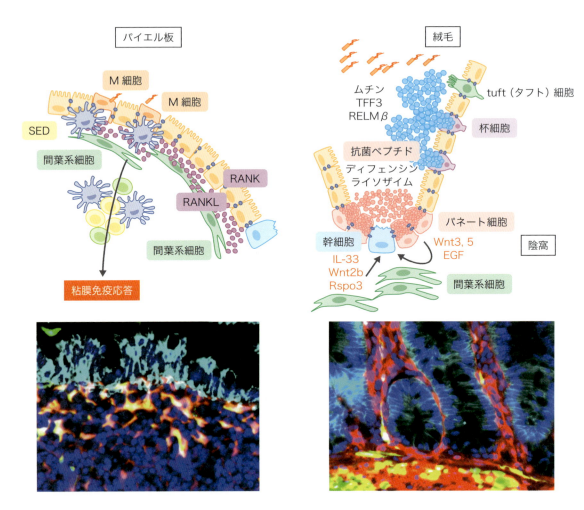

図1　上皮細胞分化における間葉系細胞の働き

上皮細胞分化において間葉系細胞は重要な働きを担っている．パイエル板においては，濾胞上皮に局在しているM細胞の分化に必須であるRANKLを上皮直下のSED（sub-epithelial dome）に局在する間葉系細胞が産生している．左下写真は，水色：パイエル板濾胞上皮，黄色：間葉系細胞，青：核．絨毛領域においては，間葉系細胞が産生するIL-33が陰窩基底部に存在する幹細胞を刺激し，抗菌ペプチドを分泌するパネート細胞や杯細胞への分化を促進する．また，大腸絨毛陰窩の間葉系細胞（pericryptal fibroblasts）はWnt2bやR-spondin3（Rspo3）の産生を通して幹細胞の分化・増殖を調整している．右下写真は大腸陰窩部，水色：上皮細胞，黄および赤色：間葉系細胞，青：核．イラストは文献7をもとに作成．

5やEGFの主たる産生源は幹細胞の近傍に位置するパネート細胞と考えられているが，パネート細胞の存在しない大腸においては，間葉系細胞がWnt2bを産生して幹細胞維持に働くことが知られている（図1）[9]．また，R-spondin3といったWntシグナルの活性化作用をもつ増殖因子も間葉系細胞から放出されることが示されており，正常・感染・炎症時のいかなる状況においても，上皮細胞分化には間葉系細胞が重要な役割を担っていることは明らかである．

2）粘膜再生・修復

腸管粘膜は，病原性微生物やアルコールなど組織にダメージを及ぼす異物に曝されており，さまざまな傷害因子に対する防御機構（粘液，抗菌ペプチド，IgA，Th17細胞など）をもつと同時に，迅速に機能する組織修復能を保持する必要がある．修復は，細胞外基質の産生や分解を適切に調整することによって行われ，間葉系細胞の主たる機能の1つである．そのため，コラーゲンやtenascin Cなどの細胞外基質の産生に特化

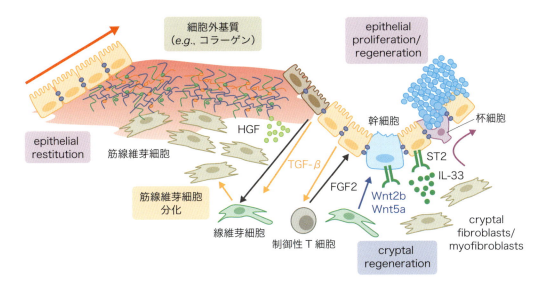

図2　粘膜修復
腸管粘膜が傷害されると，免疫細胞の活性化により傷害部位に炎症状態が生じる．上皮細胞や免疫細胞が産生するTGF-βによって線維芽細胞は筋線維芽細胞へと分化すると同時に，筋線維芽細胞が産生するHGFやFGF2によって上皮細胞の粘膜傷害部位への伸展（epithelial restitution）や幹細胞の上皮細胞への分化（epithelial regeneration/proliferation）を促進し，粘膜修復を行っている．また陰窩においてもcryptal fibroblastsによって陰窩の再形成（cryptal regeneration）が起こる．文献7をもとに作成．

し，線維芽細胞から分化した筋線維芽細胞が炎症部に迅速に集積することが必須である（図2）[7]．組織傷害を受けた粘膜上皮組織は，早期に"epithelial restitution"が起こる．これはダメージ部位近傍の上皮細胞が極性を失い，迅速に上皮欠損部位に遊走する修復の様式である．この過程には上皮細胞の増殖は伴わないと考えられている[10]．CXCL12などのケモカインの関与やIL-6，TGF-βの関与は示唆されているものの，epithelial restitutionについては詳細な機序の大部分は不明である．同時に，炎症部位では，T細胞やマクロファージなどの免疫細胞や上皮細胞から産生されたTGF-βによって線維芽細胞は活性化し，平滑筋アクチンを発現する筋線維芽細胞への分化が促進される．続いて，筋線維芽細胞から産生されるHGFなどの増殖因子の作用によって上皮細胞が増殖し，ECMを足場として修復部位へと移動する[11]．筋線維芽細胞を効率よく誘導することが粘膜修復に必須であることから，内在性の線維芽細胞からの分化とは別に上皮細胞からも誘導される（上皮間葉系転換）．また，陰窩における幹細胞から上皮細胞への分化も，pericryptal fibroblastとよばれる幹細胞近傍の間葉系細胞によって促進される．

以上のプロセスは，"epithelial restitution"に加えて，上皮分化・増殖が伴う"epithelial regeneration・proliferation"とよばれ，この2つのプロセスが粘膜修復に必須である．

クローン病などの腸炎発症時における粘膜修復の際には，腸内細菌叢の構成異常（dysbiosis）の刺激によって，制御性T細胞とTh17細胞からそれぞれFGF2とIL-17が産生され，これらのサイトカインの受容体を高発現している上皮細胞と間葉系細胞に協調的に働くことで効果的な粘膜修復が導かれることも報告されている（図2）[12]．

3）線維化

TGF-βシグナルは，ECM産生の増強といった創傷治癒に必須のサイトカインであるが，線維芽細胞・筋線維芽細胞などの間葉系細胞の慢性的な活性化は，臓器線維化[※2]を導く．線維化誘導機序については，まだ十分には理解はされていないが，TGF-β経路の過剰な

> **※2　線維化**
> 器官や組織が活性化（筋）線維芽細胞の産生する細胞外基質に置き換わってしまい，硬くなってしまう状態である．

活性化が中心的に働いていることは共通して理解されている（図2）．

特にクローン病患者において線維化が起こる割合は多く，TNF-α剤を補助治療として行う，外科手術による治療が第一選択になっており，これらによる線維化の緩和を治療のゴールとしている．線維化は腸管狭窄，閉塞の原因となるが，度重なる外科的腸管切除により短腸症候群に至ることも知られている．クローン病の新たな治療法として，TGF-βシグナルを阻害するSMAD7に対するアンチセンスオリゴヌクレオチド，すなわちTGF-βシグナルの増強によって炎症を抑えることでの治療効果が報告されている[13]．その一方で上述のとおり，線維化のトリガー因子として働くTGF-βの時空間的な調節が線維化の予防，治療につながると考えられ，非常に重要な課題として残っている．さらに，急激な創傷治癒は腸管閉塞を進行させる可能性もあり，近年では，ECM産生減少や間葉系細胞の機能制御に特化した薬剤の開発といった間葉系細胞を標的とした治療法の開発が進められている．

このように，間葉系細胞の機能破綻は不治の病ともいうべき線維化をも誘導することから，正常・慢性炎症時における間葉系細胞の包括的理解が望まれる．

2 間葉系細胞による免疫細胞の末梢教育

1）粘膜型樹状細胞教育

腸管は腸内細菌や食物といった因子からの刺激を常時受けとっている特殊な組織である．さらに病原微生物からの侵入門戸でもあることから，常時活動的な免疫応答を誘導しており，なかでも腸管IgA抗体産生の質的・量的な調整は，病原性細菌感染防御のみならず，腸内細菌叢の構成維持やさまざまな慢性炎症性疾患の発症制御に深くかかわっていることが知られる．この粘膜IgA抗体の産生誘導において，T細胞ならびにB細胞に対しての，樹状細胞によるレチノイン酸の作用の重要性が知られている（図3）[14]．レチノイン酸はこれらリンパ球に作用することで，CCR9やα4β7といった腸管ホーミング分子の発現を誘導するとともに，IgA産生を増強する（図3）．レチノイン酸の産生能は脾臓由来の樹状細胞では保持しない粘膜関連組織特有の機能であり，「粘膜型」の樹状細胞の機能として位置づけ

られている．さらに，腸管粘膜固有層中の間葉系細胞のなかにはレチノイン酸とGM-CSFを産生する亜群が存在していることが報告されている[15]．この間葉系細胞の亜群は粘膜固有層内の樹状細胞の近傍に存在しており，in vitro解析から，この間葉系細胞は脾臓の樹状細胞を「粘膜型」の樹状細胞に誘導する機能を保持していることが明らかとなっている[15]．粘膜固有層内の樹状細胞は腸内細菌非依存的にレチノイン酸の産生能を有しているが，この間葉系細胞から産生されるレチノイン酸は腸内細菌からの刺激依存的に分泌される．

レチノイン酸に加えて，最近では腸管粘膜の樹状細胞亜群である形質細胞様樹状細胞（plasmacytoid dendritic cell：pDC）から産生されるAPRILやBAFFといったIgA誘導を促すサイトカインが知られている（図3）．このIgA誘導性の粘膜型pDCの誘導にはⅠ型IFNが深くかかわっており，腸管粘膜内のリンパ節に存在する間葉系細胞がその主たる産生源であることが最近報告されている[16]．このⅠ型IFNの産生についても腸内細菌からの刺激によって誘導されることが明らかとなっている．どのような細菌由来因子が関与しているかについてはさらなる検証が必要であるが，このように，粘膜間葉系細胞がIgA産生に深くかかわっていることが明らかとなってきている．

2）粘膜型マスト細胞教育

マスト細胞は未成熟細胞として骨髄から血中を介して全身の組織内に分布した後に成熟することが知られている[17]．マスト細胞の維持にはマスト細胞上のc-kit受容体とそのリガンドであるstem cell factorが必須であり，このどちらかの分子を欠くマウスではマスト細胞が存在しない．このstem cell factorは線維芽細胞が主たる分泌源である．また最近では，プロスタグランジンD2（PGD$_2$）とその受容体であるDP1経路がSCF-c-kit経路とともに働くことで，マスト細胞の顆粒形成といった成熟機構として重要であることが報告されている[18]．

寄生虫感染防御については，コンドロイチン硫酸やプロテアーゼの産生を担い感染防御に働くマスト細胞の関与があげられる．マスト細胞は古くから「結合組織型」と「粘膜型」という2つのマスト細胞亜群に分別されており，マウスの結合組織ではヘパリンを含む顆粒を有するマスト細胞が豊富であるのに対して，腸

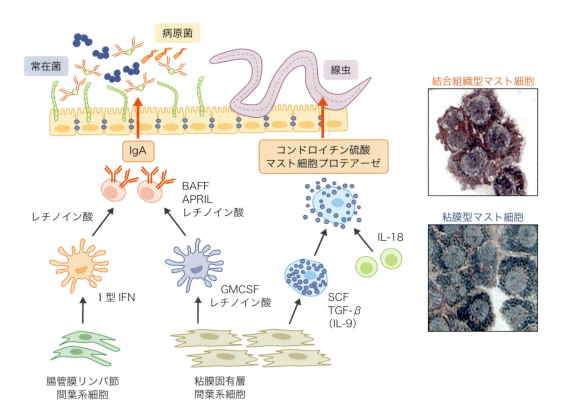

図3　間葉系細胞による免疫調節機構
　IgA抗体は腸内細菌との共生関係の構築や感染防御に重要な働きを担っている．腸管膜リンパ節や粘膜固有層といった部位に存在する間葉系細胞は，レチノイン酸の作用を介してIgA産生を増強し，細菌感染防御に働く．寄生虫感染防御においては，活性化マスト細胞が産生するコンドロイチン硫酸やプロテアーゼが重要な働きを担っており，これら因子を高産生する「粘膜型」マスト細胞の誘導・維持には間葉系細胞が必須である．右写真は，アルシアンブルー・サフラニンO染色で染めた「結合組織型」と「粘膜型」マスト細胞を示す．コンドロイチン硫酸のような酸性ムコ多糖類はアルシアンブルーによって染色される．

管ではコンドロイチン硫酸が豊富である[17]．また，粘膜面に存在するマスト細胞では特にマスト細胞プロテアーゼ（Mcpt）1，2とよばれるキマーゼの発現が高いことが知られている[19]．蠕虫をはじめとする寄生虫感染において，IgEやIL-18などの刺激を通じて活性化したマスト細胞から放出されるコンドロイチン硫酸やMcpt1が排虫に重要であり，直接寄生虫の障害や上皮細胞への吸着阻害に働く[20]．筆者らは，腸管間葉系細胞によって上記のような「粘膜型」のマスト細胞が誘導されることを*in vitro*解析から明らかにしている[21]．皮膚真皮および腸管粘膜から分離した間葉系細胞とマスト細胞を共培養させることで，それぞれヘパリンおよびMcpt4，コンドロイチン硫酸およびMcpt1の発現がそれぞれ誘導されることが示されている[21]．

Mcpt1はTGF-βとIL-9によって発現誘導されることから，腸管の間葉系細胞はこれらサイトカイン産生能が高いと予想される[22]．このことは，寄生虫感染防御にかかわる腸管間葉系細胞によるマスト細胞成熟機構の新たな経路であると同時に，組織ごとに間葉系細胞の性質が異なっていることを示す知見である．

　このように，腸管粘膜感染防御を担う免疫担当細胞の機能成熟化における間葉系細胞の役割の一端が徐々に明らかとなっており，今後は粘膜間葉系細胞による効果的な末梢教育を介した感染防御能の賦与に立脚した新しい粘膜ワクチンの開発などが期待される．

おわりに

　腸管粘膜の恒常性維持や，線維化などの病態形成における粘膜間葉系細胞の重要な機能が徐々に明らかとなってきた．しかしながら，粘膜間葉系細胞の機能は多様でありいまだその一端しか見出されておらず，ヘテロな細胞集団で構成されている間葉系細胞の分類についても課題が残っている．筆者らも含め，間葉系細胞による「免疫末梢教育」や「粘膜バリア後方支援」「線維化」について今後さらなる研究による分子基盤の解明が期待される．

文献

1) Owens BM & Simmons A：Mucosal Immunol, 6：224-234, 2013
2) Powell DW, et al：Annu Rev Physiol, 73：213-237, 2011
3) Hinz B：J Biomech, 43：146-155, 2010
4) Karlsson L, et al：Development, 127：3457-3466, 2000
5) de Lau W, et al：Mol Cell Biol, 32：3639-3647, 2012
6) Knoop KA, et al：J Immunol, 183：5738-5747, 2009
7) Kurashima Y & Kiyono H：Annu Rev Immunol, in press（2017）
8) Mahapatro M, et al：Cell Rep, 15：1743-1756, 2016
9) Kabiri Z, et al：Development, 141：2206-2215, 2014
10) Neurath MF：Mucosal Immunol, 7：6-19, 2014
11) Göke M, et al：Am J Physiol, 274：G809-G818, 1998
12) Song X, et al：Immunity, 43：488-501, 2015
13) Monteleone G, et al：N Engl J Med, 372：1104-1113, 2015
14) Agace WW：Trends Immunol, 29：514-522, 2008
15) Vicente-Suarez I, et al：Mucosal Immunol, 8：141-151, 2015
16) Tezuka H, et al：Immunity, 34：247-257, 2011
17) Gurish MF & Austen KF：Immunity, 37：25-33, 2012
18) Taketomi Y, et al：Nat Immunol, 14：554-563, 2013
19) Pejler G, et al：Blood, 115：4981-4990, 2010
20) Sasaki Y, et al：J Exp Med, 202：607-616, 2005
21) Kurashima Y, et al：Immunity, 40：530-541, 2014
22) Westerberg CM, et al：J Immunol Methods, 382：160-166, 2012

＜筆頭著者プロフィール＞
倉島洋介：2005年明治大学農学部農学科卒業，東京大学大学院医学系研究科修士・博士課程を経て'11年より日本学術振興会特別研究員（PD），'13年より東京大学医科学研究所助教．'16年12月より現職である千葉大学大学院医学研究院独立准教授，東京大学医科学研究所特任准教授．不治の病である線維化の治療をめざし，粘膜間葉系研究を進める．新しいラボで志を共に研究に取り組む仲間募集中．研究室HP：http://www.m.chiba-u.jp/class/innovativemed/index.html

第1章 生体バリアを支える分子・細胞・組織基盤

Ⅲ．免疫・間葉系細胞による生物学的バリア

11. ILC（自然リンパ球）とバリア機能

本村泰隆，茂呂和世

　自然リンパ球（innate lymphoid cells：ILC）は，上皮細胞由来のサイトカインにより活性化し，即座にサイトカインを産生することで自然免疫応答を誘導する．これまでに，少なくとも3つのグループの自然リンパ球サブセットが見出され，IFNγを産生するグループ1自然リンパ球（ILC1），IL-5およびIL-13を産生するグループ2自然リンパ球（ILC2），IL-17およびIL-22を産生するグループ3自然リンパ球（ILC3）に分類される．各ILCサブセットは，いずれも組織常在性の細胞であり，特に外界と接する上皮系組織において病原体の侵入に備えるために存在する．上皮細胞は，外来からの微生物が侵入しないように細胞間を密着させることにより物理的なバリアを構築する一方で，微生物の侵入をILCに知らせることで迅速な免疫応答を誘導する．近年，ILCによる上皮バリアの恒常性維持機構の存在が見出され，ILCとバリア機能の密接な関係性が明らかとなってきた．本稿では，最新の知見を踏まえILCとバリア機能について解説する．

はじめに

　侵入した抗原を認識し，その抗原に特異的な免疫応答（獲得免疫）を誘導するT細胞やB細胞に対し，T細胞受容体（TCR）やB細胞受容体（BCR）のような遺伝子再編成を伴う抗原認識受容体をもたず，定常状態において細胞傷害活性をもつリンパ球としてナチュラルキラー（NK）細胞が1970年前半に見出された[1,2]．NK細胞は一度も抗原と出会わなくてもサイトカイン産生などのエフェクター活性を有するため，迅速に外来病原微生物の排除を促し，生体防御に寄与する．次いで，胎児期においてリンパ節を形成するリンパ組織

[キーワード&略語]
　自然リンパ球（ILC），上皮バリア，組織常在性，サイトカイン，恒常性維持

BCR：B cell receptor（B細胞受容体）
EGF：epidermal growth factor（上皮成長因子）
FALC：Fat associated lymphoid cluster
IFNγ：interferon gamma
　（インターフェロンγ）
ILC：innate lymphoid cells（自然リンパ球）

LTi細胞：lymphoid tissue inducer cell
　（リンパ組織誘導細胞）
NH細胞：natural helper cell
　（ナチュラルヘルパー細胞）
NK細胞：natural killer cell
　（ナチュラルキラー細胞）
TCR：T cell receptor（T細胞受容体）

Innate lymphoid cells regulate the homeostasis of epithelial barriers
Yasutaka Motomura/Kazuyo Moro：Laboratory for Innate Immune Systems, RIKEN Center for Integrative Medical Sciences (IMS)（理化学研究所統合生命医科学研究センター自然免疫システム研究チーム）

誘導細胞（lymphoid tissue inducer cell：LTi細胞）が見出され，抗原認識受容体をもたないリンパ球として認識されてきた[3]．さらに，2009年に，成体マウスのリンパ組織や小腸粘膜固有層において，LTi細胞に似た細胞群（成体LTi細胞）が存在し，ヘルパーT（Th）細胞サブセットの1つであるTh17細胞と同様に転写因子RORγtを発現するとともにIL-17，IL-22を産生することで腸内細菌や真菌に対する防御反応に寄与することが示され，後に，グループ3自然リンパ球（ILC3）と名付けられた[4,5]．

2010年に自然リンパ球において，さらなるブレイクスルーがもたらされた．筆者らの研究室において腸間膜脂肪組織中にリンパ球集積が存在することを見出し，FALC（fat associated lymphoid cluster）と名付け，さらにFALC中にlineageマーカー[※1]陰性Sca-1陽性c-Kit陽性細胞が多く存在することを見出した．その後の解析から，この細胞群がTh2細胞と同様に2型サイトカインであるIL-5，IL-13を多量に産生する新規のリンパ球であることが明らかとなり，この細胞群をナチュラルヘルパー（NH）細胞と名付けた[6]．その後，NH細胞に似たリンパ球として，nuocyte，Ih2細胞などが報告され[7,8]，現在ではこれらの細胞群はグループ2自然リンパ球（ILC2）と称され，寄生虫感染防御やアレルギー性疾患の病態形成に重要な役割をもつことが明らかとなった．ILC2，ILC3は抗原認識受容体をもたないことから自然免疫系を制御する自然リンパ球であり，それぞれがTh2，Th17に対応していることからヘルパーT細胞サブセットに対応するように自然リンパ球サブセットが存在しているのではないかと考えられるようになった．そして，2013年に，腸管上皮内においてTh1細胞と同様にIFNγを産生する自然リンパ球が存在することが報告され，グループ1自然リンパ球（ILC1）と名付けられた．ILC1は，サルモネラなどの細菌感染防御に働くことが示され，同じくIFNγを産生するNK細胞がないIL-15欠損マウスにおいても存在することからNK細胞とは異なる細胞種と考えられた[9]．このように，ヘルパーT細胞の各サブセットに対応する自然リンパ球サブセットが同定されたことによって，免疫システム，特に自然免疫機構の制御におけるILCの役割およびその重要性が急速に明らかとなってきた（図1）．

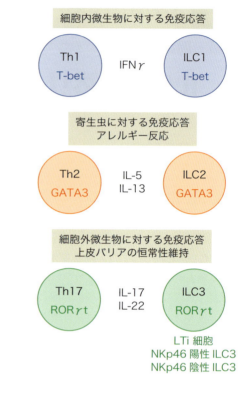

図1　自然リンパ球サブセット
ヘルパーT細胞サブセットに対応するようにILCサブセットが存在することが明らかとなってきた．各サブセットにおける分化，機能に必須の転写因子もヘルパーT細胞サブセットと類似している．

1　ILCの生体における分布

ILCはTh細胞とは異なり組織常在性[※2]のリンパ球であることがパラビオーシス解析により示された．コンジェニックマウスと野生型マウスの皮膚を結合させ血液の循環を共有させるパラビオーシスを作製したと

※1　lineageマーカー
成熟血液系細胞に発現している表面マーカーの総称．CD3（T細胞），CD19（B細胞），NK1.1（NK細胞），CD11c（樹状細胞），CD11b（単球），FcγR1（マスト細胞，好塩基球），Gr1（顆粒球）などが多く使われる．幹細胞などの未熟な細胞や未知の細胞は陰性を示す．

※2　組織常在性
組織に常在し，血液やリンパ液を介して移動しない性質．組織常在性を示す細胞としては，一部のメモリーT細胞とマクロファージが知られている．

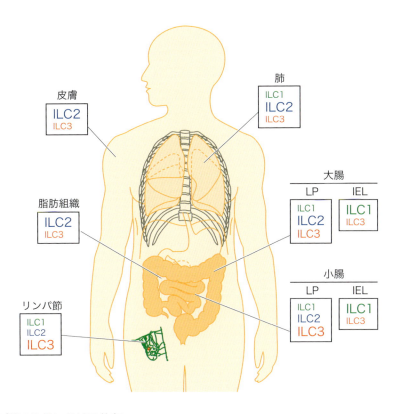

図2　自然リンパ球の生体における分布
ILCは組織常在性をもつことから，末梢組織に分布している．しかしながら，その分布はILCサブセットで異なっている．LP：lamina propria（腸管粘膜固有層），IEL：intraepithelial lymphocytes（腸管上皮細胞間リンパ球）．

ころ，T細胞やB細胞ではマウス間の移動がみられるのに対してILCは全く移動しないことが明らかになった[10]．この組織常在性は，ILC1，ILC2，ILC3のいずれにおいても認められ，さらに定常状態のみならず，炎症反応を誘導した場合でもILCのマウス間移動は確認されなかった[11]．そのため，ILCはTh細胞のように炎症時にリンパ節で活性化した後に末梢組織に移動するのではなく，末梢組織に定常的に存在し，炎症反応に伴い上皮細胞から産生されるサイトカインに応答してその場で増殖，活性化すると考えられる．これまで上皮細胞によるILCの活性制御機構については数多く報告されてきたが，近年，ILCが上皮細胞のバリア機能の恒常性維持を制御していることが次々と示され，上皮細胞とILCの関係性がより詳細に明らかとなってきた．

各ILCサブセットはいずれも組織常在性を有するが，その分布は均一ではなく，サブセットごとに大きく異なっている（図2）．ILC1は主に腸管上皮細胞間のリンパ球コンパートメントに，ILC2は脂肪組織や皮膚に多く存在することが知られている．また，ILC3は主に腸管粘膜固有層に存在し，リンパ組織においても一定数存在することが確認されている[12]．こうした組織特異性の違いは，各ILCサブセットが異なる機能によって分布する組織の恒常性維持に寄与することを示唆している．

2 生体バリアにおけるILC1の役割

腸管上皮細胞中に存在し，IFNγを主に産生するILC1は，Th1細胞と同様にT-betを発現しており，T-betの発現が分化および機能に必須の転写因子である[9]．同じくT-betを発現しIFNγを産生するリンパ球であるNK細胞とは異なり，ILC1はパーフォリンやグランザイムによる細胞傷害活性をもたず，IL-15非

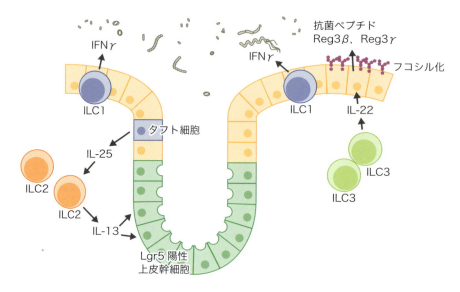

図3　自然リンパ球によるバリア機能の制御機構
自然リンパ球は上皮細胞に働きかけ，上皮バリア機能の維持・亢進を制御している．

依存的に分化することから，ILC1とNK細胞は異なる細胞種であることが示された．腸管ILC1は，CD103の発現を介して腸管上皮細胞間に停滞し，IL-12，IL-15に応答してIFNγを産生することにより，侵入してきた腸内細菌やサルモネラなどの病原体の排除に働くことが示され，上皮バリアとともに病原体の侵入を監視していることが示唆された（図3）．また，近年，ILC2，ILC3が特定の環境下においてILC1に変換することが示され，ILCサブセット間での可塑性が存在し，周りの環境に応じて機能を変えることで生体の防御反応に広がりをもたせている可能性が考えられている[13]．

3 生体バリアにおけるILC2の役割

グループ2自然リンパ球（ILC2）は，Th2細胞と同様にGATA3を発現することで分化，サイトカイン産生を行う．ILC2は上皮から産生されるIL-33やIL-25に応答してIL-5，IL-13を多量に産生することにより，寄生虫感染防御やアレルギー性疾患の病態を引き起こす2型免疫応答を制御する．当初，ILC2は脂肪組織において見出され，恒常的にIL-5を産生することで，腹腔内のB1細胞の生存，維持に働くことが示された[6]．その後，肺，腸管粘膜固有層，皮膚においてもILC2の存在が報告され，徐々にそれぞれの組織における役割が明らかにされてきた．

肺ILC2は，非アレルギー型気管支喘息における2型サイトカインの主な産生細胞であることが示され，アレルギーの病態形成に重要な役割を担うことが明らかとなった[14]．さらに，ILC2がインフルエンザ感染時において上皮成長因子（EGF）ファミリーの1つであるアンフィレグリンを産生することにより感染によって損傷した上皮バリアの組織修復に働くことが示され，ILC2が炎症反応だけでなく，上皮バリアの恒常性の維持に働くことが明らかになった[15]．

近年では，腸管ILC2も上皮バリアの恒常性の維持に働いていることが示された．IL-25レポーターマウスにより，腸管上皮を構成する細胞の1つであるタフト（tuft）細胞※3が恒常的にIL-25を発現し，腸管ILC2を活性化していることが見出された．タフト細胞由来IL-25はILC2からのIL-13産生を誘導し，このIL-13が腸管のクリプトに存在するLgr5陽性腸管上皮幹細胞

> **※3 タフト（tuft）細胞**
> 刷子細胞ともよばれ，気管や小腸，胃などの消化管の上皮細胞中に存在するごくわずかな細胞．これまでほとんど機能が明らかとなっていなかったが，近年徐々にその機能が解明されはじめた．

の増殖を促すことで，杯細胞やタフト細胞への分化を促進することが示された[16]（図3）．このことはILC2が上皮細胞による生体バリアの構築に直接寄与していることを意味している．また，タフト細胞は腸管上皮だけでなく気管支や胃，胆嚢などにも存在することから，これらの組織においてもILC2が上皮バリアの恒常性維持に重要な役割をもつことが考えられる．

4 生体バリアにおけるILC3の役割

IL-22は，IL-10サイトカインファミリーの1つであり，その受容体はIL-10R2とIL-22R1からなるヘテロ二量体により構成されている．IL-10R2の発現は多岐にわたる一方，IL-22R1は非血球系細胞，特に，生体バリアを構成する上皮細胞に発現している．上皮細胞は，IL-22を受けとることにより抗菌ペプチドであるReg3β，Reg3γの産生を誘導するとともに，タイトジャンクション関連遺伝子の発現を誘導することから，IL-22は上皮バリア機能を亢進する役割をもつ．事実，IL-22欠損マウスでは，上皮細胞における抗菌ペプチドの発現低下および上皮細胞の修復の遅れがみられ，上皮バリアの消失による腸炎が重症化する[17]．

近年，腸管におけるIL-22の産生源がILC3であることが次々と報告されてきた．腸管粘膜固有層において腸内細胞に応答した樹状細胞から産生されるIL-23がILC3からのIL-22産生を誘導し，腸管上皮細胞からの抗菌ペプチドの産生を介して腸内細菌の増殖を抑制するとともに，組織修復に寄与することで，ILC3が腸管の恒常性維持に重要な役割を担う．特に，ILC3のなかでもNKp46陽性ILC3が多量にIL-22を産生することが見出され，上皮バリアの機能の維持に特化した機能をもつことが明らかとなった．

また，近年，ILC3由来のIL-22が腸管上皮細胞において2型フコース転移酵素の発現を誘導することによりフコース産生を促していることが見出され，フコース産生による上皮細胞のフコシル化が病原性細菌である*Salmonella typhimurium*の感染を抑制していることが示された[18]（図3）．

このように，常に多くの腸内細菌が存在する腸管においては，上皮バリア機能を常に保つ必要性があり，この上皮バリア機能の恒常性維持に腸管粘膜固有層に常在しているILC3が重要な役割を担っていることが明らかとなった．

おわりに

ヘルパーT細胞サブセットに対応する自然リンパ球サブセットが見出され，自然リンパ球の生体における役割が急速に明らかとなってきた．自然リンパ球はヘルパーT細胞と非常によく似たサイトカイン産生能を示すが，T細胞よりも迅速にサイトカインを産生することができるため，獲得免疫系が発動するよりも早く免疫システムを活性化するリンパ球であると考えられている．さらに，こうしたヘルパーT細胞に似た免疫賦活化作用に加えて，自然リンパ球はT細胞と異なり組織常在性であることから，自然リンパ球に特有の役割が存在することが考えられた．その1つとして，近年明らかとなってきた自然リンパ球がサイトカイン産生を介して上皮細胞の機能亢進や組織修復を制御することによる生体バリアの恒常性維持があげられる．いまだ自然リンパ球の研究の勢いは衰えておらず，新たな自然リンパ球の機能が次々と明らかとなっており，こうした知見が，生体の恒常性維持機構の理解を加速させることが期待される．

文献

1) Herberman RB, et al：Int J Cancer, 16：216-229, 1975
2) Kiessling R, et al：Eur J Immunol, 5：112-117, 1975
3) Mebius RE, et al：Proc Natl Acad Sci U S A, 93：11019-11024, 1996
4) Colonna M：Immunity, 31：15-23, 2009
5) Spits H & Di Santo JP：Nat Immunol, 12：21-27, 2011
6) Moro K, et al：Nature, 463：540-544, 2010
7) Neill DR, et al：Nature, 464：1367-1370, 2010
8) Price AE, et al：Proc Natl Acad Sci U S A, 107：11489-11494, 2010
9) Fuchs A, et al：Immunity, 38：769-781, 2013
10) Moro K, et al：Nat Immunol, 17：76-86, 2016
11) Gasteiger G, et al：Science, 350：981-985, 2015
12) Kim CH, et al：Trends Immunol, 37：68-79, 2016
13) Belz GT：Nat Immunol, 17：611-612, 2016
14) Halim TY, et al：Immunity, 36：451-463, 2012
15) Monticelli LA, et al：Nat Immunol, 12：1045-1054, 2011
16) von Moltke J, et al：Nature, 529：221-225, 2016
17) Zenewicz LA, et al：Immunity, 29：947-957, 2008
18) Goto Y, et al：Science, 345：1254009, 2014

<筆頭著者プロフィール>
本村泰隆：東京理科大学理工学部卒業．2010年に東京医科歯科大学大学院生命情報科学教育部にて学位を取得（理学博士）．'13年まで東京理科大学大学院生命科学研究科，総合研究機構においてポスドク研究員として在籍．その後，'13年から理化学研究所・特別研究員を経て，'15年から現職の理化学研究所・基礎科学特別研究員としてILC2におけるサイトカイン遺伝子の制御機構を明らかにしようと研究を行っている．

第1章 生体バリアを支える分子・細胞・組織基盤

Ⅲ．免疫・間葉系細胞による生物学的バリア

12. 皮膚バリアにおける好塩基球の重要性

長尾峻久，山西吉典，烏山 一

好塩基球は末梢血中に存在する稀少な顆粒球で，組織常在性のマスト細胞といくつか類似点をもつことから，マスト細胞の前駆あるいは補足的集団とみなされ，これまであまり注目されることはなかった．一方，近年，アレルギー炎症や寄生虫感染防御などの免疫反応において，好塩基球がマスト細胞とは異なる特有かつ重要な役割を果たすことが示された．最近では，生体バリア（皮膚など）を構築する免疫系において，好塩基球がキープレーヤーとして機能することが明らかとなり，好塩基球の生体内における存在意義が改めて注目されている．

はじめに

　好塩基球は末梢血白血球のわずか0.5％を占めるに過ぎない顆粒球であり，今から130年以上前にPaul Ehrlichによって発見されたが，その生体内における役割は長らく不明であった．好塩基球は高親和性IgE受容体を発現し，IgEと抗原の刺激でヒスタミンなどのケミカルメディエーターを放出する点で，マスト細胞と同様の機能をもつ[1]．これら好塩基球のもつ稀少性とマスト細胞との相同性から，長らく好塩基球は積極的な研究対象とされることはなかった．しかし近年，好塩基球に対するさまざまな解析ツールが開発され，好塩基球特有の役割が次々と明らかになった．本稿では，最近明らかになった皮膚での慢性アレルギー炎症，寄生虫感染防御における好塩基球の役割を概説する．

1 皮膚の慢性アレルギー炎症と好塩基球

　アトピー性皮膚炎や蕁麻疹などのさまざまな皮膚炎症において，炎症部位に好塩基球が浸潤していることが報告されている[2]．しかしながら，浸潤局所において好塩基球が実際どのような役割を果たすかは未解明であった．

　筆者らの研究グループは以前，マウスの皮膚におけるIgE依存的なアレルギー炎症の解析を行い，その責任細胞が好塩基球であることを突き止めた[3]．マウスを抗原特異的IgEで受動感作した後，耳に抗原を投与すると，まず30分以内（第一相），6〜10時間後（第二相）に教科書的な二峰性の即時型耳介腫脹が認められるが，その後，3〜4日目をピークとする第一相，第二相よりも強い遅発型耳介腫脹（第三相）が引き起こ

[キーワード&略語]
好塩基球，慢性アレルギー炎症，mMCP（mouse mast cell protease），M2型マクロファージ，寄生虫感染

IgE-CAI：IgE-mediated chronic allergic inflammation（IgE依存的慢性アレルギー炎症）
mMCP：mouse mast cell protease

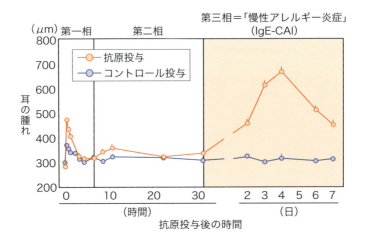

図1　IgE依存的慢性アレルギー炎症（IgE-CAI）とは
マウスを抗原特異的IgEで感作した後，抗原を耳介皮膚に投与すると，第一相（30分以内），第二相（6～10時間後）に続き，3～4日目をピークとする第三相の強い遅発型耳介腫脹が認められる．文献4より引用．

される（**図1**）．第一相，第二相はマスト細胞依存的な腫脹であるのに対し，IgE依存的慢性アレルギー炎症（IgE-mediated chronic allergic inflammation：IgE-CAI）と命名された第三相の腫脹は，マスト細胞やT細胞を欠損したマウスにおいても野生型マウスと同様に誘導された．一方，高親和性IgE受容体欠損マウス（FcRγ欠損マウス）ではIgE-CAIは誘導されないが，ここに野生型マウス由来の好塩基球を移入すると誘導された．以上の結果から，IgE-CAIの責任細胞が好塩基球であることが明らかになった[3]．

当研究グループは最近，好塩基球がIgE-CAIの誘導のみならず，その終息にも関与することを明らかにし，それぞれの分子メカニズムの一端を明らかにしたので解説する．

1）好塩基球選択的プロテアーゼmMCP-11はIgE-CAIの誘導において重要な役割を果たす

好塩基球は脱顆粒するとヒスタミンやプロテアーゼを含むさまざまな物質を放出するが，それらの生体内における機能，特に好塩基球のプロテアーゼに関しては，これまでほとんど解析されてこなかった．最近われわれのグループは，マウス好塩基球に選択的に発現するプロテアーゼの1つmouse mast cell protease-11（mMCP-11）[※1]に着目し，その欠損マウスを作製してIgE-CAIの誘導におけるmMCP-11の役割を解析した[5]．

まず，mMCP-11欠損マウスにIgE-CAIを誘導したところ，野生型マウスと比べて耳介腫脹が半減した（**図2**）．IgE-CAIにおける皮膚病変には好塩基球，好中球，好酸球，マクロファージなどの炎症性細胞の浸潤が認められるが，mMCP-11欠損マウスでは耳介腫脹とともに浸潤細胞数も著減していた．また，mMCP-11の組換え型タンパク質をマウスの耳介に皮内投与した結果，IgE-CAIと同様の炎症性細胞浸潤が観察された．興味深いことに，トランスウェルを用いた*in vitro*での細胞遊走実験によって，mMCP-11には好塩基球，好酸球およびマクロファージに対する遊走活性能が存在することが判明した．さらに解析を進めたところ，この遊走活性はmMCP-11が血清中の何らかのタンパク質を切断して，その切断産物が炎症性細胞に作用する結果，発揮されることが明らかとなった（**図3**）．以上の結果から，好塩基球の放出するmMCP-11がIgE-CAIの誘導において重要な役割を果たすことが明らかとなった[5]．

> **※1　mouse mast cell protease (mMCP)**
> マウスのマスト細胞より同定されたプロテアーゼ群であり，これまでに10種類が同定されている．そのなかでmMCP-8・mMCP-11はマスト細胞よりもむしろ好塩基球に高発現しており，好塩基球を特徴づける物質として注目されている．

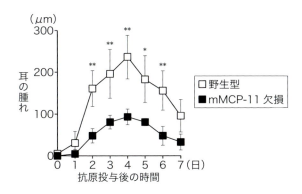

図2 mMCP-11欠損マウスはIgE-CAIの耳介腫脹が減弱する
野生型マウスと比較して，mMCP-11欠損マウスではIgE-CAIの耳の腫れが半減する．文献5より引用．

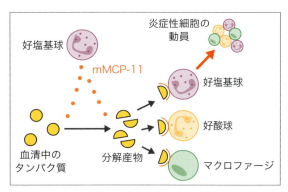

図3 mMCP-11によって引き起こされる炎症性細胞の動員
好塩基球は脱顆粒によってmMCP-11を放出する．放出されたmMCP-11は血清中に存在する何らかのタンパク質を切断し，その切断産物を炎症性細胞が感知することによって，炎症部位への細胞の動員が起こると考えられる．

2）好塩基球特異的プロテアーゼmMCP-8は炎症性細胞浸潤を伴う皮膚の炎症を引き起こす

mMCP-8は好塩基球に特異的に発現しているプロテアーゼである．その特異性を利用して，抗mMCP-8抗体は組織における好塩基球の検出に[6]，mMCP-8をコードするMcpt8遺伝子は好塩基球特異的な遺伝子改変を可能にする標的遺伝子として用いられてきた[7]．このようにmMCP-8は好塩基球の特異的マーカーとして汎用されるが，mMCP-8自体のもつ機能については解析されてこなかった．そこで，当研究グループはmMCP-8の組換え型タンパク質を作製しその機能を検証した[8]．組換え型mMCP-8をマウスの耳介に皮内投与すると，投与後4時間をピークとするシクロオキシゲナーゼ依存的な耳介腫脹ならびに血管透過性亢進が認められた．また，mMCP-8を投与した皮膚局所において，好中球，マクロファージ，好酸球などの炎症性細胞浸潤が観察され，さらにこれら炎症性細胞浸潤を惹起するケモカインの発現上昇が認められた．したがって，皮膚においてmMCP-8がケモカイン産生を介して炎症性細胞浸潤を誘導する可能性が示唆された[8]．mMCP-8はmMCP-11と同様，IgEと抗原刺激で脱顆粒した好塩基球から放出されることから，mMCP-8もまた，IgE-CAIの炎症誘導に関与することが示唆される．

3）好塩基球が産生するIL-4によるM2マクロファージの誘導とIgE-CAIの抑制・終息

前述の通り，好塩基球は慢性アレルギー炎症を誘導・増悪させる"悪玉細胞"であると考えられる．これに対し当研究室は最近，好塩基球が慢性アレルギー炎症を終息させる"善玉細胞"としての機能側面を併せもつことを明らかにした．好塩基球は単球のマクロファージへの分化を制御することで，いったん生じた慢性アレルギー炎症を抑止することもできるのである[9]．

単球は血中から皮膚などの末梢組織に入るとマクロファージへと分化する．マクロファージにはM1型，M2型といった2つのタイプが存在し（※2参照），一般にM1型マクロファージは炎症の誘導や増悪に寄与するのに対し，M2型マクロファージは炎症の抑制や組織の修復・恒常性維持にかかわることが知られている[10]．また，M2型マクロファージの分化にはIL-4やIL-13といったTh2型サイトカインが重要な役割を果たす[11]．最近，当研究室はIgE-CAIの皮膚病変に集積する細胞を調べたところ，好酸球，好中球の他にM2型マクロファージが多数占めていることを見出した．

※2 M1/M2型マクロファージ

マクロファージはその役割によってM1型とM2型に大別される．一般的に，M1マクロファージは炎症性単球がTNF-αやIFN-γなどを受けて分化し，病原体や寄生虫感染防御に働く一方，M2マクロファージは組織常在性単球がIL-4やIL-13などTh2型サイトカインを受けて分化し，組織修復などにかかわるといわれている．

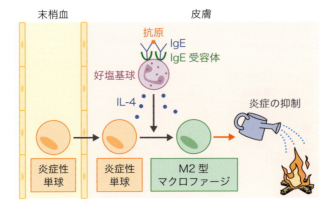

図4　M2マクロファージによるIgE-CAIの抑制
血中から皮膚に浸潤した炎症性単球は，好塩基球が産生するIL-4を受けてM2型マクロファージへと分化し，炎症抑制に寄与する．

さらに詳しく調べると，このM2型マクロファージは血中より浸潤した炎症性単球が皮膚において分化した細胞で，この分化にはIgEと抗原により活性化した好塩基球から放出されるIL-4の作用が重要であることが明らかとなった[9]（図4）．炎症性単球は，一般に炎症を引き起こす細胞と考えられているが，炎症性単球が組織に浸潤できない表現型をもつCCR2欠損マウスを用いてIgE-CAIを誘導すると，予想に反して，野生型マウスに比べ炎症が増悪した．このとき，CCR2欠損マウスに野生型マウス由来の炎症性単球を移入するとその過度な炎症が緩和するが，IL-4受容体欠損マウス由来の炎症性単球をCCR2欠損マウスに移入した場合には炎症の緩和はみられなかった．以上の結果から，好塩基球由来のIL-4が，皮膚組織に浸潤してきた炎症性単球を抗炎症タイプのM2型マクロファージに分化・変換させて，慢性アレルギー炎症を抑制することが判明した[9]（図4）．まさに，好塩基球が「炎症の火付け役（炎症性単球）」を「炎症の火消し役（M2型マクロファージ）」に変身させ，慢性アレルギー炎症を終焉に向かわせるというユニークなしくみが明らかとなった．

2 皮膚の寄生虫感染防御と好塩基球

1）好塩基球によるマダニ感染防御

マダニは吸血性の節足動物であり，ヒトを含む哺乳類に寄生し増殖する．また，ウイルスなどさまざまな病原体を伝搬し，吸血の際，宿主に注入することでライム病や日本紅斑熱，重症熱性血小板減少症候群（SFTS）など重篤な感染症を引き起こす．しかしながら，マダニ感染に対する有効な予防法はいまだ確立されておらず，マダニを回避するという従来的な手段に頼らざるを得ないのが現状である．したがって，マダニに対する宿主の感染防御機構を解明しワクチンなどの有効な予防法を開発することは重要な課題である．過去のマダニ感染に関する研究で，いくつかの動物種においてマダニに対する耐性獲得が報告されている[12)～14)]．すなわち，一度マダニに感染した動物は二度目の感染に対する抵抗性を獲得して，その結果，二度目に寄生したマダニは，その吸血量が減少する（図5）．一方興味深いことに，マダニ再感染時において吸血部位に好塩基球が浸潤集積することが報告されていた[13)～15)]．しかしながら，好塩基球がどのようにマダニ感染に関与しているのかは不明であった．

そこで当研究グループは，マウスのマダニ感染モデルにおける好塩基球の役割を検討した[7)]．その結果，初感染ではマダニの皮膚吸血部位に好塩基球の浸潤は認められないものの，再感染ではマダニの刺し口をとり囲むように多数の好塩基球が浸潤・集積することが観察された（図5）．特筆すべきことに，再感染前に好塩基球を除去すると，マダニへの耐性獲得が完全に消失した．このことはマダニ耐性獲得に好塩基球が必須であることを示している．さらにマダニに感染した野生

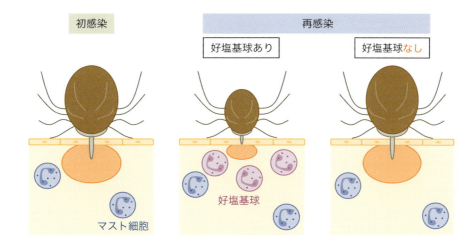

図5 好塩基球の感染局所への浸潤により宿主はマダニ耐性を示す
マダニの再感染時には感染局所に好塩基球の浸潤が認められ,マダニ吸血が阻害される.一方,再感染前に好塩基球を除去すると耐性が消失し,マダニは吸血が可能となる.

型マウス由来の好塩基球を非感染マウスに移入すると,初感染であってもマダニ抵抗性を発揮することが明らかとなり,この現象は高親和性IgE受容体欠損マウス(FcRγ欠損マウス)由来の好塩基球移入では全く生じなかった.以上の結果から,初感染による感作で産生された抗マダニIgE抗体で武装化された好塩基球が,宿主のマダニ耐性獲得に大きく寄与する可能性が示唆された[7](図5).

2) 好塩基球による消化管寄生虫感染防御

いまだ世界人口の1/3近くが消化管寄生虫に感染し,開発途上国を中心に甚大な健康被害をもたらしている.したがって,宿主の寄生虫感染防御機構の解明と,それに基づく有効な寄生虫ワクチンの開発が望まれている.

いくつかの動物種において,消化管寄生虫に感染経験のある宿主は再感染時に耐性を発揮することが報告されているが[16]～[18],その細胞・分子メカニズムはほとんどわかっていない.そこで当研究グループは,ヒトに感染する鉤虫と生活環が類似している*Nippostrongylus brasiliensis*(Nb)によるマウス感染モデルを用いて[19][20],消化管寄生虫感染における好塩基球の役割を検討した.

Nbは幼虫の段階で皮膚から宿主に侵入すると肺に移行し肺傷害をもたらし,その後消化管へと移動し成虫となり,産卵後,糞便とともに体外へと出る.排泄された卵は孵化し幼虫となり,再び皮膚を介して個体へと感染する.当研究グループは,再感染時におけるNb幼虫の皮膚侵入部位を解析した結果,初感染に比べ虫体周囲に多数の炎症性細胞(好塩基球,マクロファージなど)が集積することで,幼虫が皮膚内に留められる現象(トラッピング)を見出した[21].特筆すべきことに,再感染前に好塩基球を除去すると,この皮膚におけるトラッピングが著しく減弱し,皮膚から肺へのNbの移行および肺傷害が明らかに増悪した.また,このトラッピングには活性化した好塩基球の産生するIL-4と,このIL-4により炎症性単球から分化誘導されたM2型マクロファージ,ならびにM2型マクロファージの産生するアルギナーゼが重要な役割を果たすことが判明した.以上の結果から,好塩基球はNb再感染時において,マクロファージと協調して幼虫を皮膚内に封じ込めることで,宿主のNb耐性能を導くことが明らかとなった[21](図6).

おわりに

本稿で示したように,長らく免疫系における存在意義が不明瞭であった好塩基球は,近年,マスト細胞とは異なる固有の機能をもち,アレルギー炎症や寄生虫感染防御に深くかかわる免疫細胞であることが明らかとなった.本稿では皮膚を中心にとり上げたが,他の組織・臓器における免疫反応においても,好塩基球が

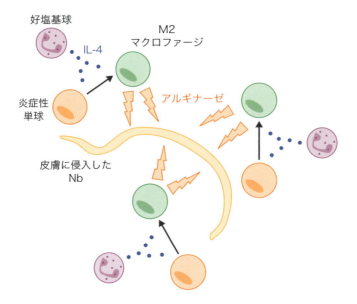

図6 好塩基球によるM2マクロファージの誘導と寄生虫感染防御
再感染時において，好塩基球の産生するIL-4はM2マクロファージを誘導し，M2マクロファージの産生するアルギナーゼによって寄生虫を皮膚に封じ込め，感染拡大を防ぐ．

重要な役割を担うことが相次いで報告されており[22)23)]，好塩基球研究の裾野は広がりを見せている．今後も好塩基球の関与する新しい疾患・病態メカニズムの解明を精力的に行い，新規治療法・予防法の開発につなげていきたいと考えている．

文献

1) Stone KD, et al：J Allergy Clin Immunol, 125(2 Suppl 2)：S73-S80, 2010
2) Otsuka A & Kabashima K：Allergy, 70：131-140, 2015
3) Mukai K, et al：Immunity, 23：191-202, 2005
4) Sato E, et al：J Allergy Clin Immunol, 111：143-148, 2003
5) Iki M, et al：Blood, 128：2909-2918, 2016
6) Ugajin T, et al：J Leukoc Biol, 86：1417-1425, 2009
7) Wada T, et al：J Clin Invest, 120：2867-2875, 2010
8) Tsutsui H, et al：J Biol Chem, 292：1061-1067, 2017
9) Egawa M, et al：Immunity, 38：570-580, 2013
10) Gordon S：Nat Rev Immunol, 3：23-35, 2003
11) Van Dyken SJ & Locksley RM：Annu Rev Immunol, 31：317-343, 2013
12) Trager W：J Parasitol, 25：57-81, 1939
13) Allen JR：Int J Parasitol, 3：195-200, 1973
14) Brown SJ & Askenase PW：J Immunol, 127：2163-2167, 1981
15) Askenase PW：Springer Semin Immunopathol, 2：417-442, 1980
16) Africa CM：J Parasitol, 18：1-13, 1931
17) Valdivieso D & Tamsitt JR：Rev Biol Trop, 17：1-25, 1969
18) Love RJ, et al：Int J Parasitol, 4：183-191, 1974
19) Finkelman FD, et al：Annu Rev Immunol, 15：505-533, 1997
20) Gause WC, et al：Trends Immunol, 24：269-277, 2003
21) Obata-Ninomiya K, et al：J Exp Med, 210：2583-2595, 2013
22) Schiechl G, et al：Am J Transplant, 16：2574-2588, 2016
23) Yazawa N, et al：Tokai J Exp Clin Med, 40：141-148, 2015

＜筆頭著者プロフィール＞
長尾峻久：2014年3月，岡山大学工学部卒業，'16年3月，東京医科歯科大学大学院修士課程修了（烏山一教授）．同年4月より同大学院博士課程に進学．修士課程より一貫して，烏山教授のもとで，IgE依存的慢性アレルギー炎症（IgE-CAI）の解析に取り組んでいる．好塩基球の未知なる機能を解明すべく，奮闘する毎日を送っている．

第1章 生体バリアを支える分子・細胞・組織基盤

Ⅳ．常在細菌叢による生物学的バリア

13. 腸内細菌叢による免疫バリア調節機構

新 幸二，田之上 大，本田賢也

> 腸管腔内には非常に多くの常在細菌が生息している．いわゆる腸内細菌は食物の消化・吸収や栄養素の供給のみならず，宿主免疫系の活性化に重要な役割を担っており，特に腸管の上皮バリアの強化や獲得免疫系の活性化に強い影響を与えている．例えば，小腸に多く存在しているTh17細胞は腸内細菌の一種であるセグメント細菌によって誘導され，経口的に侵入してきた病原体の感染防御に貢献し，大腸に多く存在している制御性T細胞はクロストリジウム属細菌によって分化・誘導が促進され，過剰な免疫応答を制御している．

はじめに

腸管腔内には多種多様な数百種もの細菌が共生し，宿主の免疫系や神経系，代謝機能へ大きな影響を与えている．特に腸管上皮細胞や免疫細胞にとって腸内細菌との恒常的な相互作用は，そのバリア機能の成熟や維持に必要不可欠である．つまり，腸内細菌はわれわれの健康と密接にかかわっている．実際に腸内細菌の構成異常（"dysbiosis"とよばれる）が，免疫疾患・代謝疾患・神経疾患・がんなどさまざまな疾患患者において検出され，腸内細菌のdysbiosisが多くの疾患発症に関与していることが強く示唆されている．しかし未分離の細菌も多く，お互い複雑に影響を及ぼし合っている腸内細菌ゆえにdysbiosisによる疾患発症メカニズムについてはほとんど明らかになっていない．本稿では主にわれわれがこれまで明らかにしてきた腸管T細胞が腸内細菌によってどのように制御されているかについて紹介したい．

［キーワード＆略語］
SFB, Th17細胞，クロストリジウム属細菌, Treg細胞

ASF：altered Schaedler flora
GALT：gut-associated lymphoid tissues
　　　（消化管関連リンパ組織）
HDAC：histone deacetylase
　　　（ヒストン脱アセチル化酵素）
ILCs：innate lymphoid cells（自然リンパ球）
NLR：NOD-like receptor（NOD様受容体）
PSA：polysaccharide A
SAA：serum amyloid A（血清アミロイドA）
SFB：segmented filamentous bacteria
　　　（セグメント細菌）
SPF：specific pathogen-free
TLR：Toll-like receptor（Toll様受容体）

The role of microbiota in maintenance of the intestinal immune barrier
Koji Atarashi[1) 2)]/Takeshi Tanoue[1) 2)]/Kenya Honda[1) 2)]：Department of Microbiology and Immunology, Keio University School of Medicine[1)]/Laboratory for Gut Homeostasis, RIKEN Center for Integrative Medical Sciences[2)]（慶應義塾大学医学部微生物学・免疫学教室[1)]／理化学研究所統合生命医科学研究センター消化管恒常性研究チーム[2)]）

1 腸内細菌と免疫系の相互作用

腸内細菌が存在しない無菌（germ-free）マウス[※1]は腸内細菌と宿主免疫系の相互作用について解析を行うにあたり，非常に有益なモデルである．無菌マウスと通常の腸内細菌が存在するSPF（specific pathogen-free）マウスの免疫系を比較解析することで，腸内細菌が宿主免疫系にどのような影響を与えているかを知ることができる．また，無菌マウスに特定の細菌種のみを定着させたノトバイオート（gnotobiote）マウス[※1]を作製することにより，腸内細菌叢全体のなかで特定の細菌種の役割について解析を行うことができる．マウスおよびヒト由来の腸内細菌のうち特定の免疫細胞に影響を与えている細菌を同定する際にも，無菌マウスにマウス便やヒト便をクロロホルムなどの薬剤処理や段階希釈した後経口投与し，さらに抗生剤などを用いてスクリーニングする方法が用いられている．このように，無菌マウス，ノトバイオートマウスを用いた解析により，腸管上皮細胞や免疫細胞が腸内細菌から多大な影響を受けていることが明らかになっている．

腸管上皮細胞は細菌構成成分を認識するToll-like receptor（TLR）やNOD-like receptor（NLR）などの受容体が恒常的に発現し，常に管腔内の細菌からの刺激を受けている．これらのパターン認識受容体およびシグナル伝達分子の遺伝子欠損マウスや無菌マウスでは腸管上皮細胞の一種である杯細胞（goblet cell）からのムチン産生，パネート細胞（Paneth cell）からの抗菌ペプチド産生が低下し，上皮表層の粘液バリアの形成が不十分である[1]．このことから上皮細胞のバリア機能の強化・維持には腸内細菌からの刺激が必要であることが明らかになっている．同時に，ムチンや抗菌ペプチドの産生は病原体排除のみならず，腸内細菌叢の適切な局在・細菌構成の維持においても重要であることが明らかになっており，腸内細菌と上皮細胞との相互作用により腸内環境が適切に制御されている[2,3]．また，上皮細胞は粘膜固有層に存在する他の免疫細胞とも密接にかかわっている．近年特に注目されている細胞は自然リンパ球（innate lymphoid cells：ILCs）である．ILCは比較的新しい免疫細胞集団で，抗原受容体をもたないリンパ球系の細胞であり，T細胞と同様に発現する転写因子およびサイトカイン産生プロファイルによりILC1，ILC2，ILC3の3グループに分類される（第1章-11参照）．ILC2は腸管上皮のタフト（tuft）細胞から産生されたインターロイキン-25（IL-25）に応答し，IL-13を高産生する．ILC2から産生されたIL-13は再び上皮細胞に働きかけ，タフト細胞への分化促進，杯細胞からのムチン産生を促進し寄生虫感染防御に寄与する[4]～[6]．一方でILC3は，腸内細菌からの刺激を受けた樹状細胞やマクロファージの産生するIL-23により活性化されIL-22を高産生する．IL-22はパネート細胞からの抗菌ペプチドの産生や糖鎖のフコシル化，上皮組織の修復に重要なサイトカインであり，IL-22欠損マウスでは病原性細菌が上皮バリアを越えて組織内へ浸潤してくる[7,8]．このように，腸内細菌からの刺激を受け，上皮細胞とILCs，樹状細胞などの自然免疫担当細胞は互いに密接にかかわりながら腸管粘膜バリア機能を高めている．

腸内細菌の存在は腸管の獲得免疫系の活性化にも必須である．腸間膜リンパ節，パイエル板，孤立性リンパ濾胞などの消化管関連リンパ組織（gut-associated lymphoid tissues：GALT）は，無菌マウスではサイズが小さく胚中心の構造が未熟である．このことからリンパ組織の形成，T細胞やB細胞の活性化に腸内細菌からの刺激が必要であることがよく知られている．腸管に存在する特徴的な抗体であるIgAのクラススイッチは腸内細菌依存的に起こり，無菌マウスでは粘膜固有層のIgA産生形質細胞の数，管腔内へ分泌されたIgA量ともに激減している．管腔内に分泌されたIgAは病原性細菌や毒素の排除に重要であるが，同時に腸内細菌叢の細菌構成バランスの調整も行っており，IgAができないマウスではdysbiosisを引き起こすことが知られている[9]．また，粘膜固有層にはCD4陽性T細胞も多く存在しているが，そのほとんどがエフェクター

[※1] **無菌マウス・ノトバイオートマウス**

無菌マウスとは，現在知られている検出方法で検出できないことが確認された，寄生虫，原虫，真菌，細菌，ウイルスなどすべての微生物を保有しないマウスである．健康な動物の子宮内は無菌であることを前提とし，帝王切開により胎仔をとり出し無菌的に飼育を行うことで作出する．ノトバイオートマウスとは保有している微生物叢がすべて明確なマウスで，無菌マウスに既知の微生物を投与，定着させることにより作出する．

メモリーまたは組織常在型メモリーT細胞である．詳細は後述するが，IL-17を高産生するTh17細胞は特に小腸に非常に多く存在しており，マウス小腸ではある一種の腸内細菌が分化誘導に必須の役割を担っている．一方で過剰な炎症応答の抑制に重要な制御性T細胞（Treg細胞）も腸管に多く存在しており，大腸では腸内細菌依存的に誘導され，小腸では食事抗原によって誘導される．これらの腸内細菌によって活性化されたT細胞やB細胞が病原体の排除を行う一方で有益な腸内細菌への過剰な免疫応答を制御し，バランスのとれた免疫系の構築に貢献している．

以上のように，腸管に存在する免疫細胞の成熟・活性化において腸内細菌からの刺激が非常に重要な役割を果たしている．一方で，宿主免疫細胞もさまざまな機能分子を管腔内へ産生することにより，腸内細菌叢の適切な細菌構成の維持に重要であることも明らかになってきており，腸内細菌と宿主免疫系との密接な相互作用が腸管の恒常性の維持を担っている．そのため，免疫系の異常と腸内細菌のdysbiosisが複雑に絡み合いさまざまな炎症疾患の発症に関与していることが想定されている．

2 腸内細菌によるTh17細胞の誘導

Th17細胞は，IL-17A，IL-17F，IL-22などのサイトカインを産生し，上皮細胞を活性化し粘膜バリアの強化に重要な働きをしているCD4$^+$T細胞である．定常時のSPFマウスにおいてTh17細胞は腸管，特に小腸粘膜固有層に非常に多く存在しており，経口的に侵入してきた病原性大腸菌やサルモネラ菌，カンジダ菌などの病原性微生物の感染防御において必須の役割を果たす．一方で，IL-17AやIL-17Fは炎症性サイトカインとケモカインの発現誘導を介し好中球の集積と強い炎症を引き起こすため，過剰なTh17細胞の活性化は多発性硬化症や関節リウマチ，炎症性腸疾患などの炎症性疾患の発症や増悪につながる．したがって，Th17細胞数を人為的に増加させることができれば，感染症の治療や予防につながり，逆にその数を減少させることができれば，炎症性疾患の治療につながると考えられる．

SPFマウスの小腸にTh17細胞は数多く存在しているが，腸内細菌がいない無菌マウスや出生直後から複数の抗生物質を投与し腸内細菌をほとんどなくしたマウスの小腸においてはほとんど存在していない．また，SPF環境下で飼育したマウスでも，米国タコニック社から購入したC57BL/6マウスには多数の小腸Th17細胞を確認できるが，ジャクソン研究所から購入したC57BL/6マウスにはTh17細胞が少数しか存在していない．このことから，腸内細菌それもジャクソン研究所のマウスには存在していないある特定の腸内細菌種が，特異的にTh17細胞を誘導していると予想された．タコニック社とジャクソン研究所のマウスの腸内細菌を比較検討した結果，タコニック社由来のマウスではセグメント細菌（segmented filamentous bacteria：SFB）[※2]が多く検出されるのに対し，ジャクソン研究所由来のマウスではほとんど存在していないことがわかった．そこで，無菌マウスにマウス腸内由来SFB（M-SFB）だけを単独定着させたノトバイオートマウスを作製し解析したところ，強力に小腸Th17細胞の増加が観察された[10]（図1A）．以上のことから，SFBが小腸Th17細胞の強力な誘導細菌であることが明らかになった．

SFBは小腸上皮細胞へ突き刺さるようにして接着することを特徴とする腸内細菌であり（図1B），マウスだけではなくラットにも腸管常在菌として存在しラットの小腸Th17細胞の誘導に必須の働きをしている．しかしながら，ラット腸内由来のSFB（R-SFB）を無菌マウスに定着させても小腸上皮細胞への接着がみられずTh17細胞を誘導しない[11]（図1C）．同様に病原性大腸菌である*Citrobacter rodentium*や*Escherichia coli* O157:H7も無菌マウスへ投与すると腸管上皮細胞へ接着しTh17細胞を誘導するが，接着できないこれらの変異株ではTh17細胞は誘導されない．このことから，細菌の腸管上皮細胞への接着がTh17細胞誘導に非常に重要なトリガーであると考えられた．SFBの

> **※2 セグメント細菌**
> SFBは50年以上前に発見されたグラム陽性の細菌である．SFBの最大の特徴は，セグメント細菌（segmented filamentous bacteria）という名前の由来になっている通り，一つひとつの細菌が糸状に連なった分節・線維状のユニークな形態をしていることにある（図1B）．その先端は腸管上皮細胞へ突き刺さるようにして接着しており，顕微鏡写真を見るとインパクトが大きい．

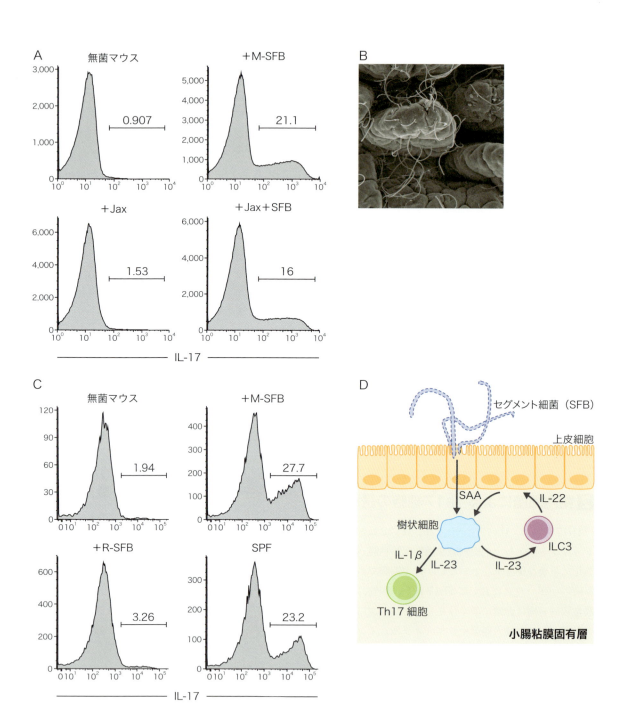

図1 セグメント細菌（SFB）によるTh17細胞の誘導

A）無菌マウスにマウス由来SFB（M-SFB），ジャクソン研究所のSPFマウスの便（＋Jax），ジャクソン研究所のSPFマウスの便とマウス由来SFB（＋Jax＋SFB）を経口投与し，3週間後に小腸粘膜固有層のCD4⁺T細胞のIL-17の産生をフローサイトメトリーで解析した．B）SFB定着マウスの小腸の走査型電子顕微鏡写真．C）無菌マウスにマウス由来SFB（M-SFB），ラット由来SFB（R-SFB）を経口投与し，3週間後の小腸粘膜固有層のCD4⁺T細胞のIL-17の産生をフローサイトメトリーで解析した．D）セグメント細菌（SFB）が上皮細胞に接着すると，上皮細胞での血清アミロイドA（SAA）の発現が誘導される．上皮細胞から産生されたSAAは樹状細胞を活性化し，IL-23，IL-1βの産生を促進する．IL-23はILC3を活性化しIL-22の産生を介し，さらに上皮細胞からのSAAの産生を促進する．高産生されたIL-23，IL-1βがTh17細胞分化を促進する．

接着によって上皮細胞ではserum amyloid A（SAA；Saa1/Saa2/Saa3）やdual oxidase（Duox2/Duoxa2）などの遺伝子発現が誘導され，SAAやDuox2により産生されたROSを介して樹状細胞や自然リンパ球が活性化し，IL-1βやIL-23が産生されTh17細胞が誘導される[11]（図1D）．定常時におけるSFBによって誘導されたTh17細胞の役割として重要なことは，経口的に侵入してきた病原性細菌や真菌の感染防御である．実際，無菌マウスにSFBがいないジャクソンマウスの便を投与したマウス（＋Jax）と比較して，ジャクソンマウスの便にSFBを加え投与したマウス（＋Jax＋SFB）では有意に*Citrobacter rodentium*に感染抵抗性を示す[10]．一方で関節炎のモデルマウスであるK/BxNマウスではSFBの定着がTh17細胞の増加を介し関節炎の悪化に働くことが示されている[12]．また，多発性硬化症の実験マウスモデルにおいても，SFBの定着が症状悪化を引き起こすことが報告されている[13]．このことから，炎症が起こりやすい環境や遺伝要因があるとSFBの存在は炎症の増悪に働く．

SFBは霊長類を含めた哺乳類や鳥類，魚類，昆虫などさまざまな生物種の腸管に存在していることが確認されているが，ヒトの腸内においてはその存在は確証されていない．腸管Th17細胞の過剰な活性化は，炎症性腸疾患の一因であることが示唆されているため，われわれはヒト潰瘍性大腸炎患者の便（UC便）からTh17細胞を誘導する細菌の単離を試みた．無菌マウスにUC便を投与すると大腸Th17細胞の誘導が観察された．さらにTh17細胞誘導細菌を絞り込むため，抗生物質を飲水投与することでスクリーニングを行ったところ，アンピシリン処理マウスでは無処理UC便投与マウスと比較してさらに強いTh17細胞の誘導がみられた．そこでアンピシリン処理UC便投与マウスの腸内に存在していた20菌株を単離し，この20菌株のカクテルを無菌マウスに経口投与したところ，強力なTh17細胞誘導が観察された[11]．さらに電子顕微鏡観察から，投与した20菌株は大腸上皮に接着する性質をもっていた．Th17誘導20菌株の存在量を炎症性腸疾患の患者と健常者の便中の細菌メタゲノム解析のデータベースを用いて解析したところ，20菌株のうち9菌株において有意に炎症性腸疾患の患者で増加していた．このことから単離した20菌株はTh17細胞の誘導を介して炎症性腸疾患の病態に関与している可能性がある．実際にはこれら20菌株以外にもTh17細胞を誘導する細菌がヒト腸内に存在していると予想されるが，20菌株を含むTh17細胞誘導細菌を人為的に増減させることが可能になり感染症や炎症性腸疾患の治療に応用されることが期待される．

3 腸内細菌によるTreg細胞の誘導

Treg細胞は，CD4$^+$T細胞の一サブセットであり，転写因子forkhead box P3（Foxp3）の発現を特徴とする．自己に反応する免疫系の抑制や，宿主にとって有害な過剰免疫応答の制御にきわめて重要な細胞である．そのためTreg細胞は，定常時においても全身にCD4$^+$T細胞の10％程度存在している．腸管においては腸内細菌や食餌抗原に対する免疫寛容の維持に重要だと考えられており，腸管粘膜固有層においては30％以上と非常に多く存在している．この他の組織よりも多く存在している分は腸内細菌によって誘導されている．つまり，無菌マウスや出生直後から複数の抗生物質を投与したマウスにおいて，大腸ではTreg細胞の割合が10％程度にまで減少する．また，Treg細胞は，胸腺において分化した自己抗原を認識するといわれるthymic Treg（tTreg）細胞と，通常のCD4$^+$T細胞として末梢に出てきた後Foxp3を発現したperipheral Treg（pTreg）細胞の2種類が存在する．tTreg細胞とpTreg細胞はHeliosやNeuropilin-1の発現に違いがあることが報告されており，SPFマウスの大腸Treg細胞の多くは，Helios・Neuropilin-1ともに陰性であるpTreg細胞が多く存在しているが，無菌マウスにおいてはほとんどがHelios・Neuropilin-1陽性のtTreg細胞になっている．このため腸内細菌は主にpTreg細胞の分化誘導を促進している．

大腸Treg細胞の誘導に関与している腸内細菌はLactobacillusやClostridiumなどの8菌株の混合細菌altered Schaedler flora（ASF）や*Bacteroides fragilis*などいくつかの細菌種が報告されているが，われわれはマウスおよびヒトの腸内に優勢に存在しているクロストリジウム属細菌（主にクラスターIVとXIVaに属するマウス由来46株，ヒト由来17株）が強力に大腸Treg細胞を増加させることを見出した[14][15]（図

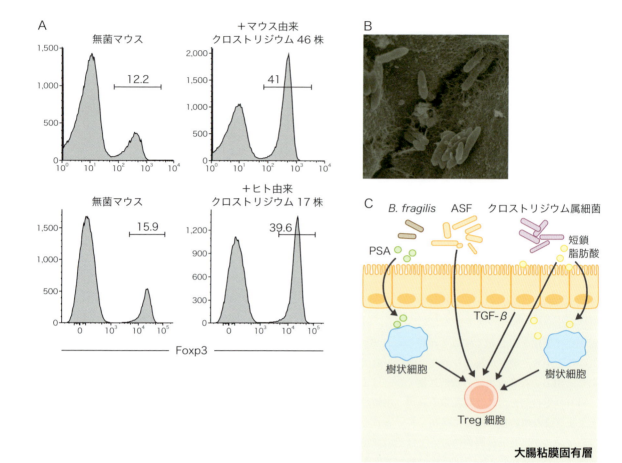

図2 クロストリジウム属細菌によるTreg細胞の誘導
A）無菌マウスにマウス由来クロストリジウム46株またはヒト由来クロストリジウム17株を経口投与し，3週間後に大腸粘膜固有層のCD4⁺T細胞のFoxp3の発現をフローサイトメトリーで解析した．B）クロストリジウム属細菌定着マウスの大腸の走査型電子顕微鏡写真．C）クロストリジウム属細菌は，短鎖脂肪酸を高産生し，上皮細胞からのTGF-βの産生，T細胞でのHDAC阻害作用によりTreg細胞の分化誘導を促進する．また，altered Schaedler flora（ASF）も同様にTreg細胞を誘導し，*Bacteroides fragilis*はpolysaccharide A（PSA）を介しTreg細胞を活性化する．

2A）．クロストリジウム属細菌はグラム陽性桿菌であり芽胞を形成する特徴をもつ（**図2B**）．クロストリジウムクラスターIVとXIVaの細菌は腸内細菌叢の30〜50％程度を占める優勢菌である．また，大腸Treg細胞の特徴として免疫抑制にかかわるCTLA-4やICOS，IL-10などの分子の発現が高いことがあげられるが，これらの発現も無菌マウスでは減弱しクロストリジウム属細菌を定着させるとSPFマウスと同程度に回復する．以上のことから，マウスおよびヒトの腸内に存在している細菌のうち優勢菌であるクロストリジウム属細菌が大腸Treg細胞の誘導に関与していることが明らかになった．

ヒト由来クロストリジウム属細菌17菌株によるTreg細胞の誘導メカニズムの1つとして，短鎖脂肪酸，特に酪酸を高産生することが関与していると考えられている．17菌株すべてのゲノム解読を行い，機能遺伝子のパスウェイ解析を行ったところ，17菌株全体として酪酸産生にかかわる遺伝子を多数保有していること，また17菌株を投与したマウスの腸管内において酪酸を含む短鎖脂肪酸の濃度が非常に高くなっていることが明らかになっている．実際，腸管上皮細胞株の培養液に酪酸，酢酸，プロピオン酸を加えると，上皮細胞か

らTreg細胞の分化誘導に必須のサイトカインであるTGF-βが産生される．また，酪酸はヒストン脱アセチル化酵素（histone deacetylase：HDAC）の阻害因子として働くことが知られており，T細胞に直接作用しFoxp3遺伝子のプロモーターやエンハンサー領域のヒストンアセチル化を亢進させることによりFoxp3遺伝子の発現の上昇，Treg細胞への分化誘導を促進する[16)17)]（図2C）．クロストリジウム属細菌によって誘導されたTreg細胞は主に腸内細菌への過剰な免疫応答を制御していると推測されている．実際にヒト炎症性腸疾患の患者においてクロストリジウム属細菌の減少が報告されていることから，クロストリジウム属細菌の減少がTreg細胞の減少を引き起こし腸管炎症を誘発している可能性が示唆されている[18)]．また多発性硬化症の患者においてもクロストリジウム属細菌の減少が報告されており，腸管で誘導されたTreg細胞が全身の炎症の抑制にも関与していることが示唆されている[19)]．したがって，Treg細胞誘導細菌を増加させることができれば，これらの疾患の治療につながると考えられる．実際，SPFマウスにヒト由来Treg誘導17菌株を投与すると大腸Treg細胞が増加し，TNBS（2,4,6-トリニトロベンゼンスルホン酸）誘導性大腸炎や食物アレルギーの病態が改善された[15)]．また，今後ヒト由来Treg誘導17菌株は大手製薬会社主導で臨床試験が行われる予定であり，炎症性腸疾患などの治療薬の候補として期待されている．

おわりに

腸内細菌がいない無菌マウスでは病原性大腸菌やサルモネラ菌，リステリア菌などの病原性細菌や真菌，寄生虫の感染抵抗性が減弱していることが多数報告されている．腸内細菌が直接これらの病原体の定着阻害や排除に関与しているのはもちろんであるが，腸内細菌により活性化された腸管免疫系による強固なバリア機構の形成が病原体の感染防御に大きな貢献をしていることは明白である．*Il10*欠損マウスなど自然に腸炎を発症するマウスの多くは，無菌環境下で飼育すると腸炎を発症しない．これは腸内細菌が直接発症のトリガーとなっていることを意味しているだけであるかもしれないが，腸炎モデルのみならず多発性硬化症のモデルである実験的自己免疫性脳脊髄炎や関節リウマチのモデルであるIL-1Ra（*Il1rn*）欠損マウスやSKG，K/BxNマウスにおいても無菌環境下で飼育すると炎症がほとんど起きないか，かなり軽減されている．これらのことから，腸内細菌による免疫系の活性化は病原体の排除という点では宿主にとって有益であるが，自己免疫・自己炎症性疾患の発症という点では不利益である．

近年，次世代シークエンサーを用いた腸内細菌叢の網羅的な解析がさかんに行われ，さまざまな疾患患者で腸内細菌叢の多様性の減少や特定の細菌種の増減が検出されている．また，個々の腸内細菌種が特定の免疫細胞を活性化していることも明らかになってきた．そのため，腸内細菌叢を構成する細菌種の適切な維持が重要であり，そのバランスの乱れが疾患発症に結びつくのではないかと想定されている．さらに*Clostridium difficile*感染症においては健常者の便を患者に移植する便移植療法の有効性が実証され，腸内細菌叢に着目した治療法開発が注目を集めている（第3章-1参照）．しかしながら，まだ疾患の発症に働く細菌や抑制に働く細菌をきちんと同定した報告はほとんどなく，数百種類存在する個々の細菌種の機能・性質を解明する必要がある．今後，腸内細菌のdysbiosisが関与するさまざまな疾患の発症メカニズムが解明され，腸内細菌や細菌由来物質を用いた治療法や予防法が開発されることを期待したい．

文献

1) Goto Y & Kiyono H：Immunol Rev, 245：147-163, 2012
2) Johansson ME, et al：Proc Natl Acad Sci U S A, 105：15064-15069, 2008
3) Vaishnava S, et al：Science, 334：255-258, 2011
4) von Moltke J, et al：Nature, 529：221-225, 2016
5) Gerbe F, et al：Nature, 529：226-230, 2016
6) Howitt MR, et al：Science, 351：1329-1333, 2016
7) Zenewicz LA, et al：J Immunol, 190：5306-5312, 2013
8) Goto Y, et al：Science, 345：1254009, 2014
9) Fagarasan S, et al：Science, 298：1424-1427, 2002
10) Ivanov II, et al：Cell, 139：485-498, 2009
11) Atarashi K, et al：Cell, 163：367-380, 2015
12) Wu HJ, et al：Immunity, 32：815-827, 2010
13) Lee YK, et al：Proc Natl Acad Sci U S A, 108 Suppl 1：4615-4622, 2011
14) Atarashi K, et al：Science, 331：337-341, 2011
15) Atarashi K, et al：Nature, 500：232-236, 2013
16) Furusawa Y, et al：Nature, 504：446-450, 2013

17) Arpaia N, et al：Nature, 504：451-455, 2013
18) Manichanh C, et al：Gut, 55：205-211, 2006
19) Miyake S, et al：PLoS One, 10：e0137429, 2015

<筆頭著者プロフィール>
新　幸二：2004年，九州大学理学部生物学科卒業．'09年3月，大阪大学大学院医学系研究科博士課程修了（竹田潔教授）．同年4月，同研究科免疫制御学分野助教．'10年3月，東京大学大学院医学系研究科免疫学講座特任助教（谷口維紹教授）．'13年4月，理化学研究所統合生命医科学研究センター消化管恒常性研究チーム上級研究員（本田賢也チームリーダー）．'14年8月，慶應義塾大学医学部微生物学・免疫学教室助教（本田賢也教授）．その間'11年10月～'15年3月までJSTさきがけ研究員．'15年4月，慶應義塾大学医学部微生物学・免疫学教室講師．研究テーマは一貫して腸内細菌と宿主免疫系の相互作用について．特に，腸内細菌のT細胞の活性化への役割について興味をもち研究を進めている．

第1章 生体バリアを支える分子・細胞・組織基盤

Ⅳ. 常在細菌叢による生物学的バリア

14. 腸内細菌由来の代謝物によるバリア修飾

長谷耕二

> 腸管粘膜に沿って存在する単層の上皮シートは，外環境と生体内の境界面を形成し，異物の侵入を防ぐバリアとして機能する．上皮バリアの破綻は，感染症や慢性炎症をはじめとする，さまざまな疾患の素因となることが明らかになりつつある．上皮バリアの構築に影響を与える環境因子として，腸内細菌があげられる．腸内細菌の定着は，上皮バリアにかかわる分子群の発現を促すとともに，免疫系の成熟も促進する．そのメカニズムとして，腸内代謝物の生理機能について概説する．

はじめに

ヒトの腸内微生物叢（マイクロバイオーム）には細菌，古細菌，真菌，ウイルス，原虫が棲息している．特に細菌は高密度に存在しており，最新の試算によると40兆個程度の腸内細菌が存在すると考えられている．これは成人の全細胞数をやや上回る数である[1]．さらに，これらの細菌が保有する遺伝子の総数は約500万にも上り，これらの遺伝子はヒトに付帯する「セカンドゲノム」ともよばれている．マイクロバイオームはこれらの豊富な遺伝子群を用いて，宿主の消化酵素では分解できない食物繊維やレジスタントスターチ（難消化性でんぷん）などを発酵分解し，二次代謝産物として多様な低分子化合物を産生する．このように，マイクロバイオームは，見かけ上1つの代謝器官として機能し，宿主のエネルギー代謝に必要な栄養素や補因子を供給している[2]．さらに，腸内代謝物の一部は，生体内に取り込まれて，免疫系，代謝系，および，神経系の調節にも重要な役割を果たしている．ここでは特に，上皮バリアの調節に果たす腸内代謝物の役割と分子機構に関するこれまでの知見を紹介する．なお，上皮バリアシステムの全体像や疾患とのかかわりについては，過去の総説も参照されたい[3]〜[5]．

[キーワード&略語]
腸内細菌，短鎖脂肪酸，ムチン，タイトジャンクション，AhR

AhR：aryl-hydrocarbon receptor
　（芳香族炭化水素受容体）
AID：activation-induced cytidine deaminase
DSS：dextran sulfate sodium
　（デキストラン硫酸ナトリウム）
GVHD：graft versus host disease
　（移植片対宿主病）
IBD：inflammatory bowel disease
　（炎症性腸疾患）
SPF：specific pathogen-free
TJ：tight junction（タイトジャンクション）

Intestinal microbiota-derived metabolites regulate epithelial barrier functions
Koji Hase：Division of Biochemistry, Faculty of Pharmacy, Keio University（慶應義塾大学薬学部生化学講座）

1 腸内発酵による短鎖脂肪酸の産生

主要な腸内代謝物である短鎖脂肪酸は，カルボキシル基をもち，炭化数が6以下の飽和脂肪酸の総称であり，直鎖状のものと分枝鎖を有する化合物が存在する．腸内で産生される直鎖状の短鎖脂肪酸は，ギ酸（C1），酢酸（C2），プロピオン酸（C3），酪酸（C4），および，吉草酸（C5）の5つである．生理的条件下では，腸管腔内の総短鎖脂肪酸濃度は80～130 mMにも達する．短鎖脂肪酸は大腸上皮細胞の摂取エネルギーの70％程度を賄っている．短鎖脂肪酸は，大腸に達した難消化性の炭水化物源（主として植物由来の多糖，オリゴ糖，レジスタントスターチ）より微生物発酵を経て産生される．一方，バリン，ロイシン，イソロイシンなどのアミノ酸からは分枝短鎖脂肪酸であるイソ酪酸，イソ吉草酸，および，2-メチル酪酸などが産生される．

腸内細菌は，食品由来の長鎖不飽和脂肪酸の代謝にもかかわっている．例えば，乳酸菌である Lactobacillus plantarum は，in vitro において多価不飽和脂肪酸であるリノール酸を代謝し，ヒドロキシ脂肪酸，オキソ脂肪酸，および，共役脂肪酸に変換する[6]．これらの脂肪酸代謝物はSPFマウスの腸管内容物中に検出され，無菌マウスの腸管内容物では減少が認められることから，生体内でも産生されているとみなされる．

2 腸内代謝物による物理的バリアの調節

短鎖脂肪酸の1つである酢酸の飲水投与は，Citrobacter rodentium によるマウス病原性大腸菌感染モデルにおいて，炎症応答および病原体排除を促進する[7]．酢酸の受容体であるGpr43およびGpr41の欠損マウスでは，感染防御に重要なサイトカイン（IFN-γ，IL-17A）やケモカイン（CXCL1, 2, 10など）産生が低下し，C. rodentium 排除が遅延する．また，デキストラン硫酸ナトリウム（dextran sulfate sodium：DSS）をマウスに投与すると，上皮細胞の傷害と自然免疫系の活性化により急性の大腸炎が発症するが，酢酸を飲水投与すると，DSS誘導性大腸炎の症状が緩和する[8]．酢酸の抗炎症作用は，短鎖脂肪酸の受容体であるGpr43を欠損するマウスでは認められないため，酢酸はGpr43への結合を介して抗炎症作用を発揮していると考えられる．

ビフィズス菌の一種である Bifidobacterium longum subsp. longum JCM 1217^T（以下 B. longum と略）は，ATP結合カセット型の果糖トランスポーターを介して糖を取り込み，酢酸を豊富に産生する．B. longum を無菌マウスに定着させると，腸管出血性大腸菌O157株（以下O157）による感染死が抑制される[9]．酢酸には，O157が産生する志賀様毒素による腸上皮のアポトーシスを抑制する作用がある．その結果，B. longum 定着マウスの上皮バリアは維持され，志賀様毒素の体内移行が起こりにくくなるため，マウスは感染死を免れる（図）．

短鎖脂肪酸の1つである酪酸にもバリア機能を強化する作用がある．ヒトCaco-2腸上皮細胞株の培養液に2 mMの濃度で酪酸を添加すると，物理的バリアの指標である経上皮電気抵抗値（TER）が増加する[10]．酪酸は，代謝センサーであるAMP活性化プロテインキナーゼ（AMPK）を活性化させ，タイトジャンクション（TJ）構成分子であるZO-1とオクルジンの会合を促進する．しかしながら，酪酸がAMPKを活性化するメカニズムについては不明である．生体内ではむしろ，逆の結果が報告されている．無菌マウスの大腸上皮細胞はエネルギー欠乏状態にあり，AMP/ATP比が増加するため，AMPK活性は高まり，オートファジーが誘導される．無菌マウスに酪酸産生菌を定着させると，酪酸のβ酸化によりアセチルCoAが産生され，これがミトコンドリアでTCAサイクルと酸化的リン酸化で代謝されるためATP産生が高まる．これよりAMPK活性は抑制され，オートファジー誘導も抑制されることが示されている[11]．

酪酸は管腔表面の上皮細胞で活発に消費されるため，通常，上皮幹細胞や増殖細胞（transit amplifying cells：TA cells）が存在する陰窩底部ではその濃度は低く保たれている．しかし，DSSにより上皮バリアが傷害を受けたとき，クリプトの再構築の際にこれらの増殖性細胞が高濃度の酪酸に曝露されると，上皮の修復が遅れるため，病態が悪化する[12]．大腸上皮オルガノイドにおいても，高濃度（≧3 mM）の酪酸は上皮幹細胞やTA細胞の増殖を抑制する．一方，アロジェニックな骨髄移植によって引き起こされる移植片対宿主病（GVHD）では腸上皮細胞が傷害を受けるが，酪

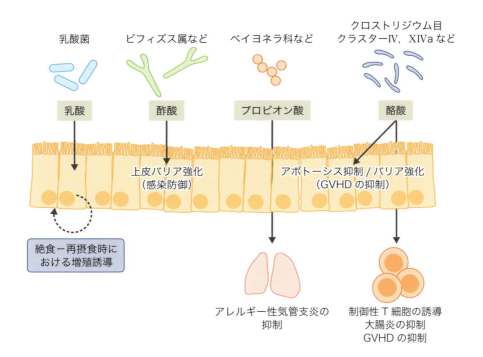

図　腸内細菌由来の有機酸による免疫・上皮バリア修飾作用

酸を経口投与すると症状が緩和するとの報告もある[13]．酪酸は，HDAC阻害作用を介して，TJ構成因子である*F11r*（JAM）や抗アポトーシス因子*Bcl2l10*遺伝子プロモーターのアセチル化レベルを亢進し，遺伝子発現を誘導する．その結果，アロジェニックな細胞傷害性T細胞による上皮細胞のアポトーシスが抑制される．これらの観察結果より，酪酸が上皮バリアに与える影響は状況依存的（context-dependent）であるといえる．

*L. plantarum*によって産生される10-hydroxy-*cis*-12-octadecenoic acid（HYA）は，Caco-2ヒト腸上皮細胞株において，炎症性サイトカイン（TNF-α，IFN-γ）によるTERの低下を防止する（**表**）．HYAは，GPR40に結合しMEK-ERK経路を活性化することで，TJ構成分子の発現を誘導する[14]．HYAを投与したマウスでは上皮バリアが強化されるため，DSS誘導性大腸炎が起こりにくくなる．腸内細菌が有するトリプトファン分解酵素により産生されるインドールも，腸上皮細胞間のTJの発現を増強する．無菌マウスにインドールを投与すると上皮バリア機能が高まり，DSS誘発性大腸炎の症状が軽減する[15]．

3　腸内細菌によるムチンバリアの制御

腸上皮細胞の頂端面を覆う分厚い粘液層（ムチン層）は最も重要なバリア機能の1つである[16]．ムチン層は，腸上皮細胞を，機械的なストレスや侵襲から保護している．大腸のムチン層は2層構造となっており，腸内細菌は外層には存在するが，内層には侵入することができない．ムチンは，コアタンパク質MUC2に糖鎖が*O*-グリコシド結合した，高分子の糖タンパク質である．腸管ムチンの主要構成分子であるMUC2は約500万Daの分子量を有しているが，その70％は糖鎖からなる．無菌状態のマウスではムチンの産生が低下している．腸管細菌の定着は，ムチンの産生のみならず，ムチン糖鎖の状態も劇的に変化させる[17]．*Muc2*欠損マウスや，*Muc2*遺伝子に変異をもつ*Winnie*マウス，および，杯細胞の減少を示す*Dicer1*欠損マウスは，いずれも慢性大腸炎を自然発症する[18]〜[20]．これは，ムチンバリアの低下により，腸内細菌が粘膜固有層に侵入して炎症応答を引き起こすためと考えられる．

ヒト腸内には，*Akkermansia muciniphila*やバクテロイデス属細菌（*Bacteroides tetaiotaomicron*, *B.*

表　腸内微生物由来の代謝産物が腸管バリア機能に与える影響

腸内微生物由来代謝産物	標的分子	腸管バリア修飾作用
酢酸	Gpr43	高濃度における好中球アポトーシスの誘導.
	不明	腸管上皮のバリア機能亢進，志賀様毒素の体内移行を阻止.
	HDAC？	胎児に作用し，生育後のチリダニ誘導性アレルギー性気道炎を抑制.
プロピオン酸	Gpr43, HDAC	大腸および脾臓におけるTregの遊走または分化誘導.
	Gpr41	マクロファージおよび樹状細胞の前駆細胞の分化調節により，チリダニ誘導性アレルギー性気道炎を抑制.
酪酸	HDAC	大腸におけるTregの分化誘導．上皮幹細胞/TA細胞の増殖抑制．GVHDモデルにおける上皮細胞死の抑制.
	Gpr109a	樹状細胞からレチノイン酸およびIL-10産生の促進．IL-18を介したDSS大腸炎および発がん抑制.
乳酸	NDRG3？	絶食-再摂食マウスでの大腸上皮細胞の増殖促進.
プロスタグランジンE_2*	EPファミリー**	腸管から血中に移行し，肺でM2型マクロファージを介し喘息を誘導.
デオキシコール酸	細胞膜？	界面活性作用による腸上皮の傷害．肝星細胞の老化関連分泌現象（SASP）の促進による炎症性サイトカインの分泌亢進.
インドール/インドール-3-プロピオン酸（またはインドール-3-酢酸）	PXR	タイトジャンクション関連遺伝子の発現亢進によるバリア機能強化.
10-ヒドロキシ-シス-12-オクタデセン酸（HYA）	GPR40	IFN-γによるTNFR2の発現誘導を抑制．タイトジャンクション関連遺伝子の発現亢進によるバリア機能強化.
スフィンゴ糖脂質 GSL-Bf717	CD1d	大腸粘膜固有層のiNKT細胞の活性化を抑制.
ナイアシン	Gpr109a	樹状細胞におけるレチノイン酸およびIL-10産生を促進．IL-18誘導を介したDSS誘導性大腸炎および大腸がんの抑制.
葉酸	folate receptor 4（FR4）	Treg細胞の生存および維持.
スペルミジン	c-Myc	E-cadherinの発現増強.
	非受容体2型チロシンホスファターゼ	MCP-1，IL-6を減少させ，DSS誘導性大腸炎を改善.
ATP	P2Xファミリー，P2Yファミリー	$CD70^{high}CD11c^{low}$細胞を活性化しT_H17細胞を誘導.

＊カンジダ（*Candida parapsilosis*など）により産生される.
＊＊プロスタグランジンの受容体はEP1-4が知られているが，どの受容体を介して作用しているかは不明.

caccae, *B. intestinihominis*）などムチン糖鎖を資化してエネルギー源とする細菌種が存在する．Desaiらは，上記のムチン分解菌を含む14種類のヒト常在菌を定着させたノトバイオートマウスにおいて，食事がムチンバリアに与える影響について解析している[21]．本ノトバイオートマウスに，腸内発酵の基質となる食物繊維を含まない飼料（無繊維飼料）を与えると，植物由来多糖に富む通常飼料を与えた場合に比較して，ムチン分解菌（*A. muciniphila*, *B. caccae*）の存在比が増加し，ムチン糖鎖が分解されることで，ムチン層が1/5の薄さとなる．このように無繊維飼料群ではムチンバリアが低下するため，腸管に軽度の炎症が惹起されるほか，*C. rodentium*に対する防御能が低下する．本研究より，食物繊維摂取量の低下は，ムチン糖鎖分解菌群の増加を招き，バリアの低下につながることが示唆される．

その一方で，このモデルがどの程度，炎症性腸疾患（inflammatory bowel disease：IBD）をはじめとする

ヒトの病態を反映しているかは不明である．筆者らは最近，IBDの二大疾患であるクローン病（Crohn's disease：CD）および潰瘍性大腸炎（ulcerative colitis：UC）患者において，ムチン成分（タンパク質・糖鎖）と短鎖脂肪酸の産生量を解析した．興味深いことに，CDおよびUC患者ではむしろムチン糖鎖の分解が低下しており，関連して便中の短鎖脂肪酸量（特に酪酸）が低下していた（山田・長谷ら，未発表データ）．つまり，健常人ではムチン糖鎖は内因性の発酵基質として酪酸などに代謝されるが，UCやCD患者では腸内共生異常（dysbiosis）により，この代謝経路の活性が低下している可能性がある．酪酸は，制御性T細胞を誘導し腸管の炎症を抑制することから[22]，CDおよびUC患者における酪酸産生量の低下は炎症の増悪につながっている可能性がある．

上述のムチン分解菌 A. muciniphila は，ウェルコミクロビウム門（Verrucomicrobia）に属し，ヒトマイクロバイオームの1％以上を占める[23]．自閉症小児，IBD患者，肥満患者などでは，A. muciniphila の減少が認められる．高脂肪食を摂取させたマウスに A. muciniphila を投与すると，脂肪組織の炎症が抑制され，肥満とインスリン抵抗性が改善する[24]．高脂肪食の摂取は腸粘膜のムチン層を薄くするが，A. muciniphila の投与によりムチン層は厚くなり，血中エンドトキシン濃度を低下させるため，脂肪組織の炎症が抑制される．このように高脂肪食摂取という条件下では，A. muciniphila はムチンバリアを増強するようである．A. muciniphila の菌体膜には，Amuc_1100という菌体膜タンパク質が存在しており，これがTLR2のリガンドとして作用することで，腸上皮のTJ構成分子群（Cladudin-3, Occuldin）の発現が高まるとされている[25]．しかしながら，Amuc_1100がムチンバリアに与える影響については調べられておらず，高脂肪食摂取時における A. muciniphila のムチンバリア増強メカニズムは不明である．

4 腸内代謝物によるIgAの誘導

IgA抗体は，毎日約5gが粘膜面に分泌され，病原体に対する粘膜防御に主要な役割を果たしている．さらに，クラススイッチが誘導されないAID（activation-induced cytidine deaminase）欠損マウスでは，腸内において一部の嫌気性菌が異常増殖するなどのdysbiosisが認められるため，IgAは腸内細菌叢の菌種組成の制御にも重要と考えられる．一方，β-プロテオバクテリア科の Sutterella 属のようにIgAを分解する腸内常在菌も存在する．Sutterella 属の多いコロニー由来のマウスでは，腸管管腔内のIgA量が低下することでバリア機能が低下し，実験的大腸炎の病態が悪化する[26]．

無菌マウスの糞中IgA量はSPFマウスと比べて著しく低下しているが，3％クロロホルムにて処理したマウス糞便懸濁液（芽胞形成能をもつクロストリジウム目クラスターⅣおよびⅩⅣaが生き残る）を定着させると，IgA量の増加が観察される[27]．クロストリジウム目クラスターⅣおよびⅩⅣaの投与は，ピーナッツ抗原に対するアレルギー反応を抑制することも知られている．これは大腸における制御性T細胞の誘導に加えて[28]，IgAやIL-22の誘導により上皮バリアを強化し，ピーナッツアレルゲンの血中移行を抑制するためである[27]．クロストリジウム目クラスターⅣおよびⅩⅣaは酪酸産生菌として知られている．

Kimらは，マウスに短鎖脂肪酸カクテルまたはプロピオン酸を飲水投与することで，小腸および大腸のIgA産生細胞が増加することを報告している[29]．短鎖脂肪酸は，B細胞においてアセチルCoAに代謝され，エネルギー源となるほか，AIDをコードする Aicda や Igα クラススイッチ領域の遺伝子発現を誘導する．一方，Wuらは酢酸がGpr43依存的に樹状細胞における Aldh1a2 の発現を誘導し，レチノイン酸産生を高めることでIgAクラススイッチを誘導することを報告している[30]．このように短鎖脂肪酸は，直接的および間接的な作用を通じて，IgA産生を誘導するようである．

5 トリプトファン代謝物によるバリア強化

AhR（芳香族炭化水素受容体：aryl-hydrocarbon receptor）は，腸管に多く存在するTh17，ILC3および上皮内リンパ球（IEL）などのRORγt陽性のリンパ球に高発現している．これらの細胞をAhRリガンドで処理すると，AhRは核内へ移行し，IL-22などのサイトカインの転写を活性化する．IL-22は腸上皮細胞に作用し，C型レクチンであるRegⅢファミリーの産生

を誘導することで，粘膜面の感染防御に働く[31]．

　腸内細菌は，トリプトファンの代謝により，AhRリガンドを産生する．乳酸菌である*L. reuteri*はトリプトファンをindole-3-aldehyde（IAld）に変換する．IAldは，腸管ILC3のAhRに作用し，IL-22産生を促進する．無菌マウスに*L. reuteri*を定着させたノトバイオートマウスでは，本菌種が胃にも常在するため，胃内でIAldが産生されてIL-22の発現が上昇し，カンジダ感染に抵抗性を示すようになる[32]．一方，*Clostridium sporongenes*は，トリプトファンデカルボキシラーゼによって，トリプトファンからAhRリガンドであるトリプタミンを産生する[33]．ヒト腸内細菌メタゲノムのデータベース解析から，少なくとも10人に1人以上の割合でトリプトファンデカルボキシラーゼ遺伝子が検出されることから，ヒト腸内でもAhRリガンドが産生されている可能性は高い．*C. sporogenes*はまた，トリプトファンよりインドール-3-プロピオン酸（IPA）を産生する．IPAは，インドール存在下でプレグナンX受容体（PXR）を活性化することで，腸管におけるTNF-αの産生を抑制し，TJ関連分子の発現を高める[34]．PXR欠損マウスでは，腸管上皮バリアの透過性亢進が観察される．このようにトリプトファン由来の腸内代謝物は腸管バリアの強化に寄与している．

おわりに

　上皮バリア機能は，腸内細菌由来の代謝物や菌体成分によって高度に調節されている（**表**）．そのため，食物繊維などに富むバランスのとれた食事を摂取し，マイクロバイオームを健全に保つことが，上皮バリア機能の維持に重要と考えられる．偏食，炎症，および，抗菌剤などによりdysbiosisが生じると，上皮バリア機能の低下による腸管壁浸漏症候群（leaky gut syndrome）の発症につながり，本来管腔内に留められるべきエンドトキシンなど菌体成分や代謝物が体内へ流入する．その結果，慢性炎症疾患や感染症のみならず，自閉症スペクトラム障害やメタボリックシンドロームなどの疾患発症リスクが高まる[2)35]．今後，上皮バリアの制御と破綻の分子機構が解明されることで，これらの疾患における病態メカニズムの理解が進むと期待される．

文献

1) Sender R, et al：Cell, 164：337-340, 2016
2) Lee WJ & Hase K：Nat Chem Biol, 10：416-424, 2014
3) 尾畑佑樹，長谷耕二：実験医学，33：550-556, 2015
4) Obata Y & Hase K：Inflammation and Regeneration 35：3-13, 2015
5) Turner JR：Nat Rev Immunol, 9：799-809, 2009
6) Kishino S, et al：Proc Natl Acad Sci U S A, 110：17808-17813, 2013
7) Kim MH, et al：Gastroenterology, 145：396-406.e1-10, 2013
8) Maslowski KM, et al：Nature, 461：1282-1286, 2009
9) Fukuda S, et al：Nature, 469：543-547, 2011
10) Peng L, et al：J Nutr, 139：1619-1625, 2009
11) Donohoe DR, et al：Cell Metab, 13：517-526, 2011
12) Kaiko GE, et al：Cell, 165：1708-1720, 2016
13) Mathewson ND, et al：Nat Immunol, 17：505-513, 2016
14) Miyamoto J, et al：J Biol Chem, 290：2902-2918, 2015
15) Shimada Y, et al：PLoS One, 8：e80604, 2013
16) Johansson ME & Hansson GC：Nat Rev Immunol, 16：639-649, 2016
17) Bry L, et al：Science, 273：1380-1383, 1996
18) Van der Sluis M, et al：Gastroenterology, 131：117-129, 2006
19) Heazlewood CK, et al：PLoS Med, 5：e54, 2008
20) McKenna LB, et al：Gastroenterology, 139：1654-64, 1664.e1, 2010
21) Desai MS, et al：Cell, 167：1339-1353.e21, 2016
22) Furusawa Y, et al：Nature, 504：446-450, 2013
23) Derrien M, et al：Appl Environ Microbiol, 74：1646-1648, 2008
24) Everard A, et al：Proc Natl Acad Sci U S A, 110：9066-9071, 2013
25) Plovier H, et al：Nat Med, 23：107-113, 2017
26) Moon C, et al：Nature, 521：90-93, 2015
27) Stefka AT, et al：Proc Natl Acad Sci U S A, 111：13145-13150, 2014
28) Atarashi K, et al：Science, 331：337-341, 2011
29) Kim M, et al：Cell Host Microbe, 20：202-214, 2016
30) Wu W, et al：Mucosal Immunol, doi: 10.1038/mi.2016.114, 2016
31) Zheng Y, et al：Nat Med, 14：282-289, 2008
32) Zelante T, et al：Immunity, 39：372-385, 2013
33) Williams BB, et al：Cell Host Microbe, 16：495-503, 2014
34) Venkatesh M, et al：Immunity, 41：296-310, 2014
35) Sharon G, et al：Cell Metab, 20：719-730, 2014

＜著者プロフィール＞

長谷耕二：1994年，富山医科薬科大学（現・富山大学）大学院薬学研究科博士前期課程修了．山之内製薬株式会社研究員，UCSD医学部ポスドク，理化学研究所免疫アレルギー科学総合研究センター研究員，東京大学医学科学研究所特任教授を経て，2014年より慶應義塾大学薬学部教授．腸管粘膜における宿主－微生物間相互作用を介した免疫・バリア修飾機構の解明をめざしている．

第2章 臓器特異的バリアとその破綻による疾患

1. 皮膚バリアと疾患①：天疱瘡
―デスモグレインに対する細胞性免疫とバリア機能障害

高橋勇人，天谷雅行

尋常性天疱瘡は，デスモグレイン3（Dsg3）に対する自己抗体により生じる自己免疫性水疱症の1つである．われわれはDsg3特異的T細胞が抗Dsg3抗体産生を介して水疱形成を誘導するのみならず，表皮に直接浸潤し皮膚炎（interface dermatitis）を誘導することを明らかにした．一方，天疱瘡の亜型である腫瘍随伴性天疱瘡に認められる致死的な肺障害は，肺に生じた異所性扁平上皮化生に対して表皮抗原に対するT細胞により誘導されうることを示した．このDsg3に対する細胞性免疫を応用し，増殖性天疱瘡で認められる好酸球性食道炎様変化（食道バリア機能異常）の病態理解も今後進むと期待される．

はじめに

皮膚は外界と接する最外層の臓器であり，さまざまな形でのバリア機能を備えることで，外界と生体との境界を正常に保っている．ひとたび皮膚のバリア機能が障害されると，生体は外界からの危険信号を受けとり，免疫細胞を含めた皮膚の構成細胞がこれに応答する形で炎症のカスケードが動き，さまざまな病態が形成される．

皮膚の上皮は組織学的に重層扁平上皮で構成され，外側から角層，顆粒層，有棘層，基底層の4層から構成される．そのうち，皮膚のバリアは①角層によるバリア，②顆粒層に存在するタイトジャンクションによるバリア，③基底層に存在するランゲルハンス細胞など免疫細胞が司る免疫学的バリアの3種類に分けられる[1]．皮膚のバリア機能の障害のされ方は実にさまざまである．掻爬行動による角層バリア障害は外界からのアレルゲンの侵入を許し，皮膚における免疫応答を増強させるため，アトピー性皮膚炎の増悪因子として重要である．一方，重症薬疹であるStevens-Johnson症候群や中毒性表皮壊死症では，薬剤に対する過剰な免疫応答が体内で生じるために，表皮が障害され，全身にびらんや水疱が生じる疾患であるが，表皮バリアを全く失うことにより，細菌の侵入を許し，致死的な感染症をきたす．このように，外的要因だけでなく，生体側からの要因などさまざまな原因で皮膚バリア機能は障害を起こし，その程度により各疾患の病態が一定の方向性をもって形成される．

[キーワード&略語]
デスモグレイン，天疱瘡，好酸球性食道炎，
SAM症候群，interface dermatitis

EoE：eosinophilic esophagitis
（好酸球性食道炎）
PNP：paraneoplastic pemphigus
（腫瘍随伴性天疱瘡）
PV：pemphigus vulgaris（尋常性天疱瘡）

Cellular immunity to desmoglein and skin barrier dysfunction
Hayato Takahashi/Masayuki Amagai：Department of Dermatology, Keio University School of Medicine（慶應義塾大学医学部皮膚科）

本稿では，重層扁平上皮に発現するデスモグレインに注目し，バリア機能破綻と疾患の関係について，最近の知見をご紹介したい．

1 アレルギー反応と細胞接着分子異常

1）デスモグレイン1とアレルギー疾患としてのSAM症候群

デスモグレイン1（Dsg1）は皮膚においては表皮上層に発現する細胞間接着分子であり，いくつかの疾患と関連する．自己免疫性水疱症である落葉状天疱瘡では，Dsg1に対するIgG自己抗体が生じ，伝染性膿痂疹では表皮剥奪性毒素によりDsg1が消化され，両疾患ともDsg1の細胞接着能が障害される結果，全身皮膚に水疱やびらんが生じる．一方，Dsg1遺伝子のヘテロ接合体変異においては手掌足底に線状，帯状の角化性変化をきたす線状掌蹠角化症が生じることが知られている．

2013年，severe dermatitis, multiple allergies, metabolic wastingの3徴を特徴とする病態が，Dsg1タンパク質欠損で生じると報告され，SAM症候群と名付けられた[2]．これらの患者では出生後，紅皮症（全身皮膚が赤く炎症を起こす状態）となり，血清総IgE量の異常高値を示し，食物アレルギーを併発する．一部の症例では好酸球性食道炎（EoE）を合併する．Dsg1の発現がない患者でアレルギー症状が併発してくる分子・細胞レベルの詳細なメカニズムについては検討されていないが，SAM症候群の存在は，Dsg1タンパク質の欠損あるいは発現低下によるバリア機能障害とアレルギー症状の関連性を示唆する．

2）増殖性天疱瘡に認めるアレルギー性疾患としての側面

増殖性天疱瘡は尋常性天疱瘡（PV）の亜型として古くから知られている．

PVは重層扁平上皮に発現する接着分子Dsg3に対するIgG自己抗体により生じる自己免疫性水疱症である[3]．自己抗体によりDsg3の細胞接着能が障害される結果，Dsg3を発現する角化細胞が乖離し，組織学的には棘融解[※1]像を，臨床的には口腔内をはじめとする粘膜のびらんが生じる．抗Dsg1抗体を同時にもつ場合には，粘膜病変に加えて，全身の水疱・びらん形成を生じる[4]．

一方，増殖性天疱瘡はPVと同様に，患者血清中に抗Dsg3抗体の存在や皮膚へのIgGの沈着を認めるが，PVと異なり棘融解像は組織学的に必ずしも認めない．水疱やびらんといった症状よりも，むしろ間擦部や口腔内に生じる表皮の特徴的な増殖性変化が症状の主体となる．増殖性天疱瘡に特徴的な病理所見は，慢性炎症の結果と考えられる表皮肥厚と著明な好酸球浸潤である．また，増殖性天疱瘡患者の食道にEoE様の変化が併発することがある．その場合には，内視鏡的に食道は発赤，浮腫やEoEに特徴的な縦走溝を認め，組織学的に粘膜固有層の浮腫と著明な好酸球浸潤を認める．実際，患者血清中には食餌抗原に対するIgEが検出され，増殖性天疱瘡は自己抗体産生で特徴付けられる自己免疫の病態に加え，アレルギー性疾患の側面をあわせもつといえる．

3）デスモグレインと関連するバリア機能異常と好酸球性食道炎

遺伝性疾患であるSAM症候群と自己免疫疾患である増殖性天疱瘡は，前述のごとくともにEoEを併発する（図1）．EoEは原因不明で好酸球が食道に異常集積することにより，組織が傷害され食道の機能不全を起こす疾患である[5]．EoE自体によるバリア機能障害と，常に食餌抗原に曝露される食道特有の解剖学的条件が合致し，食餌抗原に対するアレルギー反応が病態の悪循環を招くが，好酸球が食道に浸潤するきっかけとなる根本的原因は明確ではない．

最新のGWASの結果ではEoEの疾患感受性遺伝子としてCalpain 14が同定された[6]．食道粘膜上皮にIL-13刺激下で発現誘導されるCalpain 14がDsg1の発現を低下させる結果，食道粘膜のバリア障害をきたす病態が報告されている[7]．一方，SAM症候群と増殖性天疱瘡に限っては，遺伝的なDsg1機能不全や自己抗体によるデスモグレイン分子の機能低下に起因するバリア機能異常が原因にある可能性が高い．他の想定しうる原因として，増殖性天疱瘡の場合には自己免疫

※1　棘融解
病理学的用語．角化細胞が細胞接着を失った状態．多くは表皮内に裂隙や水疱形成として観察される．天疱瘡の病理学的特徴であるが，他の疾患でも観察される．

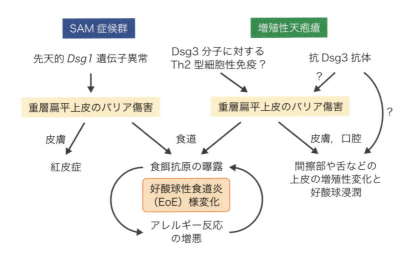

図1　SAM症候群と増殖性天疱瘡における想定される病態
SAM症候群，増殖性天疱瘡ともに食道のバリア傷害の存在を想定させる好酸球性食道炎様変化をきたしうる．

機序によりEoEが生じている可能性があがる．すなわち増殖性天疱瘡ではデスモグレイン分子に対する自己抗体産生に加えて，Th2型の細胞性免疫が自己免疫機序で生じる結果，食道のバリア障害と好酸球浸潤が生じる可能性である．食道粘膜に対するTh2型細胞性免疫が誘導する病態について実験的な解析はいまだなされていないが，近年われわれが開発したDsg3特異的T細胞受容体トランスジェニックマウスを利用すれば，解析は可能となる．

2 Dsg3特異的細胞性免疫を引き起こすTCRトランスジェニックマウス

1）天疱瘡モデルマウスと自己免疫性T細胞

PVの自己抗体の産生には自己反応性T細胞が重要であることから，われわれはDsg3反応性T細胞の解析をPVモデルマウスを用いて行ってきた．

PVモデルマウスは，Dsg3ノックアウトマウスを組換えDsg3タンパク質で複数回免疫し，その脾細胞を免疫不全マウスである$Rag2^{-/-}$マウスに移植することにより作製できる（図2A）[8]．$Rag2^{-/-}$マウスはT細胞とB細胞の分化に必要なRag2分子をもたないために両細胞集団を欠失するマウスである．$Dsg3^{-/-}$マウスではDsg3に対する免疫寛容が成立していないため，簡単にDsg3に対する免疫応答を起こすことができる．

Dsg3で免疫された$Dsg3^{-/-}$マウス由来の脾細胞を$Rag2^{-/-}$マウスに移植すると（図2A），移植された脾細胞中のT細胞とB細胞はレシピエントのDsg3に対する免疫応答を開始し，抗Dsg3抗体が産生され（図3A），口蓋や食道に棘融解像とよばれる天疱瘡に特徴的な病理組織学的変化（図3B）や肉眼的にはびらんといった症状が出現する．これがPVモデルマウスである．

2）Dsg3特異的T細胞クローンからTCRトランスジェニックマウスへ

このPVモデルマウスを利用してDsg3特異的T細胞クローン株を複数樹立した．いくつかのクローン株は$Dsg3^{-/-}$マウス由来のB細胞とともに$Rag2^{-/-}$マウスに移植すると抗Dsg3抗体の産生とPVフェノタイプを誘導し，病原性をもつことが判明した（図2B）[9]．

続いて，このクローン株からDsg3を認識できるT細胞受容体（TCR）遺伝子をクローニングし，これをトランスジーンとしてT細胞に発現させたDsg3特異的TCRトランスジェニックマウス（Dsg3H1マウス）を作製した（図2C）[10]．Dsg3H1マウスの脾臓および皮膚所属リンパ節を観察すると，$CD4^+$T細胞のうち，およそ30〜40％程度がDsg3特異的TCRの構成鎖である$V\beta6$が陽性で，Dsg3特異的な増殖反応を示した．Dsg3H1マウス体内ではDsg3特異的TCRが期待通り$CD4^+$T細胞に発現していた．

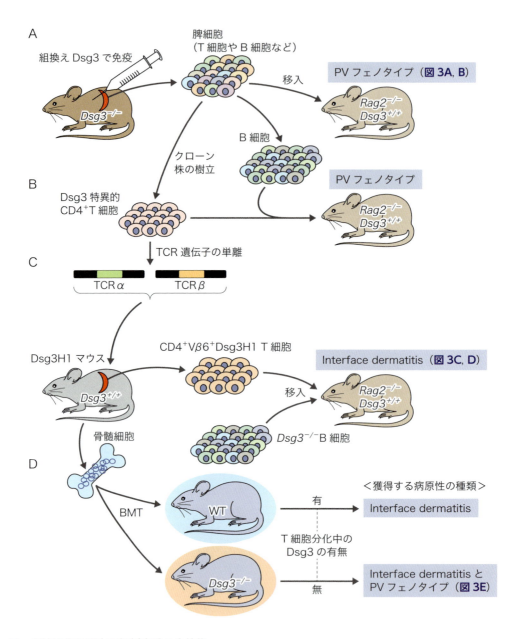

図2 Dsg3特異的T細胞の解析実験の全体像

A) $Dsg3^{-/-}$マウスを組換えDsg3で免疫後,その脾細胞を$Rag2^{-/-}$マウスに移入するとPVフェノタイプが誘導される.B) $Dsg3^{-/-}$マウスから樹立したDsg3特異的T細胞クローン株のいくつかは$Dsg3^{-/-}$マウス由来のB細胞と一緒に$Rag2^{-/-}$マウスに移入するとPVフェノタイプが出現する病原性を有していた.C) クローン株からDsg3特異的T細胞受容体(TCR)遺伝子を単離し,TCRトランスジェニックマウス(Dsg3H1)を作製.トランスジェニックT細胞を$Rag2^{-/-}$マウスに移入するとPVフェノタイプでなくinterface dermatitisが生じた.D) Dsg3H1マウスから野生型(WT)あるいは$Dsg3^{-/-}$マウスに骨髄移植(BMT)を行いDsg3存在あるいは非存在下でDsg3H1 T細胞を分化させた.Dsg3存在下で分化したT細胞はinterface dermatitisを起こすが,Dsg3非存在下で分化したT細胞はinterface dermatitisとPVフェノタイプの両者を引き起こした.

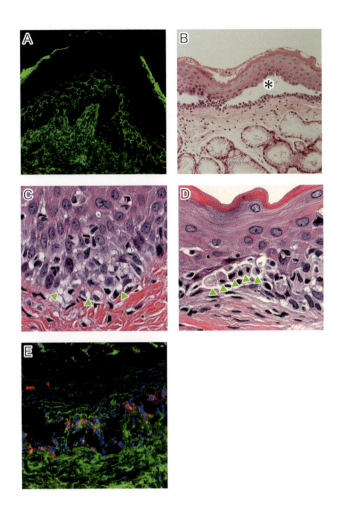

図3　Dsg3特異的T細胞が引き起こす棘融解像とinterface dermatitis
A）PVモデルマウスのIgG（緑）に対する直接蛍光染色像（A）と口蓋HE像（B）．棘融解を認める（＊）．C）D）Dsg3H1マウス由来のDsg3H1 T細胞が引き起こしたinterface dermatitis（口蓋）．液状変性（角化細胞内の小空胞の出現）を認める（C，▶）．角化細胞の変性像（D，▶）．E）Dsg3非存在下で分化したDsg3H1 T細胞が誘導した口蓋蛍光染色像．角化細胞表面へのIgGの沈着とT細胞の表皮への浸潤を認める．赤：Vβ⁺細胞，緑：IgG，青：核．C〜Eの画像は文献10より転載．

3）Dsg3特異的細胞性免疫が引き起こすinterface dermatitis

次にこのCD4⁺Vβ6⁺T細胞がオリジナルのT細胞クローン株と同様に自己抗体産生とPVフェノタイプを誘導できる病原性をもっているかを検討するために，Dsg3H1 T細胞をDsg3H1マウスから単離し，$Dsg3^{-/-}$マウス由来のB細胞とともに$Rag2^{-/-}$マウスに移植した．するとレシピエントの$Rag2^{-/-}$マウスは移植1〜2週間後より皮膚に鱗屑および紅斑を生じ，続いてびらんや脱毛をきたした．病変部を病理学的に検討したところ，PVで認めるような棘融解像および表皮内水疱は認めず，PVの病理組織像は認めなかった．その代わりにリンパ球が真皮表皮境界部に浸潤するのに加え，表皮内へのリンパ球浸潤と表皮基底層の液状変性および角化細胞の変性像を認めた（**図3C, D**）．これらの病理所見はinterface dermatitisとよばれる病理像と合致し，Dsg3H1マウスから単離したトランスジェニックT細胞が引き起こした皮膚炎は天疱瘡でなく，interface dermatitisであることが判明した（**図2C**）．

4）Dsg3特異的T細胞が誘導する液性免疫と細胞性免疫

Dsg3H1マウス作製のもととなったT細胞クローン

株は，抗Dsg3抗体産生や棘融解を誘導しPVフェノタイプを生じさせたが，interface dermatitisを起こさなかった．このT細胞クローン株は$Dsg3^{-/-}$マウス由来のものである一方で，interface dermatitisを起こしたDsg3H1マウスはDsg3を通常通り発現している．この点を考慮すると，T細胞が引き起こすフェノタイプの違いはT細胞の分化過程におけるDsg3分子の有無に起因している可能性が考えられた．

そこでDsg3H1 T細胞をDsg3の存在あるいは非存在下で分化させるために，Dsg3H1マウスから野生型マウスあるいは$Dsg3^{-/-}$マウスそれぞれに骨髄移植し，Dsg3H1 T細胞を分化させた（図2D）．続いて，各レシピエントマウスのDsg3H1 T細胞を単離し，これを$Dsg3^{-/-}$マウス由来のB細胞とともに$Rag2^{-/-}$へ移入し，Dsg3H1 T細胞の病原性を評価した．その結果，Dsg3存在下で分化したT細胞を移入した$Rag2^{-/-}$マウスでは，皮膚や口蓋組織において前述のようなinterface dermatitisを起こしていたが，PVの特徴である棘融解は認めなかった．一方，Dsg3非存在下で分化したT細胞を移入した$Rag2^{-/-}$マウスでは，interface dermatitisに加えて棘融解像を認めた．さらに免疫蛍光法で同病変部を観察すると，interface dermatitisで認めるT細胞の表皮真皮境界部への浸潤像と，PVで認める角化細胞表面へのIgGの沈着の両所見を同時に確認できた（図3E）．以上の結果から，Dsg3特異的CD4$^+$T細胞はDsg3に対する液性免疫としての抗Dsg3抗体産生と，細胞性免疫としてのinterface dermatitisの両者を同時に誘導できることを証明した．

3 皮膚を超えてDsg3特異的T細胞が引き起こす肺傷害

1）棘融解とinterface dermatitisを同時に認める腫瘍随伴性天疱瘡

腫瘍随伴性天疱瘡（PNP）は天疱瘡の亜病型であり，主に血液系腫瘍などの悪性腫瘍を有する患者に生じる[11]．詳細は別にゆずるが，臨床的には，皮膚症状に加えて口唇・口腔粘膜，鼻粘膜，眼結膜などの粘膜症状が非常に強い．典型例の皮膚病理所見の特徴はPVで認める棘融解像に加えて，T細胞が直接表皮を傷害するinterface dermatitisを同時に認めることであり，実験的にわれわれが誘導しえた前述の病理像と非常に酷似する（図3E）．すなわち，PNPでは自己抗体産生という液性免疫に加えて，interface dermatitisで特徴付けられる細胞性免疫の両者が病態に深く関与している．

一方，PNPには高頻度に致死的な閉塞性細気管支炎を合併することもPVと異なる大きな特徴としてあがる[12) 13)]．皮膚の自己免疫疾患であるPNPにおいて，なぜ肺の合併症が生じるのか，という点についてはわかっていない．

2）扁平上皮化生で生じる異所性Dsg3発現

われわれはPNPの特徴である細胞性免疫が，PNPに高率に合併する肺疾患と密接な関係があることを報告した[14)]．PNPの剖検例の肺所見を検討すると，しばしば肺における扁平上皮化生[※2]を認める[15)]．肺扁平上皮化生は肺がんや慢性気管支炎などで観察される肺の病理学的変化であるが，Dsg3分子が扁平上皮化生組織に発現し，肺はDsg3を異所性に発現しうる臓器であることがわかった（図4A）．

一方，マウスにナフタレンを投与すると肺のクララ細胞が選択的に傷害され，創傷治癒過程において扁平上皮化生が肺に生じるモデルが存在する．この扁平上皮化生マウスの肺の遺伝子発現を検討すると，Dsg3に加え，ケラチン5, 14のmRNAの発現を認め，表皮特異的な遺伝子発現が肺で生じていた（図4B）．さらに，この扁平上皮化生モデルに細胞傷害活性をもつDsg3特異的T細胞を移入すると，Dsg3特異的T細胞が肺に選択的に浸潤した（図4C）．以上の結果から，肺における扁平上皮化生によるDsg3の異所性発現が，皮膚を傷害するはずのDsg3特異的T細胞が肺を傷害する原因となりうることがわかった．PNPにおけるinterface dermatitisを引き起こす細胞性免疫がPNPの病態形成において重要な役割を担っている点を明らかにした．

おわりに

マウスにおけるDsg3特異的CD4$^+$T細胞の病原的役

> **※2 扁平上皮化生**
> 本来扁平上皮でない組織が，何らかの刺激により扁平上皮に置き換わった状態．

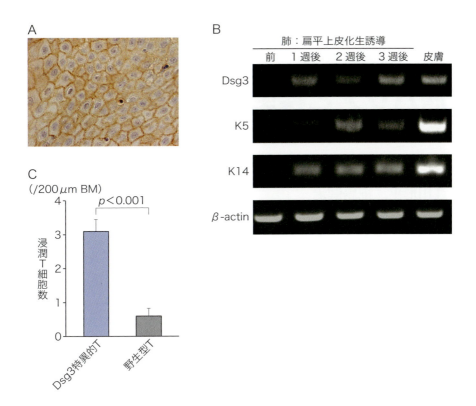

図4 異所性Dsg3発現とT細胞の肺浸潤
A）ヒト肺扁平上皮がんに認められた扁平上皮化生組織中のDsg3分子（茶）を染色した．B）扁平上皮化生モデルにおけるDsg3とケラチン（K）5および14の発現をRT-PCRで検出した．C）扁平上皮化生モデル肺を誘導した $Rag2^{-/-}$ マウスにDsg3特異的T細胞および野生型T細胞を移入し，肺上皮へ浸潤するT細胞数を比較した．BM：基底膜．BおよびCは文献14より転載．Copyright 2013. The American Association of Immunologists, Inc.

割について，皮膚のバリア障害の観点より概説した．Dsg3に対する自己免疫応答が引き起こす病理学的変化が，棘融解だけでなくinterface dermatitisをも含むことが明らかになった．今後の研究により，Th2型のDsg3に対する細胞性免疫がEoEのような病態がいまだはっきりしない疾患と結びつく結果を期待したい．

文献

1) Kubo A, et al：J Clin Invest, 122：440-447, 2012
2) Samuelov L, et al：Nat Genet, 45：1244-1248, 2013
3) Amagai M, et al：Cell, 67：869-877, 1991
4) Ishii K, et al：J Immunol, 159：2010-2017, 1997
5) Greenhawt M, et al：J Allergy Clin Immunol Pract, 1：332-340; quiz 341-342, 2013
6) Kottyan LC, et al：Nat Genet, 46：895-900, 2014
7) Davis BP, et al：JCI Insight, 1：e86355, 2016
8) Amagai M, et al：J Clin Invest, 105：625-631, 2000
9) Takahashi H, et al：J Immunol, 181：1526-1535, 2008
10) Takahashi H, et al：J Clin Invest, 121：3677-3688, 2011
11) Anhalt GJ, et al：N Engl J Med, 323：1729-1735, 1990
12) Chorzelski T, et al：J Am Acad Dermatol, 41：393-400, 1999
13) Nousari HC, et al：N Engl J Med, 340：1406-1410, 1999
14) Hata T, et al：J Immunol, 191：83-90, 2013
15) Osmanski JP 2nd, et al：Chest, 112：1704-1707, 1997

＜筆頭著者プロフィール＞
高橋勇人：慶應義塾大学医学部卒．医学博士．大学院で天疱瘡モデルマウスにおけるDsg3反応性T細胞のクローニングと解析を行う．これをもとにTCRトランスジェニックマウスを作製し，T細胞依存性の新たな皮膚炎モデルを確立．2009年より米国NIH，John O'Shea博士の研究室へ留学しT細胞免疫学の基礎的研究に従事．現在，皮膚免疫学の追究をめざして，慶應義塾大学皮膚科にて勤務．

第2章 臓器特異的バリアとその破綻による疾患

2. 皮膚バリアと疾患②：アトピー性皮膚炎

野村尚史，江川形平，椛島健治

> アトピー性皮膚炎はTh2型免疫異常を示す皮膚炎の典型例として理解されてきた．しかし，近年の遺伝学的および疫学的研究から，その発症に皮膚バリア障害が大きく関与することが解明された．したがって，アトピー性皮膚炎の治療と予防を達成するには，皮膚バリア機能を担う角化について理解する必要がある．角化とは，表皮を構成する角化細胞が段階的に分化して角層を形成し，最終的に体外に脱落してゆく分化過程である．本稿では角化のメカニズムとそこに関与する分子を紹介し，アトピー性皮膚炎との関連について解説する．

はじめに

皮膚は体内と体外を隔てる境界臓器である．外界に対する障壁（バリア）として微生物や物理化学的刺激から生体を防御するのみならず，水分喪失の防止，体温調節，また感覚器として機能するなど，多彩な機能を発揮する人体最大の臓器である（面積1.8 m²，重量は体重の約16％）．何らかの理由で皮膚のバリア機能が低下すると，外界の抗原，微生物，物理化学的刺激が体内に到達し炎症が惹起される．

[キーワード&略語]
角層，タイトジャンクション，アトピー性皮膚炎，フィラグリン

SAM症候群：severe dermatitis, multiple allergies, and metabolic wasting syndrome
SPINK5：serine protease inhibitor Kazal-type 5
TSLP：thymic stromal lymphopoietin

近年の研究から，アトピー性皮膚炎の増悪因子あるいはその原因が，皮膚バリア機能の障害と関係することが明らかになった．皮膚バリア機能は，皮膚の角化に大きく依存しており，実際に，角化関連遺伝子のいくつかは，アトピー性皮膚炎やアトピー性皮膚炎様皮膚炎を呈する遺伝性疾患と相関することがわかりつつある（**表**）．さらに，アトピー性皮膚炎の病態形成で中心的な役割を果たすTh2型サイトカインが，皮膚バリアを弱体化させることも明らかになってきた．これらの知見に基づき，アトピー性皮膚炎に対する新たな治療法，予防法も考えられている．本稿では，皮膚バリアの構造と皮膚炎の関係について解説する．

1 表皮の構造

皮膚は層状構造をしており，外側から，表皮（epidermis），真皮（dermis），皮下組織（subcutaneous

Barrier deficiency and atopic dermatitis
Takashi Nomura[1)2)] /Gyohei Egawa[1)] /Kenji Kabashima[1)]：Department of Dermatology, Kyoto University Faculty of Medicine[1)] /Institute for Advancement of Clinical and Translational Science, Kyoto University Hospital[2)]（京都大学大学院医学研究科皮膚科学[1)] /京都大学医学部附属病院臨床研究総合センター[2)]）

表　アトピー性皮膚炎と関係する主な角化関連分子

分子	遺伝子	機能	関連する疾患
フィラグリン	FLG	ケラチン線維の凝集，ケラトヒアリン顆粒の形成	尋常性魚鱗癬（アトピー性皮膚炎罹患率の増加）
トランスグルタミナーゼ1	TGM1	周辺帯の形成	非水疱性魚鱗癬様紅皮症・葉状魚鱗癬（完全欠損例）
トランスグルタミナーゼ5	TGM5	周辺帯の形成	peeling skin syndrome type 2
ATP-binding cassette subfamily A member 12	ABC12	層板顆粒の形成異常	先天性魚鱗癬様紅皮症（軽症例）・道化師様魚鱗癬（重症例）
Tmem79/mattrin	TMEM79	層板顆粒の分泌	遺伝子欠損マウスでアトピー性皮膚炎様症状
デスモグレイン1	DSG1	コルネオデスモソームの構成	SAM症候群
コルネオデスモシン	CDSN	コルネオデスモソームの補強	peeling skin syndrome type 1
lymphoepithelial Kazal-type 5 serine protease inhibitor（LEKTI）	SPINK5	セリンプロテアーゼ活性の阻害	Netherton症候群

tissue）からなる（**図1A**）．表皮は，厚さ約200μmで，その95％は角化細胞（keratinocyte）である．残る5％はメラノサイト（メラニン色素産生細胞），ランゲルハンス細胞（抗原提示細胞），メルケル細胞（知覚細胞）である．

　表皮の最外層は，20μm厚の角層（stratum corneum）である（**図1B**）．角層は，角化細胞が脱核して死滅した角質細胞（corneocyte）が約10層に重層したもので，皮膚バリア機能の大部分を担う．角層直下には，ケラトヒアリン顆粒（keratohyaline granule）を有する顆粒細胞（granular cell）が数層に重なる顆粒層（stratum granulosum）を構成する．顆粒細胞はタイトジャンクション（tight junction）で互いに強固に結合し，外界からの異物侵入を阻止するとともに，体内水分の喪失を防止している．顆粒層に続いて，デスモソームで相互結合した有棘細胞が5〜10層に重層する有棘層（stratum spinosum）が位置する．表皮最下層は，単層の基底細胞（basal cell）からなる基底層（stratum basale）で真皮と接する．基底細胞は立方体の細胞で，表皮と真皮の境界部にある基底膜とヘミデスモソームを介して結合する．

2 物理的皮膚バリア

1）角化と皮膚バリア

　角化細胞は，段階的に分化しながら基底層，有棘層，顆粒層へと移動し，角層を形成する角質細胞となり，最終的に体外に脱落（落屑，desquamation）する．この分化過程を「角化（keratinization）」という．皮膚バリア機能は，角化の最終段階である角層が大きく貢献する．したがって，角化に異常をきたす要因は，皮膚バリア機能の低下に直結する．皮膚バリア機能は，経表皮水分蒸散量（transepidermal water loss：TEWL）に反映され，バリア機能が低下するとTEWLが増加する．TEWLは顆粒層のタイトジャンクションによって厳密に管理されている．

　角層は，角質細胞と，角質細胞間を満たす細胞外成分（細胞間脂質）からなり，それぞれ「煉瓦」と「漆喰」の関係（bricks and mortar）になぞらえられる（**図1C**）．角質細胞の細胞膜は，非常に強固な周辺帯（marginal bandまたはcornified envelope）といわれる構造で裏打ちされている．角質細胞は，容易に脱落しないようにコルネオデスモソーム（corneodesmosome）で互いに連結されている．

　角化が正常に進行し，堅牢な角層が形成されるためには，ケラトヒアリン顆粒と層板顆粒〔lamellar granule，別名オドランド小体（Odland body）〕が重要である．いずれも顆粒層の顆粒細胞内に出現する構造体である．ケラトヒアリン顆粒は，プロフィラグリンやケラチンなどを主体とするタンパク質凝集体であり，周辺帯の形成と天然保湿因子（natural moisturizing factors）の供給に資する．層板顆粒には，カリクレイン（コルネオデスモソームを切断して落屑を促す酵素）や角質細胞外成分（脂質など）が含まれる．

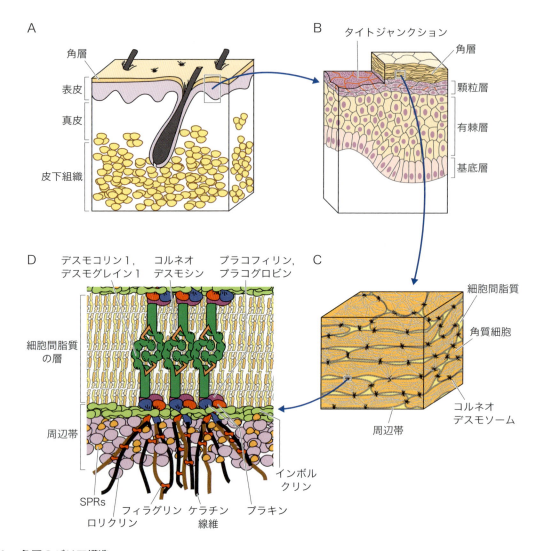

図1 角層のバリア構造
A）皮膚の構造，B）表皮の構造，C）角層の"bricks and mortar"構造，D）辺縁帯およびコルネオデスモソームの構造．

2）フィラグリンの多様な機能

顆粒細胞が有するケラトヒアリン顆粒は，プロフィラグリン，ロリクリン，ケラチン線維などからなり，最終的に角質細胞の内部を満たす成分となる．プロフィラグリンは約4,000個のアミノ酸からなる巨大なタンパク質で，フィラグリン[※1]（324アミノ酸，37 kD）が10〜12個連なっている（図2）．プロフィラグリンは，CAP1やSASPaseなどのプロテアーゼによりフィラグリンに切断される．フィラグリンはケラチンと結合して複合体を形成し凝集する．同時期に細胞の扁平化と脱核化が進行して顆粒細胞は角質細胞に分化し，角層が形成される．

フィラグリンはケラチンから分離した後，caspase 14, calpain1, bleomycin hydrolaseなどの酵素により，最終的にアミノ酸に分解され，天然保湿因子とな

> **※1 フィラグリン**
> ケラトヒアリン顆粒内の主要なタンパク質．角層におけるケラチンの凝集，保湿，pHの調整，と多段階にわたって皮膚のバリア形成に関与する．日本人のアトピー性皮膚炎患者のおよそ25％でフィラグリン遺伝子変異がみつかる．

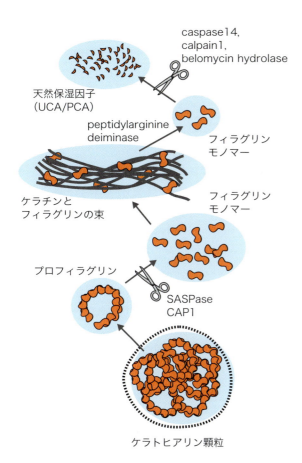

図2 フィラグリンのプロセッシング
プロフィラグリンからフィラグリン（モノマー），天然保湿因子〔ウロカニン酸（UCA）/ピロリドンカルボン酸（PCA）など〕へと分解されていく．

る．なかでもヒスチジンやグルタミン酸から転換される，それぞれ，ウロカニン酸やピロリドンカルボン酸は，皮膚を保湿し適正なpHを維持する[1]．フィラグリンの欠損やその他の理由により天然保湿因子が不足すると，皮膚が乾燥しpHが上昇する．その結果，皮膚常在細菌叢が変化（dysbiosis）したり病原性細菌が定着（colonization）したりするなどして，皮膚炎が惹起されやすくなると考えられている[2]．

フィラグリン遺伝子を欠損したマウスは外部抗原に感作されやすい．またBalb/cマウスの（Th2環境に偏向しやすい）遺伝的背景にすると，マウスは慢性皮膚炎を自然発症する．さらに，前述のCAP1, SASPase，あるいはcaspase 14を欠損させたマウスは，皮膚バリア機能が低下する[1]．

ヒトにおけるフィラグリン欠損は尋常性魚鱗癬を引き起こす．尋常性魚鱗癬は常染色体優性遺伝の遺伝性疾患である．フィラグリン遺伝子の異常の結果，フィラグリン合成が低下するため，ケラトヒアリン顆粒の形成異常をきたし，角層形成不全となる．その結果，皮膚バリア機能/保湿機能が低下し，いわゆる「さめ肌」となる．角層が肥厚するが，それは角層の増生ではなく角質細胞の脱落が遅延する結果である．顆粒層は減少ないし消失する．2006年に，アトピー性皮膚炎患者の20〜50％がフィラグリン遺伝子の突然変異を有することが明らかになり，アトピー性皮膚炎と皮膚のバリア機能の関係が注目された[1]．また，プロフィラグリンをフィラグリンに分解するSASPaseの変異が，ヒト角層の保湿制御に関与することがわかっている[1]．フィラグリン2遺伝子もアトピー性皮膚炎に関与する可能性が示唆されるが，その機序は不明である[1]．

以上のように，フィラグリンは角質細胞の正常な分化に必要なだけでなく，最終的には天然保湿因子として保湿作用と皮膚表面pH調節機能を発揮するなど，多彩な機能を併せもつ．またフィラグリン異常による皮膚バリアの機能低下は，外来抗原による感作を亢進させ，アトピー性皮膚炎の重要な発症要因となる．

3）周辺帯の形成と角化への影響

角質細胞の細胞膜は，周辺帯という強固な構造で裏打ちされている．周辺帯の本体は不溶性タンパク質で，ケラチン，フィラグリン，インボルクリンなどが高度に架橋されたものである（**図1D**）．このタンパク質架橋はトランスグルタミナーゼ（TG）1，TG3，TG5が触媒し，有棘層上層の有棘細胞内から開始される．TG1の欠損は葉状魚鱗癬や非水疱性魚鱗癬様紅皮症の原因となる[1]．またTG5を欠損すると，顆粒層と角層間が乖離し，手指足指先端の皮膚が剥離するpeeling skin syndrome type 2を発症する[1]．現時点ではこれらのTG欠損症とアトピー性皮膚炎の直接関係は報告されていない．したがってアトピー性皮膚炎の発症には，物理的バリア以外の要素も関与すると考えられる．

4）角質細胞間脂質

角層の漆喰にあたる細胞間脂質は，セラミド，遊離脂肪酸，コレステロールが1：1：1の割合で構成される．これらの脂質成分は，顆粒細胞の層板顆粒に蓄積されており，角層に移動した角化細胞から放出される[1]．

脂質の放出はATP結合カセット輸送体に属するABCA12が関与する．ABCA12の突然変異は先天性魚鱗癬様紅皮症の原因であり，重症例は道化師様魚鱗癬となる．また，Tmem79/mattrinも層板顆粒の放出に関与する．Tmem79/mattrin欠損マウスは皮膚炎を自然発症し，血中IgEが増加するなど，アトピー性皮膚炎と類似の症状を示す[3]．またアトピー性皮膚炎患者の一部に*TMEM79*遺伝子の突然変異が見出されている[4]．したがって，層板顆粒の分泌不全はアトピー性皮膚炎の発症に関与すると考えられる．

層板顆粒は角質細胞間脂質だけでなく，次に述べるように落屑を制御するコルネオデスモシンやカリクレインなどを含む．したがって，層板顆粒の分泌異常は，角質細胞間脂質だけでなく，落屑異常の原因となり，ひいてはバリア機能の低下につながる（次節参照）．

5）コルネオデスモソームとカリクレインによる落屑の調節

角質細胞はコルネオデスモソームで強固に連結されている（**図1D**）．コルネオデスモソームは，プラコグロビン，プラコフィリン，またそれらと結合したデスモグレイン1，デスモコリン1から構成される．さらに，層板顆粒に含まれるコルネオデスモシンがコルネオデスモソームの結合を補強する．コルネオデスモソームが切断されると角質細胞が脱落（落屑）する．

重症のアトピー性皮膚炎様皮疹を生ずるSAM（severe dermatitis, multiple allergies, and metabolic wasting）症候群（別名 EPKHE, erythroderma accompanied by palmoplantar keratoderma, hypotrichosis, and increased serum IgE）は，デスモグレイン1の突然変異により，コルネオデスモソームの強度が低下し，角質細胞が早期脱落することが原因である[5]．コルネオデスモシンを欠損するとpeeling skin syndrome type 1を発症し，アトピー性皮膚炎様皮膚炎のほか，食物アレルギー，血管性浮腫，蕁麻疹，喘息，高IgE血症を示す[6]．これらの疾患群では，皮膚炎以外のアレルギー性疾患が出現するため，皮膚バリアとアレルギー全般の関連が示唆される．

角質細胞の落屑は，KLK5，KLK7，KLK14などのカリクレインによるコルネオデスモソームの分解反応で調節されている（**図3**）．*SPINK5*[※2]（serine protease inhibitor Kazal-type 5）遺伝子がコードするLEKTI（lymphoepithelial Kazal-type 5 serine protease inhibitor）タンパク質は，角層で働く重要なプロテアーゼインヒビターであり，角層におけるカリクレインのプロテアーゼ活性を制御している．カリクレインもLEKTIも層板顆粒の成分であり，顆粒層から角質層に移行する段階で細胞外に放出される．

カリクレインは少なくとも3つの機能を有する．第1に，コルネオデスモソームを分解し落屑を促すことは前述の通りである．第2に，角化細胞表面のPAR（protease-activated receptor）2に対して作用し活性化する．PAR2からのシグナルは，細胞間脂質の代謝やTh2型免疫応答の誘導などにかかわる[7]．第3に，角質細胞内に豊富に存在するIL-1α前駆体，IL-1β前駆体をプロセスし，おのおの活性型に変換する[8]．したがって，落屑や細胞間脂質の分泌が正常に行われるには，カリクレインが適切なタイミングで活性化されねばならない．しかし，何らかの理由でカリクレインが「過剰に」活性化すると，角層剥離が進み，IL-1関連炎症が亢進する．例えば，フィラグリン欠損により，その最終産物ウロカニン酸のpH調節作用が消失し，皮膚のpHが上昇するとカリクレイン活性は増強しうる[1,9]．また，*SPINK5*遺伝子の変異によってカリクレイン抑制機構が破綻すると，アトピー性皮膚炎様皮膚炎，食物アレルギー，花粉症をはじめとするアレルギー症状を示すNetherton症候群を発症する．

体表におけるカリクレイン機能の詳細な理解と，その創薬への応用は今後の課題である．

6）タイトジャンクション

タイトジャンクションはclaudinとoccludinによって顆粒細胞間に形成され，皮膚からの水分喪失を防いでいる．マウスでclaudin-1の発現レベルを低下させると，皮膚バリアの機能低下や表皮肥厚，慢性皮膚炎など一部アトピー性皮膚炎と共通の症状が出現する[10]．しかしこのマウスはIL-12やIFN-γ優位の炎症反応で

※2 SPINK5
Netherton症候群の原因遺伝子．LEKTIタンパク質をコードする．LEKTIは角層内の重要なプロテアーゼインヒビターであり，カリクレインの活性を制御している．カリクレインの活性が過剰になると角層の剥離が亢進し，角層バリア機能の異常をきたす．

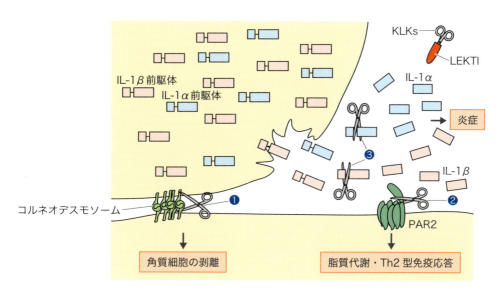

図3　カリクレインとLEKTI
カリクレイン（KLKs）はpH依存性のプロテアーゼであり，❶コルネオデスモソームの分解，❷PAR2の活性化，❸細胞外のIL-1α/βの活性化といった機能をもつ．プロテアーゼインヒビターであるLEKTIがその機能を制御する．

あり，IgEも上昇しない．一方，ヒトではclaudin-1多型とアトピー性皮膚炎の相関が報告されている[1）11)]．したがって，皮膚バリア障害以外にも遺伝的背景などの因子がアトピー性皮膚炎の病態に関係すると考えられる．

3 皮膚バリアと皮膚免疫

皮膚は免疫臓器でもあり，外部から侵入する抗原に応じて種々の免疫反応を発揮する．健常皮膚に常駐する免疫細胞は，表皮有棘層の樹状細胞とCD8$^+$細胞傷害性メモリーT細胞，真皮に存在するCD4$^+$ヘルパーメモリーT細胞，真皮樹状細胞，マクロファージ，肥満細胞，自然リンパ球（innate lymphoid cell：ILC）などである[12）〜14)]．近年，皮膚の物理的バリア異常が，Th2型免疫反応に直結することの機序がわかってきた．

掻破などで皮膚が物理的に傷害されると，角化細胞によるTSLP（thymic stromal lymphopoietin），IL-25，IL-33の発現を誘導する[14)]．これらのサイトカインはグループ2 ILC（ILC2）やTh2細胞を活性化し，皮膚の免疫反応をTh2型へと誘導する．活性化ILC2はIL-5やIL-13を分泌し，好酸球を炎症局所によび寄せる．またILC2が分泌するサイトカインはTh2細胞を活性化する．さらにTSLPで刺激された樹状細胞はOX40Lを発現し，ナイーブT細胞をTh2細胞に分化誘導する．これらの影響が総合的に働き，皮膚の免疫応答はさらにTh2型に偏向していく．

一方，Th2型サイトカイン自体も，皮膚の物理的バリアを減弱させる．角化細胞はTSLP受容体（IL-7α/CRLF2），IL-33受容体（ST2/IL-1RAcP）を発現しており，TSLPまたはIL-33で刺激されるとフィラグリン産生量が低下する[11)]．またIL-4，IL-13も角化細胞に作用しSTAT3依存的にフィラグリン産生を抑制する[12)]．したがってTh2型免疫応答自体が，フィラグリン産生抑制を通して，皮膚の物理的バリア機能を低下させることになる．

アトピー性皮膚炎の患者は，加齢とともに，食物アレルギー，喘息，花粉症といったアレルギー性疾患に罹患する．これをアレルギーマーチまたはアトピーマーチ（allergic or atopic march）という[12)]．またNetherton症候群やSAM症候群など，皮膚バリアの異常に起因する遺伝性疾患では，皮膚以外のアレルギー疾患を合併する．したがって，皮膚とその他のアレルギー疾患との密接な関係が示唆される．

おわりに

近年，疫学的研究結果から，湿疹などにより皮膚バリア機能が低下した小児が，経皮的に食物抗原に感作されると食物アレルギーになるとの説が提唱されている[15]．その結果，少なくとも小児の食物アレルギーに対する制限食の意義が再考されている．また，スキンケアの重要性が再認識されている．

今後，皮膚バリアの回復を目的とした治療の検証が必要である．なかでもフィラグリンは皮膚バリアを改善するための標的として有望である．動物実験ではフィラグリン発現を誘導する小分子が，マウス皮膚炎を抑制する[16]．またJAK阻害薬で皮膚炎モデルマウスの皮膚のSTAT3を抑制すると，フィラグリンの発現が回復し，皮膚炎を改善できる[17]．他にも，ワセリンや中波長紫外線がフィラグリン発現を増強することが報告されている[11]．

一方で，いったん発症した皮膚炎を抑制し，再燃を予防することも重要である．IL-4とIL-13の作用を阻害する抗IL-4Rα抗体dupilumabは，アトピー性皮膚炎に有効である[11]．しかし抗体投与を中止すると皮膚炎が再燃する．皮膚炎の再燃を予防するうえで，皮膚バリアの強化がどの程度有効かはまだ明らかでない．今後，Th2型免疫反応の制御と皮膚バリアの回復を含めた，包括的な治療法の開発が望まれる．

文献

1) Egawa G & Kabashima K：J Allergy Clin Immunol, 138：350-358.e1, 2016
2) Nakamizo S, et al：Semin Immunopathol, 37：73-80, 2015
3) Sasaki T, et al：J Allergy Clin Immunol, 132：1111-1120.e4, 2013
4) Saunders SP, et al：J Allergy Clin Immunol, 132：1121-1129, 2013
5) Samuelov L, et al：Nat Genet, 45：1244-1248, 2013
6) Oji V, et al：Am J Hum Genet, 87：274-281, 2010
7) Hachem JP, et al：J Invest Dermatol, 125：510-520, 2005
8) Kezic S, et al：J Allergy Clin Immunol, 129：1031-1039.e1, 2012
9) Rippke F, et al：Am J Clin Dermatol, 5：217-223, 2004
10) Tokumasu R, et al：Proc Natl Acad Sci U S A, 113：E4061-E4068, 2016
11) Nomura T & Kabashima K：J Allergy Clin Immunol, 138：1548-1555, 2016
12) Kabashima K：J Dermatol Sci, 70：3-11, 2013
13) Nomura T, et al：J Dermatol Sci, 76：3-9, 2014
14) Kim BS：J Invest Dermatol, 135：673-678, 2015
15) du Toit G, et al：J Allergy Clin Immunol, 137：998-1010, 2016
16) Otsuka A, et al：J Allergy Clin Immunol, 133：139-146.e1-10, 2014
17) Amano W, et al：J Allergy Clin Immunol, 136：667-677.e7, 2015

<筆頭著者プロフィール>

野村尚史：1991年，筑波大学医学専門学群卒業．'97年，京都大学大学院医学研究科博士課程修了．'97～2000年，米国NIH客員研究員．'00～'08年，京都大学再生医科学研究所生体機能調節学分野．'08～'11年，京都大学AK拠点．'11～'12年，京都大学大学院医学研究科皮膚科学．'13～'15年，医仁会武田総合病院皮膚科．'15年より，京都大学医学部附属病院臨床研究総合センター兼京都大学大学院医学研究科皮膚科学．研究テーマ：皮膚免疫の制御．

第2章 臓器特異的バリアとその破綻による疾患

3. 消化管バリアと疾患①：炎症性腸疾患

大島 茂，渡辺 守

クローン病と潰瘍性大腸炎は原因不明の難病でいまだ根治療法はない．遺伝的背景があり，何らかの環境因子と腸内細菌に過剰な免疫反応を起こすことにより腸管バリアを破壊し炎症を惹起すると考えられている．クローン病と潰瘍性大腸炎では腸管上皮細胞死が増加しており，TNFαに関連する細胞死が腸管バリアに関与していると考えられる．また，ゲノムワイド関連解析（GWAS）で同定されたATG16L1遺伝子変異のあるクローン病患者ではパネート細胞における抗菌ペプチド産生が異常であり，オートファジーによる腸管バリア調節が病態に深くかかわっていると考えられる．

はじめに

炎症性腸疾患は，主として消化管に慢性炎症または潰瘍を起こす疾患の総称で，一般的にはクローン病と潰瘍性大腸炎のことを指す．両疾患とも原因不明で根治療法がなく厚生労働省より特定難病に指定されている．患者数は増加し続け，病因病態解明が急務である．本稿では，腸管バリア機能の観点から炎症性腸疾患について概説する．

[キーワード＆略語]
TNFα，ネクロプトーシス（necroptosis），オートファジー（autophagy），クローン病（Crohn's disease），潰瘍性大腸炎（ulcerative colitis）
GWAS：genome-wide association study（ゲノムワイド関連解析）

1 クローン病と潰瘍性大腸炎の臨床的特徴

1）クローン病

10歳代後半〜20歳代に腹痛，下痢，体重減少，発熱などの症状とともに発症することが多い．回盲部や大腸に縦走潰瘍や敷石像などの病変を認め，腸管のあらゆる場所に非連続性に病変を生じる．全層性に炎症があり非乾酪性類上皮細胞肉芽腫を伴い狭窄や瘻孔を認め，特徴的肛門病変を有することも多い（図1）．主な内科的治療としては栄養療法と薬物療法がある．初発時や活動期には寛解をめざした治療を行い，寛解導入後には寛解を維持する治療を行う．

病状・病変は再燃寛解をくり返しながら進行し，外科的治療が必要な場合や社会生活が損なわれる場合もある．

Intestinal barrier function in IBD
Shigeru Oshima/Mamoru Watanabe：Department of Gastroenterology and Hepatology, Tokyo Medical and Dental University (TMDU)（東京医科歯科大学消化器内科）

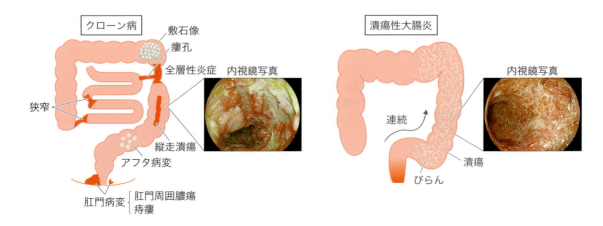

図1　クローン病・潰瘍性大腸炎
クローン病の病型は縦走潰瘍，敷石像または狭窄の存在部位により，小腸型・小腸大腸型・大腸型に分類される．潰瘍性大腸炎の病型は病変の拡がりにより全大腸炎・左側大腸炎・直腸炎・右側あるいは区域性大腸炎に分類される．
（写真提供：東京医科歯科大学消化器内科　藤井俊光医師）

2）潰瘍性大腸炎

持続性または反復性の血便が特徴的な症状である．比較的若年発症であるが中高年での発症も認められる．直腸から連続性・びまん性に大腸粘膜の炎症や潰瘍を認め，腸管外合併症として関節炎や皮膚症状などがある（**図1**）．内科的治療は重症度・罹患範囲に応じて薬剤を選択する．内科的治療に抵抗性の場合やがん化が認められた場合などには外科的治療（大腸全摘）の適応になる．両疾患とも詳細は「潰瘍性大腸炎・クローン病診断基準・治療指針」[1]を参照されたい．

2 クローン病と潰瘍性大腸炎におけるバリア障害

1）病因とバリア機能

腸管は人体における最大の面積で体外と面している．体内側には数多くの抗原提示細胞・リンパ球などの免疫細胞などが存在している．体外側には多数の細菌・ウイルスや食事抗原などが存在し，これらを1層の腸管上皮細胞を中心に，タイトジャンクション，抗菌ペプチド，ムチンなどが腸管バリアを司り免疫細胞と協調して体内・体外の恒常性を維持している．腸管上皮細胞は陰窩底部の幹細胞から特定の機能をもった細胞へ分化しており，バリア機能に特に重要なのは杯細胞（goblet cell）とパネート細胞（Paneth cell）である．

杯細胞はムチンなどの糖タンパク質を主な成分とした粘液を放出することで物理的なバリアの役割を果たしている．パネート細胞は複数の抗菌ペプチドを放出し細菌の侵入を阻止する役割を担っている．潰瘍性大腸炎では粘液を産生する杯細胞が「消失」することが広く知られている．現在は炎症による非特異的反応とも考えられているが，杯細胞から産生されるムチンなどバリア機能の破綻が潰瘍性大腸炎の病態と密接な関係があることが示唆される．今日までさまざまな研究によりクローン病や潰瘍性大腸炎は，遺伝的背景があり，何らかの環境因子と腸内細菌に過剰な免疫反応を起こすことにより腸管バリアを破壊し炎症を惹起すると考えられている（**図2**）[2)3)]．両疾患は臨床的特徴が異なるだけでなく病因も異なることが示唆されているが，現在でもどのようにこの3因子が相互作用し，何の抗原をトリガーとして腸管バリアでコントロールできない炎症が惹起されているかは不明である．しかし，抗TNFα抗体など分子標的薬は，免疫系の1カ所をピンポイントに是正することで腸管炎症を抑え潰瘍を改善し，粘膜治癒を起こしうることを明らかにした．さらに，粘膜治癒した患者は長期予後が改善することが明らかとなっており，根本治療をせずとも粘膜治癒つまりは腸管バリアを正常に近づけることが再燃抑制に重要であることを示唆している．

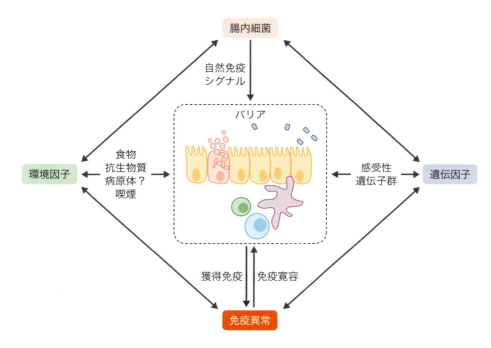

図2　炎症性腸疾患の発症機序
環境因子・遺伝因子・腸内細菌の3因子が密接に関係し炎症が惹起されると考えられているが，詳細は不明な点が多い．

2）病態におけるバリア障害

GWAS（ゲノムワイド関連解析，genome-wide association study）においてクローン病と潰瘍性大腸炎の疾患感受性遺伝子が多数同定されている[4)5)]．両疾患で共通する遺伝子群もあるが異なる遺伝子群も存在する．そのなかには，自然免疫や獲得免疫にかかわる遺伝子群とともにTNFシグナルやオートファジー[※1]にかかわる遺伝子も複数存在している．個々の細胞種や分子の機能解説は他稿に譲り，炎症性腸疾患におけるバリア機能障害を細胞死やオートファジーの観点から概説する．

ⅰ）腸管上皮細胞死とバリア障害

クローン病と潰瘍性大腸炎で腸管上皮細胞死が増加しているとの報告は多数ある．そのなかにはクローン病において上皮細胞のネクローシス様形態学変化も報告されていた．近年ネクロプトーシス[※2]（計画されたネクローシス）の中心分子であるRIPK3がクローン病の回腸末端のパネート細胞で高発現し，電子顕微鏡にてパネート細胞でネクロプトーシスの形態が観察されたこと，パネート細胞数も減少していたこと[6)]から再び上皮細胞死が脚光を浴びることとなった．腸管上皮細胞死が病態を引き起こす原因なのか炎症による二次的変化なのかは厳格な意味ではいまだはっきりしない．腸管上皮細胞死は，物理的バリアが破壊されるだけでなく，パネート細胞から産生される抗菌ペプチドなどの量や品質が変化することでバリア機能を変化させ，腸内細菌叢の変化や粘膜下層の免疫細胞への作用を増強させる．その結果炎症が引き起こされ，炎症性サイトカインが上昇すると考えられる．TNFαやIFNγなどの炎症性サイトカインは潰瘍やびらんなどの腸管壁

※1　オートファジー
プロテアソーム系と並ぶ主要な細胞内分解システムで，主な働きは栄養源確保・代謝・有害物の隔離除去などである．隔離膜が細胞質やオルガネラの一部をとり囲みオートファゴソームとなり，リソソームが融合し内容物が分解される．

※2　ネクロプトーシス
アポトーシスは計画的細胞死で，ネクローシスは偶発的な細胞死と考えられていた．近年RIPK3を実行因子とする計画的ネクローシス（ネクロプトーシス）が判明し，多くの生理現象に関与していることが明らかとなった．

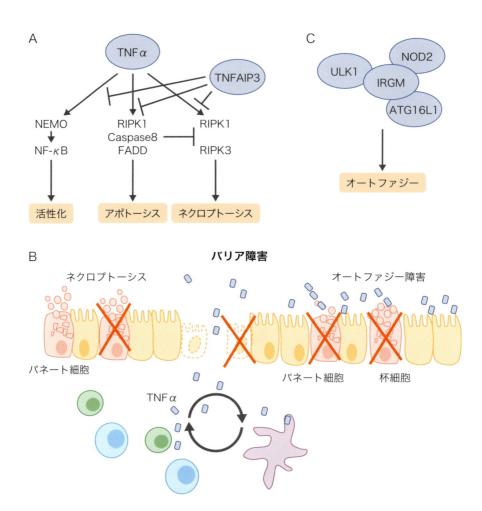

図3 炎症性腸疾患とバリア障害
A）TNFαシグナルと抑制性遺伝子TNFAIP3．TNFAIP3はユビキチンを介してTNFα誘導性NF-κBシグナルと細胞死シグナルを抑制する．B）バリア障害による炎症惹起．上皮細胞死やオートファジー減弱によりバリア障害をきたし炎症が惹起される可能性が考えられている．C）疾患感受性遺伝子とオートファジー．複数の感受性遺伝子が複合体を形成してオートファジーを誘導する．

の構造変化を引き起こし，さらなる上皮細胞障害や炎症を惹起すると考えられる（**図3**）．

クローン病や潰瘍性大腸炎では全身や局所においてTNFαが上昇し，GWASにおいてTNFαに関与する遺伝子群（RELA，NFKB1，TNFAIP3※3）が疾患感受性遺伝子として同定されている[4) 5)]．TNFαはNF-κBシ

> **※3 TNFAIP3**
> ユビキチン修飾遺伝子である．同一分子内にユビキチンリガーゼドメイン（E3）と脱ユビキチン化ドメイン（DUB）の両方をもつユニークな分子である．さまざまな自己免疫疾患の感受性遺伝子として同定されている．

グナルを誘導するとともに細胞死シグナルも誘導する．RELAとNFKB1遺伝子はNF-κBシグナルの中心的分子である．TNFAIP3（A20）はユビキチン修飾遺伝子でNF-κBシグナルおよび細胞死シグナルを抑制的に制御している[7)]（**図3A**）．TNFAIP3全身性欠損マウスでは自然発症腸炎を認め[7)]，腸管上皮細胞特異的欠損マウスでは腸管上皮細胞死増加および実験腸炎が増悪する[8)]．また，腸管上皮細胞におけるTNFAIP3発現はタイトジャンクションを介してバリア機能も制御していることも明らかとなっている[9)]．さらに免疫細胞特異的TNFAIP3欠損マウスでは自然発症腸炎[10)]ととも

にパネート細胞死を認めている[11]．このことは，上皮細胞だけではなく免疫細胞のTNFAIP3が腸管バリア障害を介して腸炎を制御していることを示している．われわれは，TNF誘導性細胞死においてポリユビキチン鎖が機能することを明らかにしているが[12]，TNFAIP3がRIPK3のポリユビキチン化を制御して細胞死シグナルを制御していることも明らかにした[13]．TNFAIP3遺伝子多型と抗TNF抗体治療効果に明らかな相関を認めており[11]，TNFAIP3の詳細な検討がバリア機能を介した腸炎解明に重要であると考えられる．

さらにはTNFα誘導性NF-κBシグナル分子のNEMOを腸管上皮特異的に欠損させると上皮細胞死の増加とともに腸炎を認め，TNFR1を欠損させると腸炎が改善する[14]．一方，TNF誘導性細胞死シグナル分子のFADDやCaspase8の腸管上皮細胞特異的欠損マウスもパネート細胞の減少や腸炎をきたすことが明らかになっている[6,15]．やはりTNFαは腸管バリアを介した病態の中心にあると考えられ，抗TNFα抗体治療はTNFα誘導性細胞死を改善することでバリア機能を改善していると考えることもでき，さらなる検討が必要である（図3B）．

ⅱ）オートファジーとバリア障害

オートファジーはタンパク質だけではなくオルガネラや細菌も分解できる大規模な分解機構であり，同機構の破綻は神経疾患・感染症・腫瘍などの発症に直結する．基質認識に特異性がないと考えられてきたが，ユビキチンを介して特異的に認識する選択的オートファジーが明らかになってきた．GWASにおいてクローン病感受性遺伝子としてATG16L1とIRGM遺伝子の変異が発見されて以来，オートファジー障害が着目されるようになった．実際に患者サンプルでATG16L1遺伝子多型とパネート細胞異常が相関することが報告された[16]．GWASにより同定されたATG16L1 T300A変異タンパク質はcaspase3により不安定となり[17,18]，結果としてオートファジーが減弱することが示されている．オートファジーの減弱もしくは欠損はパネート細胞からの抗菌ペプチド産生減弱や杯細胞のムチン蓄積を示す[19〜21]．これらの腸管上皮におけるオートファジーの重要性は，ヒトでの変異を導入した上皮細胞特異的T300Aマウスにおいて細菌感染の感受性が上昇したことでも明らかとなっている[17]．このように，上皮細胞のオートファジーはパネート細胞や杯細胞の機能維持を助け，バリア機能を維持していると考えられる（図3B）．さらにATG16L1の抑制性T細胞での機能も明らかになり，腸管上皮細胞のオートファジー機能だけでなく免疫細胞を介したATG16L1によるバリア機能への作用も明らかになりつつある[22,23]．

一方，GWASでATG16L1と同様に初期から同定されたIRGM遺伝子に関しては，酵母に相同性のある遺伝子がなかったことやマウスでは複数の遺伝子群となっていたことから解析が進まなかった．リスク変異IRGMはMIR196の結合配列にあり，miRNAによるIRGM発現調節がオートファジーを制御していることが明らかとなった[24]．さらに，IRGMはATG16L1とほかのクローン病感受性遺伝子のNOD2やULK1と分子複合体をつくり，オートファジーを誘導していることが判明した[25]（図3C）．この発見は，今まで別々に考えられていた感受性遺伝子4つが同じ複合体でオートファジーに関与するという点で，ますますオートファジーがクローン病の発症機序の中心であることが示唆される．さらに，オートファジーとネクロプトーシスの関連も徐々に明らかとなってきており[26,27]，今後の展開が期待される．

3 バリア機能調節による炎症性腸疾患治療の試み

炎症性腸疾患の治療法開発には，やはり根治治療をめざした病態解明が重要と考えられる．しかし，抗TNF抗体の成功により，根治療法でなくとも腸管バリアを正常に近づける治療が有効である可能性があり開発が試みられている．腸管上皮および管腔側のバリア機能調節治療として広い意味では糞便移植療法（第3章-1）や腸管再生医療（第3章-2）も含まれるかもしれないが，他稿を参照されたい．直接的にムチン産生や抗菌ペプチド産生を調節することで腸管バリアを回復させる抗炎症治療も実験的には報告されている．また，現在の抗TNFα抗体をはじめとした分子標的薬の多くは免疫系を抑制する作用であり，二次的に腸管上皮細胞死減少によるバリア機能調節が行われていると考えられる．今後は，上皮細胞に作用して細胞死を回避する治療法やオートファジーを亢進させ異物排除す

る治療が開発されるかもしれない．

おわりに

近年の研究進歩により炎症性腸疾患の病態が明らかになりつつある．パネート細胞によるバリア機能調節が，細胞死の観点からもオートファジーの観点からも重要である．今後の発展により感受性遺伝子変異に合わせた個別医療や根治治療法が樹立されることが期待される．

文献

1) 厚生労働科学研究費補助金 難治性疾患等政策研究事業「難治性炎症性腸管障害に関する調査研究」（鈴木班）平成27年度分担研究報告書 別冊「潰瘍性大腸炎・クローン病診断基準・治療指針」, 2016
2) Kaser A, et al：Annu Rev Immunol, 28：573-621, 2010
3) Khor B, et al：Nature, 474：307-317, 2011
4) Wellcome Trust Case Control Consortium：Nature, 447：661-678, 2007
5) Jostins L, et al：Nature, 491：119-124, 2012
6) Günther C, et al：Nature, 477：335-339, 2011
7) Lee EG, et al：Science, 289：2350-2354, 2000
8) Vereecke L, et al：J Exp Med, 207：1513-1523, 2010
9) Kolodziej LE, et al：PLoS One, 6：e26352, 2011
10) Hammer GE, et al：Nat Immunol, 12：1184-1193, 2011
11) Vereecke L, et al：Nat Commun, 5：5103, 2014
12) Oshima S, et al：Nature, 457：906-909, 2009
13) Onizawa M, et al：Nat Immunol, 16：618-627, 2015
14) Nenci A, et al：Nature, 446：557-561, 2007
15) Welz PS, et al：Nature, 477：330-334, 2011
16) Cadwell K, et al：Nature, 456：259-263, 2008
17) Lassen KG, et al：Proc Natl Acad Sci U S A, 111：7741-7746, 2014
18) Murthy A, et al：Nature, 506：456-462, 2014
19) Cadwell K, et al：Cell, 141：1135-1145, 2010
20) Patel KK, et al：EMBO J, 32：3130-3144, 2013
21) Adolph TE, et al：Nature, 503：272-276, 2013
22) Chu H, et al：Science, 352：1116-1120, 2016
23) Kabat AM, et al：Elife, 5：e12444, 2016
24) Brest P, et al：Nat Genet, 43：242-245, 2011
25) Chauhan S, et al：Mol Cell, 58：507-521, 2015
26) Matsuzawa Y, et al：Biochem Biophys Res Commun, 456：298-304, 2015
27) Matsuzawa Y, et al：Autophagy, 11：1052-1062, 2015

＜筆頭著者プロフィール＞

大島　茂：1997年，東京医科歯科大学医学部卒業．2004年，東京医科歯科大学大学院修了（消化器病態学）．'06年，UCSF留学（Averil Ma研究室）．'15年，東京医科歯科大学消化器内科医学部内講師．研究テーマはユビキチンを介した細胞死とオートファジー研究および炎症性腸疾患病態解明．

第2章 臓器特異的バリアとその破綻による疾患

4. 消化管バリアと疾患②：放射線性消化管症候群
—放射線による腸上皮バリア破壊における自然免疫の役割

武村直紀, 植松 智

　われわれの身体は皮膚や粘膜を介して外界と接しており，その表面には異物の侵入を阻止するために上皮バリアが形成されている．消化管は最も広大な面積をもつ粘膜組織で，口から入る食物や微生物，さらには腸内細菌に日頃から曝されており，上皮バリアの破綻は敗血症や腸炎などの重篤な病状へと直結する．放射線は消化管の上皮バリアを著しく傷害する危険性を秘めており，がん治療などでそれに関連した障害が発生する（消化管症候群）．本稿では，消化管症候群に関する従来の理解とともに，自然免疫がその予防のための新たな標的となる可能性について概説する．

はじめに

　放射線は，その電離・励起能力によって細胞内のDNAを損傷させ，正常な組織を傷害する危険性があるため，細心の注意を払う必要がある[1]．DNA損傷が軽度であるならば修復することができるが，それが不可能な場合には，DNAが損傷したまま分裂するか，細胞死が誘導される．これらの影響が蓄積・拡大することで陥る身体機能の低下を放射線障害という[2,3]．

　われわれがもつ臓器のうちで，消化管は非常に放射線感受性が高いことで知られる．消化管が高線量の放射線に被曝すると，特に感受性の高い小腸において重篤な上皮傷害が起き，物理・化学的バリア機能が破綻して下痢，出血に加えて，腸内細菌の組織侵襲による感染症や敗血症が引き起こされる[3]〜[5]．これらの急性期の症候は放射線性消化管症候群（gastrointestinal syndrome：GIS）とよばれ，臨床的に解決すべき重大な問題となっている．本稿では，われわれがGISの病

[キーワード＆略語]
消化管症候群，p53，Toll様受容体，DAMP

DAMP：damage-associated molecular pattern
GIS：gastrointestinal syndrome
　（消化管症候群）
IRF：interferon regulatory factor

MyD88：myeloid differentiation primary response gene 88
NF-κB：nuclear factor-kappa B
TLR：Toll-like receptor（Toll様受容体）

The roles of innate immunity in breakdown of intestinal epithelial barriers after radiation exposure
Naoki Takemura[1,2] /Satoshi Uematsu[1,2]：Department of Mucosal Immunology, Graduate School of Medicine, Chiba University[1] /Division of Innate Immune Regulation, International Research and Development, Center for Mucosal Vaccines, Institute of Medical Science, The University of Tokyo[2]（千葉大学大学院医学研究院・医学部粘膜免疫学[1] / 東京大学医科学研究所国際粘膜ワクチン開発研究センター自然免疫制御分野[2]）

態発現機構について免疫学的な観点から解析して得られた研究成果について紹介する．

1 消化管症候群（GIS）の背景

　放射線事故などで高線量の放射線に曝されるとGISに陥るが，日常生活でわれわれがGISを発症する機会はほとんどない．ただし，放射線はがん治療に利用されており，50～70％のがん患者が放射線治療を受けている[6]．治療の際には，目的の腫瘍組織以外の正常組織への傷害を最小限にとどめるため，病巣への限局照射，また非照射部位の遮蔽が実施される．しかしながら，精巣・卵巣がんの腹膜播種や悪性腫瘍の全身リンパ節転移の治療の場合には，広範囲の腹部放射線照射が余儀なくされ，治療目的外である消化管においてしばしば障害が生じる．

　近年における生活習慣の変化や寿命の延長に伴うがん患者数の増加，また日々進歩するがんの診断・治療技術による患者の生存率の向上を背景に，放射線治療を受けて何らかの形で消化管に障害を抱える患者の数は年々増加し，最近では炎症性腸疾患の患者数と並ぶほどになっている[6]．

2 GISの病態成立機構

　小腸の粘膜の構造は，管腔側に突起状に伸びた絨毛と，その下部にあって房状に窪んだクリプト（陰窩）の2つに区分され，その全体が一層の上皮に覆われている（図1A）[7]．絨毛の上皮層を構成する細胞のほとんどは吸収上皮細胞で，同じ上皮層に存在して消化管ホルモンを分泌する内分泌細胞とともに，栄養素の吸収・代謝を担っている．同じく重要な機能として，上皮細胞同士は強固な細胞間結合によって物理的バリアを形成し，食物抗原や微生物などの異物が侵入するのを防いでいる．さらに，絨毛では杯細胞が粘液を産生し，一方でクリプトではパネート細胞が抗菌ペプチドを分泌して，上皮表面に物理化学的バリアを形成している．クリプトの底部には，これらすべての上皮細胞群の起源となる腸上皮幹細胞が存在し，活発に増殖・分化をくり返している[7]．幹細胞から派生した娘細胞は分化・成熟しながら絨毛に移動して上皮層を形成し，最終的に絨毛の頂端から管腔内へと脱落する．小腸ではこのような上皮の更新が3～5日を周期として絶えず行われている．

　小腸では上皮細胞以外の細胞も放射線による傷害を受けるため，GISに至るメカニズムについて上皮細胞以外の細胞の関与も含めて長く議論が交わされてきたが，近年の研究報告によって上皮細胞の細胞死こそが主な要因であることが明らかとなった[8)9)]．放射線によりDNAが傷害を受けると，がん抑制遺伝子p53が細胞周期を停止させ，DNA修復応答を誘導する[10]．しかし，DNAの損傷が修復できない場合は，p53は細胞死を誘導する．腸上皮幹細胞や娘細胞は放射線感受性が非常に強く，放射線による傷害を受けて死滅すると，上皮細胞の供給が途絶えてしまい，上皮バリア機能が破綻してGISに陥る（図1B）．

3 GISの予防・治療対策

　GISの予防策として，当然ながら，正常組織への被害を極力抑えることが重要となる．従来の手法として，正常細胞と比べて腫瘍細胞は放射線による損傷を回復する機能が低下しているという性質を利用して，低線量の放射線を反復して照射し，腫瘍細胞のみにダメージを蓄積させていく分割照射法がとられる[5)11)]．また，最近の放射線治療成績の向上に貢献しているものとして，三次元治療計画装置療法や強度変調放射線治療があげられ，治療時の体位における腫瘍の形態や局在を予測し，腫瘍部位に集中して放射線照射することが可能となっている[11]．

　一方で，薬剤による予防・治療については，有効な手段はまだ十分に確立されていない．放射線がDNAを傷害する機構として，DNA分子を直接電離・励起することで切断を誘発する直接作用と，細胞内の水分子に作用して発生したフリーラジカルがDNA分子を傷害する間接作用がある．現在のところ，人体への使用が唯一認可されている放射線副作用軽減薬としてアミフォスチンがあり，その主な作用機序はフリーラジカルの発生抑制であると考えられている[12]．ただし，実験上ではアミフォスチンがGISに対して一定の抑制効果をもつことが報告されているものの，副作用が強いために，頭頸部への放射線治療時に併発する口腔内粘

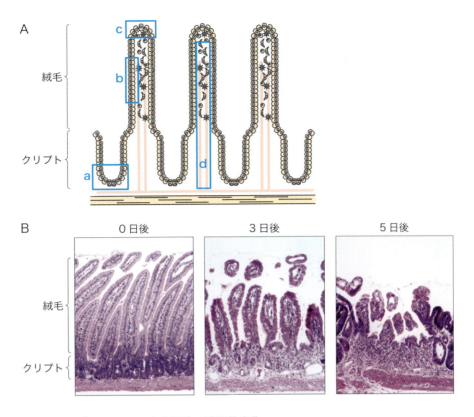

図1 放射線に被曝した小腸における上皮構造の時間的変化
A) 小腸粘膜組織の模式図．小腸の粘膜の構造は絨毛とクリプトとに大別され，一層の上皮で覆われている．クリプトの底部には上皮細胞群の起源となる幹細胞が存在しており（a），派生した細胞は成熟しながら絨毛へと移動して層を形成し（b），最終的に頂端から管腔内へと脱落する（c）．上皮層下の疎性結合組織は粘膜固有層とよばれ，血管やリンパ管のほか，樹状細胞，マクロファージ，好酸球，リンパ球といった種々の免疫細胞が存在している（d）．
B) 放射線被曝後のマウス小腸のヘマトキシリン・エオジン染色像．正常な状態では絨毛とクリプトの表面は上皮細胞の層で覆われている（0日目）．放射線によってクリプトの細胞増殖が停止して供給が途絶えるため，絨毛上皮層の細胞密度が疎になる．細胞死によって腸上皮幹細胞が死滅すると，クリプトの構造が破綻して，外見上消失する（3日目）．細胞が全く供給されなくなった絨毛では，この間も上皮細胞の頂端からの脱落は進み，そのために上皮層が過疎化・消失してバリアが崩壊する（5日目）．0日後，5日後の画像：文献17より転載．

膜炎が酷い場合に限って使用されている[12]．

先述の分子メカニズムに基づくと，放射線によって傷害された小腸上皮細胞のp53依存的細胞死を阻害する薬剤が有効であると考えられるが，過去の研究によると，p53遺伝子欠損マウスでもGISは免れないことが報告されている[8]．p53機能を失った小腸上皮細胞では，放射線によるDNA傷害を受けた際にp53依存的細胞死を起こさないものの，同時にp53によるDNA修復機能も阻害される．未修復なDNAを保持したまま細胞周期へと移行した細胞は，細胞周期チェックポイントにおいて，結局のところp53非依存的な機能によって細胞死が誘導される[8]．このように，p53を阻害する薬剤を用いたとしても細胞死の回避にはつながらず，また傷害されたDNAが修復可能な場合にまで悪影響を及ぼす恐れがある．したがって，現状でのGISへの対処は対症療法のみとなっている．

4 組織傷害と自然炎症

1）Toll様受容体（TLR）による生体防御

免疫応答は自然免疫と獲得免疫に大別される．20世紀の終わりまで自然免疫は病原体などの異物を非特異的に貪食するだけの原始的な応答と考えられてきた．ところが，近年におけるToll様受容体（Toll-like receptor：TLR）の発見，機能解析を通じて，自然免疫の新たな役割がわかってきた．各種ある自然免疫受容体のうち，TLRはその代表的なファミリー分子で，哺乳動物では十数個のファミリーメンバーからなっている[13]．TLRは細菌などの微生物がもつ特有の分子パターンをリガンドとして認識し，その侵入を感知することができる．リガンドを認識したTLRは，NF-κB（nuclear factor-kappa B）やIRF（interferon regulatory factor）ファミリーなどの転写因子の活性化を介して，炎症性サイトカイン，Ⅰ型インターフェロン，ケモカインなどをすみやかに誘導して炎症を惹起し，感染初期の生体防御を行うという重要な役割を果たしている[13]．

2）TLRが引き起こす自然炎症

身体の恒常性を維持するために，免疫機能は適切な範囲内で応答するように厳密に制御されている．ところが，遺伝的もしくは環境的な要因によって制御を失うと，アレルギーや自己免疫疾患といった重篤な病態に陥る．

近年では，本来は生体防御の役割を果たすはずのTLRが，不適切に活性化すると自己組織の損傷を増悪させる場合があることがわかってきた[14]．この場合に注目されるのが，微生物感染とは無関係の組織損傷においても，TLRが病態の悪化に関与する場合があるという点にある．このような病態は最近では「自然炎症」と呼称され，TLRは非自己の成分ではなく，外傷などのストレスで損傷した細胞から漏出した核酸，脂肪酸，あるいはリン脂質などの自己成分を認識して活性化していると考えられている．このように自然免疫受容体を活性化して炎症を誘発する自己成分は，DAMP（damage-associated molecular pattern）とよばれている．

DAMPによってTLRが活性化するのを防ぐために，正常状態ではDAMPはTLRと接触しないような細胞内部分に格納されており，たとえ細胞死などによって外部に漏れ出たとしても，即座に分解・除去する機構が備わっている．ところが，何らかの原因によって除去機能が破綻するか，もしくは細胞成分同士が複合体を形成して耐性を獲得した場合に，DAMPがTLRを活性化してしまうと考えられている．現在のところ，炎症性腸疾患，喘息，リウマチ性関節炎，Ⅰ型糖尿病，全身性エリテマトーデス，アテローム性動脈硬化など，さまざまな疾患でTLRの関与が示唆されている[14]．

最近では，放射線誘導性の組織傷害についてもTLRがその増悪に寄与することが報告されはじめている．ultraviolet B放射線を受けた皮膚では，傷害された角化上皮細胞からRNAが漏出し，TLR3を活性化して組織炎症を増幅させる[15]．また，TLR4やそのアダプター分子であるMyD88（myeloid differentiation primary response gene 88）を欠損したマウスでは，放射線による骨髄系細胞の傷害が緩和される[16]．したがって，前述のような病態では，リガンドとなっているDAMPを除去するか，標的となっているTLRの活性化を阻害することで，組織障害を抑えられると考えられる．

5 TLRとGIS

1）TLRを介したGIS病態成立機構

これまで，TLRがGISの病態成立においてどのように機能するかについてはほとんど解析されていなかった．われわれが解析したところでは，TLR2，TLR4，TLR5，TLR7，TLR9の単独欠損マウスでは，GISは軽減されない[17]．すなわち，GISが成立するうえで前述の各TLRが果たす役割は大きくないと考えられる．

ところが，TLR3の遺伝子欠損マウスでは小腸上皮構造の傷害が軽度であり，GISの症状が顕著に抑えられる[17]．メカニズムを解析したところ，クリプトの上皮細胞はTLR3を強く発現しており，放射線に曝露された小腸ではTLR3依存的な細胞死が広範囲に起きることがわかった．従来，TLR3はウイルスの二本鎖RNAを認識するセンサーであると考えられている[13]．ところがGISにおいては，p53依存的に細胞死した細胞から漏出したRNAがTLR3を活性化し，p53に非依存的な経路を介してアポトーシスを誘導することがわかった[17]．

2）TLRを介したGISの予防

上記の知見をもとに，われわれはTLR3と二本鎖RNAとの結合を阻害する化合物を放射線照射前，あるいは照射後の一定時間内にマウスに投与することで，GISを軽減できることを明らかにした[17]．TLR3欠損はp53機能に影響しないことも確認しており，このこ

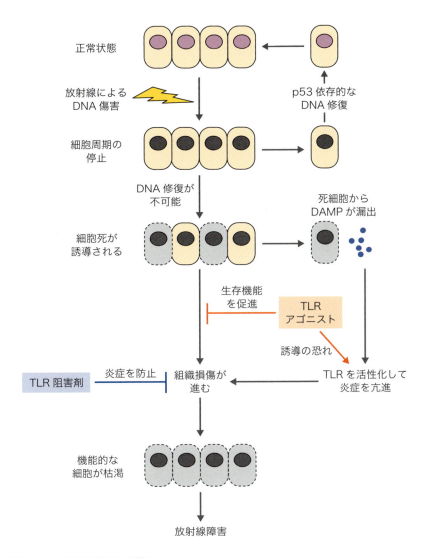

図2　TLRを標的とした放射線障害の制御
組織を構成する細胞が放射線に被曝するとDNAが損傷する．p53は細胞周期を停止し，DNA損傷が軽度な場合は修復反応を誘導するが，修復が不可能な場合は細胞死を誘導する．消化管や造血組織の細胞は放射線感受性が非常に高く，被曝時には多量の死細胞が発生する．死細胞からは細胞成分が漏出し，周囲の細胞のTLRを活性化して炎症を引き起こす．炎症は損傷を増悪させ，ひいては機能的な細胞が枯渇し，臓器機能が破綻する（放射線障害）．人為的な介入として，TLRの活性化による二次的な組織損傷を阻害剤で抑えることで，放射線障害を回避できると期待される．あるいは，TLRのアゴニストで細胞の生存機能を高めることができる．ただし，後者に関しては組織炎症の増進を招く恐れがあるため，注意が重要である．

とから放射線に被曝する前後の一定時間内にTLR3の阻害剤を投与すれば，p53依存的なDNA修復機能，また修復不可能なまでのDNA傷害を受けた細胞を除去する機能を損なうことなく，上皮バリア機能を保護し，GISを予防できると期待される（**図2**）．

一方で，これまでの内容とは逆説的であるが，放射線に被曝する前に人為的にTLRを刺激することで細胞の生存機能を活性化し，GISの症状を軽減する試みも研究されている[18)～20)]．GISについては，TLR4のリガンドであるリポ多糖や，TLR2を刺激する乳酸菌株をあらかじめマウスに投与しておくと，COX-2（cyclo-oxygenase 2）依存的な機構によってGISの症状が軽減する[21) 22)]．また，TLR5のリガンドであるフラジェリンや，フラジェリンを安定化した薬剤である

CBLB502をマウスやサルに投与した場合にも，GISが軽減することが報告されている[23]．さらに，TLR9のアゴニストを投与すると，腸管のマクロファージの活性化を介してGISが緩和することが報告されている[24]．各研究で標的にされていたTLRのサブタイプは異なるものの，惹起された応答は共通して抗アポトーシス機能の活性化をもたらし，クリプトにおける放射線誘導性細胞死を抑制している[21)〜24]．また最近の報告では，ラットに放射線を照射して数日後にリポ多糖やフラジェリンを投与すると，腸管のマクロファージの抗炎症作用が活性化し，傷害された腸上皮細胞の再生が促されることが報告されている[25]．GISの要因がクリプトの上皮細胞の損傷であることから，上記のようなTLRリガンドの応用は有効だと考えられるが，その一方で目的外の細胞に作用して，放射線により傷害された臓器の炎症を増悪させる恐れがあることも注意しておかねばならない．

おわりに

本稿では，GISについて概説し，その病態成立の要となる小腸上皮バリアの崩壊に，旧来の考えではおよびもしなかった自然免疫機能の大きな関与があること，さらにその活性化制御が有効な予防策となりうることを紹介した．最近ではTLR以外の自然免疫受容体の関与についても着目されはじめている[18) 25]．上皮バリアの崩壊を伴う消化管粘膜傷害として，頭頸部のがん治療において必発する口腔内粘膜炎が知られるが，GISと同じく有効な予防・治療法が確立されていない．今後，放射線事故やがん治療における放射線障害に対する予防・治療手段を確立するにあたって，自然免疫をはじめとする免疫学的な観点から改めて見つめ直すことで，新たな道が拓かれることが期待される．

文献

1) Golden EB, et al：Front Oncol, 2：88, 2012
2) Gudkov AV & Komarova EA：Nat Rev Cancer, 3：117-129, 2003
3) Mettler FA Jr & Voelz GL：N Engl J Med, 346：1554-1561, 2002
4) Waselenko JK, et al：Ann Intern Med, 140：1037-1051, 2004
5) Berger ME, et al：Occup Med (Lond), 56：162-172, 2006
6) Hauer-Jensen M, et al：Nat Rev Gastroenterol Hepatol, 11：470-479, 2014
7) Potten CS, et al：Cell Prolif, 42：731-750, 2009
8) Kirsch DG, et al：Science, 327：593-596, 2010
9) Leibowitz BJ, et al：Nat Commun, 5：3494, 2014
10) Merritt AJ, et al：Cancer Res, 54：614-617, 1994
11) François A, et al：Biomed Res Int, 2013：123241, 2013
12) Gosselin TK & Mautner B：Clin J Oncol Nurs, 6：175-176, 180, 2002
13) Akira S, et al：Cell, 124：783-801, 2006
14) Takeuchi O & Akira S：Cell, 140：805-820, 2010
15) Bernard JJ, et al：Nat Med, 18：1286-1290, 2012
16) Harberts E, et al：Innate Immun, 20：529-539, 2014
17) Takemura N, et al：Nat Commun, 5：3492, 2014
18) Candéias SM & Testard I：Cancer Lett, 368：173-178, 2015
19) Ratikan JA, et al：Cancer Lett, 368：238-245, 2015
20) Riehl T, et al：Gastroenterology, 118：1106-1116, 2000
21) Ciorba MA, et al：Gut, 61：829-838, 2012
22) Burdelya LG, et al：Science, 320：226-230, 2008
23) Saha S, et al：PLoS One, 7：e29357, 2012
24) Lacavé-Lapalun JV, et al：J Pharmacol Exp Ther, 346：75-85, 2013
25) Hu B, et al：Science, 354：765-768, 2016

＜筆頭著者プロフィール＞

武村直紀：2010年，北海道大学大学院生命科学院生命システム科学コース博士課程修了（園山慶准教授研究室）．肥満を抑制しうるプロバイオティクスの研究に従事した．'10年〜大阪大学免疫学フロンティア研究センターにて特任研究員，'12年〜東京大学医科学研究所国際粘膜ワクチン開発研究センターにて特任助教，'14年〜千葉大学医学研究院・医学部にて特任助教，現在は講師を務める．'10年より現所属研究室の植松智教授の指導のもと，消化管の自然免疫機能を研究している．

第2章 臓器特異的バリアとその破綻による疾患

5. 消化管バリアと疾患③：大腸がん
―腸内細菌とがん環境との関連性

杉山大介，西川博嘉

今や国民病となっている「がん」に対する新規治療法の開発は日々進められているが，すべてのがんを駆逐する治療法を確立するためにはまだまだ道のりが長い．このような状況下で，がんの発生・進展に腸内細菌が関連することが明らかになってきている．とりわけ大腸がんの発生には，腸内細菌が介するDNA損傷が大きな要因であると考えられている．また，腸は多数の免疫細胞が存在するため，腸内細菌の多様性により体内の免疫応答が変化することが知られている．がん環境下における腸内細菌と免疫細胞との関連性を解明することで，近年注目されているがん免疫療法の治療効果を向上する新たなアプローチを見出すことができると考えられる．

はじめに

がんは遺伝子の病気であり，さまざまな要因により正常細胞のDNAが損傷あるいは変異することで，正常な細胞機能が損なわれることでがん細胞が発生する．がんの発生要因のうち約20％は病原体の感染であると考えられており，腸内細菌もその要因の1つである[1]．次世代シークエンサーの登場であらゆる生物種のDNA解析が急速に進み，腸内細菌叢から特定の細菌を同定することが可能になった．これにより，特定の細菌が介する細胞応答メカニズムの解明が進み，がん細胞の発生を促す種々のサイトカインや代謝産物が明らかとなっている．

がん腫のなかで腸内細菌と最も関連性が高いと考えられているのが大腸がんであり，大腸がんの発生・進展と腸内細菌との因果関係について多くの研究成果が報告されている．一方で，腸は腸内細菌以外の外来微生物にも常に曝露されており，これらの微生物の侵入を食い止めるための生体バリアを構築している．この生体バリアを構築するためあまたの免疫細胞が腸に存在し，生体の免疫系の恒常性に重要な役割を担っている．そのため，腸内細菌と免疫細胞は密接にかかわっ

[キーワード＆略語]
腸内細菌，発がん，制御性T細胞，がん免疫療法

Bft：*Bacteroides fragilis* toxin
CDT：cytolethal distending toxin
GF：germ-free
MDSC：myeloid-derived suppressor cell
　　　（骨髄性抑制細胞）
SPF：specific pathogen-free

Association with intestinal flora and cancer
Daisuke Sugiyama[1]/Hiroyoshi Nishikawa[1][2]：Department of Immunology, Nagoya University Graduate School of Medicine[1]/Division of Cancer Immunology, Research Institute/Exploratory Oncology Research and Clinical Trial Center, National Cancer Center[2]（名古屋大学大学院医学系研究科分子細胞免疫学[1]/国立がん研究センター先端医療開発センター免疫TR分野[2]）

ていると考えられ，新規がん治療法である免疫療法に腸内細菌解析を利用した研究成果が注目されている．

本稿では，大腸がんに着目し，腸内細菌による大腸がん発生・進展のメカニズムを解説するとともに，がん免疫と腸内細菌との関連性について述べる．

1 がんと腸内細菌

がんの発生には個人の生活環境と遺伝子が大きな要因となるが，微生物もその要因の1つとなりうる[2]．感染症，食生活，精神状態の変化が体内の微生物に影響を与え，微生物による正常細胞の増殖・代謝異常や過度な免疫系の亢進により発がんすると考えられている．

1）腸内細菌による発がんメカニズム

大腸直腸がん発生初期は，Wnt/βカテニンシグナルを負に制御するAPC遺伝子のようながん抑制遺伝子の変異から生じる[3]．このWnt/βカテニンシグナルは微生物によっても活性化され，例えば*Helicobacter pylori*が産生するCagAとよばれるタンパク質はβカテニンシグナルを異常に亢進させることで胃がんの発症に関与しており[4]，腸内にて毒性を示す*Bacteroides fragilis*が産生するBft（*Bacteroides fragilis* toxin）はEカドヘリンを切断することでβカテニンシグナルを惹起し，これが大腸直腸がんの発生につながると考えられている[5]．

微生物が産生する毒素のなかで，colibactinやCDT（cytolethal distending toxin）は直接的にDNAへダメージを与え，Bftは活性酸素種の産生を促し間接的にDNAを傷つけることでDNA変異が生じ，異常な細胞が形成される．異常な細胞が増えることで正常細胞により構成されていた生体バリアが壊れ，微生物が腸管内まで入り込むようになる．侵入した微生物に対し生体の免疫系が働くが，このときに産生される炎症性サイトカインによりNF-κBやSTAT3といった細胞の増殖・生存を促す転写因子が活性化されることで，がんの進展・悪性化を招く[6]．

2）腸内細菌の免疫亢進作用による発がんメカニズム

微生物による炎症性免疫応答の促進により，がん微小環境中のさまざまな免疫細胞が活性化される．なかでも，免疫抑制を担う制御性T細胞（Tregs）や骨髄性抑制細胞（MDSCs）が活性化されることでがんの免疫逃避機構が構築され，がん細胞の生存に有利な環境が備わる[7]．

免疫逃避機構は微生物にとっても恩恵を受けると考えられており，ヒトがん細胞を用いた研究においてそのメカニズムの一端が解明されている[8]．研究グループは*Fusobacterium nucleatum*に着目し，これらがヒト結腸がん細胞に付着することでナチュラルキラー細胞（NK細胞）による細胞傷害活性を抑制することを見出している．この抑制メカニズムは，*Fusobacterium nucleatum*から産生されるFap2とよばれる膜タンパク質とがん細胞表面に発現する免疫抑制分子TIGITが相互作用することで，NK細胞にTIGITを介する抑制シグナルを伝達しNK細胞活性を不活化する作用である．

2 大腸直腸がん患者における免疫細胞・腸内細菌叢解析

1）大腸直腸がん患者におけるTreg解析

がん患者由来の末梢血あるいは腫瘍組織を用いた解析により，患者体内の免疫細胞動態が患者病態に影響を与えることがわかっている．そのなかで，われわれは大腸直腸がん患者におけるTreg動態と腸内細菌叢との新たな関連性を明らかにした（**図1**）[9]．

多くのがん腫において，腫瘍組織に浸潤するTregsの存在率が大きいほど予後不良であることが報告されているが，大腸直腸がん患者においてはTregsの割合が大きいほど予後良好であるというデータが示されている[10]．われわれはこの大腸直腸がんの腫瘍組織に浸潤するTregsを詳細に解析するため，フローサイトメトリー解析を行った．ヒトTregsにおいてはCD4$^+$T細胞をFOXP3およびCD45RAにて展開することで3つの細胞画分に分類できる[11]．大腸直腸がん患者から採取した腫瘍浸潤リンパ球を解析したところ，CD4$^+$FOXP3^{high}CD45RA^{low}のエフェクター型Tregs（eTregs）が多い患者（Aタイプ）と，CD4$^+$FOXP3^{low}CD45RA^{low}のnon-Tregsが多い患者（Bタイプ）に分かれることを見出した．

これら2つのTreg細胞画分を腫瘍組織から回収しCD4$^+$CD25$^-$T細胞を活性化させる培養系に加えたところ，eTregsではCD4$^+$CD25$^-$T細胞の増殖を顕著に

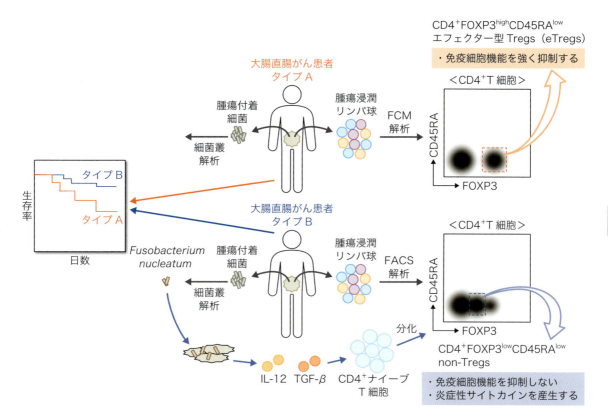

図1 大腸直腸がん患者における腸内細菌叢解析と免疫応答との関連性

大腸直腸がん患者のがん組織から腫瘍浸潤リンパ球と腫瘍付着細菌を採取する．フローサイトメトリー（FCM）解析から，腫瘍浸潤リンパ球中のTreg細胞画分の違いにより患者を2種類のタイプに選別した．また，腫瘍付着細菌の細菌叢解析からタイプB患者のみ*Fusobacterium nucleatum*が検出された．すなわち，タイプB患者の大腸直腸がん組織では*Fusobacterium nucleatum*の作用により炎症反応が惹起され，産生されるIL-12およびTGF-βによってnon-Tregsに富んだ免疫環境がつくられる．タイプB患者では免疫応答が亢進しているため，タイプAよりも生存率が高い．

抑制したのに対し，non-Tregsはその増殖を抑制することができなかった．さらに，non-TregsはCTLA-4やTIGITといった免疫抑制分子の発現が低下し，炎症誘発性サイトカインであるIFN-γおよびIL-17産生がみられた．また，*FOXP3*遺伝子上の特定領域のメチル化を解析したところ，eTregsでは顕著な脱メチル化がみられたがnon-Tregsでは脱メチル化領域が限られていた．これらのデータから，タイプB患者の腫瘍組織に存在するnon-Tregsは免疫抑制作用を示さない特徴的な細胞集団であることを示した．

2）炎症性サイトカインと腫瘍組織浸潤Tregsとの関連性

次にAタイプあるいはBタイプの腫瘍免疫環境を形成する要因を探索するため，それぞれのタイプの患者から腫瘍組織RNAを採取し網羅的遺伝子発現解析を行った．その結果，タイプBの腫瘍組織では*IL12A*，*IL12B*，*TGFβ*，*TNFα*といった炎症性サイトカイン遺伝子の発現が亢進しており，RNA *in situ* ハイブリダイゼーション解析によってこれらのサイトカイン遺伝子がBタイプの腫瘍組織に存在することがわかった．そこで，これらのサイトカインがヒトCD4⁺ナイーブT細胞からのnon-Tregsへの誘導を促していると想定し，ヒトCD4⁺ナイーブT細胞を活性化する際にIL-12，TGF-β，TNF-α存在下の条件で培養したところ，IL-12がTGF-βによるeTregsへの誘導を阻害しnon-Tregsへと誘導することを見出した．さらにIL-12およびTGF-β存在下により誘導されたnon-TregsはIFN-γを産生していたことから，IL-12およ

びTGF-βがタイプBの腫瘍免疫環境を形成する要因であると考えられた（図1）．

3）がん組織の細菌叢と腫瘍組織浸潤Tregsとの関連性

これらのサイトカインの産生機序を検討するため，大腸直腸がんに付着する腸内細菌叢解析を行った．がん組織標本を用いた in situ ハイブリダイゼーション法および腫瘍表面より抽出したDNAを用いた16S DNAシークエンシング法にて評価したところ，タイプBの大腸直腸がんサンプルにおいてのみ Fusobacterium nucleatum が検出された．さらに Fusobacterium nucleatum が誘導するがん化シグナルおよび炎症シグナルに関与する遺伝子のタイプB腫瘍組織における発現量を評価したところ，NFKB2 や CCDN1 といった炎症シグナルに関連する遺伝子の発現が高いことが示された．これらの結果より，大腸直腸がん環境では腸内細菌による炎症シグナルの亢進によりIL-12およびTGF-βが産生され，これらのサイトカインにより腫瘍浸潤non-Tregsの割合が大きくなると考えられた．

4）腫瘍組織浸潤Tregsに着目した大腸直腸がん患者の選別

本研究を発表する以前は，がん患者予後とTregsとの関連性を検討するために腫瘍組織標本の免疫組織染色法あるいは in situ ハイブリダイゼーション法が用いられてきた．しかしこれらの方法ではFOXP3発現の強弱を判定することは難しいため，本研究で見出したタイプAおよびタイプBによる選別が非常に有効であると考えられる．

本研究において，IL12 および TGFβ 遺伝子の発現量により大腸直腸がん患者をタイプAまたはタイプBに選別し臨床情報との相関性を検討したところ，タイプA患者の方が優位に予後不良であった（図1）．このとき，FOXP3 遺伝子の発現量を調べたところ，タイプBに比べタイプAにおける FOXP3 遺伝子の発現量が低かった．このことから，FOXP3 遺伝子の発現が必ずしも免疫抑制能を有するTregsと一致するわけではないため，大腸直腸がん患者における免疫解析にタイプAB選別を導入することで腫瘍環境の免疫状態をより詳細に把握することができ，腸内環境を利用した新たな大腸直腸がん免疫治療法の開発につながると考えられる．

3 細菌叢を利用したがん免疫療法への応用

1）微生物を利用したがん免疫治療

がんに対する治療法が発展していくなかで，近年最も注目されているのががん免疫療法である．がん免疫療法は生体内に備わる免疫系を操作し，がんに対する免疫応答を向上させがん細胞を駆逐する治療法である．これまでさまざまな免疫療法が開発されており，現在免疫チェックポイント分子※とよばれる免疫抑制シグナルを伝達する分子を標的とした抗体医薬の開発が最も進んでいる．

免疫療法の開発において，微生物を利用した治療法が古くから開発されており，膀胱がん患者に適用されているBCGや消化器がん・頭頸部がん患者などに適用されているピシバニールがあてはまる．これらの薬剤は弱毒化あるいは不活化した菌体が有効成分となっており，菌体が生体内の自然免疫系を活性化することでがんに対する免疫力を増強させる．

2）免疫チェックポイント分子阻害剤の治療効果と腸内細菌叢との関連性

一方で，免疫療法の治療効果は限られているため，免疫療法をより有効にする方法として，治療効果のある患者に特徴的な事象を見出すことが重要であると認識されている．その1つとして，患者の腸内細菌叢と免疫療法との関連性が注目されている．

免疫チェックポイント分子阻害剤である抗CTLA-4抗体を用いた研究では，SPF（specific pathogen-free）環境下にて飼育したマウス（SPFマウス）とGF（germ-free）環境下にて飼育したマウス（GFマウス）にマウス結腸がん細胞株を生着させ抗CTLA-4抗体治療を行ったところ，GFマウスでは治療効果がなかったのに対し，SPFマウスでは抗CTLA-4抗体治療により腫瘍退縮効果がみられたことが報告されている．この

※ 免疫チェックポイント分子

多くの免疫細胞は正常時において活性化しておらず，病原体などの異物を排除する際に活性化される．この活性化状態が続くと自己を傷害することになるため，活性化した細胞は自身に免疫抑制シグナルを伝達し過剰な免疫応答が働かないように制御している．この免疫抑制シグナル伝達分子を免疫チェックポイント分子と総評しており，この分子シグナルを阻害する薬剤ががん免疫治療薬の中心となっている．

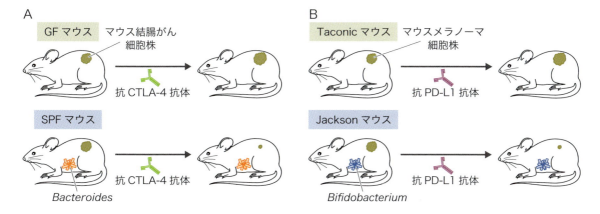

図2 腸内細菌とがん免疫応答との関連性
A）飼育環境の違いによるがん免疫応答への影響．GFまたはSPF環境下のマウスにがん細胞株を生着させ，抗CTLA-4抗体治療を行ったところ，腸内細菌の*Bacteroides*による免疫応答増強作用によりSPFマウスの方が高い治療効果を示した．B）動物管理施設の違いによるがん免疫応答への影響．Taconic社由来マウスまたはJackson社由来マウスを用い，がん細胞を生着させ抗PD-L1抗体治療を行ったところ，腸内細菌の*Bifidobacterium*による免疫応答増強作用によりJackson社由来マウスの方が高い治療効果を示した．

ときの腸内細菌叢解析を行ったところ，抗CTLA-4抗体治療が有効である個体では*Bacteroides*が存在し，自然免疫系および獲得免疫系を活性化させることで抗腫瘍効果を示すことが明らかにされている（**図2A**）[12]．さらに抗CTLA-4抗体投与後患者の糞便中に特定の*Bacteroides*が増加しており，その糞便をGFマウスに移植することで抗CTLA-4抗体治療効果が向上することが示されている．抗CTLA-4抗体治療により発症する自己免疫疾患に関する研究もなされており，*Bacteroides*を保有しているメラノーマ患者は抗CTLA-4抗体治療による腸炎の発症に抵抗性を示すことが報告されている[13]．

他の免疫チェックポイント分子阻害剤である抗PD-L1抗体の治療効果と腸内細菌との関連性も報告されている．Gajewskiらの研究グループは，異なる実験動物管理施設由来の同系統マウスにマウス腫瘍細胞株を生着させたところ，管理施設の違いにより腫瘍増殖に明らかな差がみられることを見出している．このとき，腫瘍増殖が遅いマウス由来の糞便を別のマウスに投与し抗PD-L1抗体治療を行ったところ，糞便を投与したマウスにおいて抗PD-L1抗体による腫瘍退縮効果が向上することを示している．この現象は糞便中の*Bifidobacterium*が樹状細胞の活性化を促進し，抗腫瘍免疫応答を増強することが要因であると結論づけて

いる（**図2B**）[14]．

このように，腸内細菌とがん免疫応答は密接に関連しており，腸内細菌叢を操作できる薬剤を開発することでこれまでのがん治療効果を向上させることが可能になると考えられる．

おわりに

特定の腸内細菌により変化する細胞応答メカニズムが解明され，これまでのがん治療法が大きく変わる可能性がある．がんに対する免疫応答に腸内細菌が関与しているため，抗生物質を用いる治療戦略は慎重になる必要がある．また，抗がん剤の一種であるアルキル化製剤は腸内細菌による抗腫瘍免疫応答を増強すると報告されているため，患者の腸内細菌叢に応じた使い分けが必要になると考えられる[15]．

腸内細菌の作用によりさまざまな免疫細胞が影響を受けるため，がん免疫治療の対象となる患者選別に腸内細菌叢が利用できると考えられる．一方で，NF-κBのような転写因子は発がんの促進と抗腫瘍免疫応答の向上のどちらにも関与するため，がん治療に応用するためには腸内細菌を綿密に制御することが必要になる．いずれにせよ，がん環境を詳細に解析するうえで腸内細菌という要因が増えることで研究の幅が広がり，新

たながん治療法の開発につながることが期待される．

文献

1) Schwabe RF & Jobin C：Nat Rev Cancer, 13：800-812, 2013
2) Garrett WS：Science, 348：80-86, 2015
3) Clevers H & Nusse R：Cell, 149：1192-1205, 2012
4) Abreu MT & Peek RM Jr：Gastroenterology, 146：1534-1546.e3, 2014
5) Sears CL：Clin Microbiol Rev, 22：349-369, 2009
6) He G & Karin M：Cell Res, 21：159-168, 2011
7) Lindau D, et al：Immunology, 138：105-115, 2013
8) Gur C, et al：Immunity, 42：344-355, 2015
9) Saito T, et al：Nat Med, 22：679-684, 2016
10) Shang B, et al：Sci Rep, 5：15179, 2015
11) Miyara M, et al：Immunity, 30：899-911, 2009
12) Vétizou M, et al：Science, 350：1079-1084, 2015
13) Dubin K, et al：Nat Commun, 7：10391, 2016
14) Sivan A, et al：Science, 350：1084-1089, 2015
15) Perez-Chanona E & Trinchieri G：Curr Opin Immunol, 39：75-81, 2016

＜筆頭著者プロフィール＞
杉山大介：2015年，大阪大学大学院医学系研究科博士課程修了後，同年国立がん研究センター先端医療開発センター免疫TR分野に研究員として所属．'16年4月より名古屋大学大学院医学系研究科分子細胞免疫学に研究員として所属．研究テーマは「がん免疫学」．これまでにない画期的ながん治療法の開発をめざしている．

第2章 臓器特異的バリアとその破綻による疾患

6 呼吸器粘膜・肺上皮バリアと疾患
―環境と免疫応答の境界面としての気道上皮

平原　潔，中山俊憲

気道の上皮細胞は，外界からの異物進入に対して物理的なバリアとして働くと同時に，さまざまな受容体を介して外部からのシグナルを感知する．気道上皮細胞は"上皮サイトカイン"であるIL-25，IL-33，TSLPの貯蔵庫としての役割も担っており，2型免疫応答の誘導に重要である．本稿では，生体バリアである肺の特異性を，気道上皮から誘導される"上皮サイトカイン"に注目し概説する．さらに，近年，われわれのグループが同定した新規IL-33のターゲット細胞である記憶型病原性Th2細胞，および誘導性気管支関連リンパ組織のバリアにおける役割を紹介する．

はじめに：気道上皮と"上皮サイトカイン"

1）気道上皮細胞の働き

肺の気道上皮は，線毛細胞，杯細胞，クララ細胞などの細胞群から形成される．線毛細胞の線毛運動は喉頭方向へ向かっており，物理的に異物を体外へ出す．杯細胞やクララ細胞は，さまざまなタンパク質を分泌し，上皮を保護する役割を担っている．これらの細胞の働きによって気道粘膜のバリア機能が保たれる．一方，外界からの病原体の進入などにより，正常な気道粘膜バリアが破られるとさまざまな上皮由来のサイトカインが生体内へ放出される．IL-25，IL-33，TSLPといった"上皮サイトカイン"は，気道においてさまざまな免疫担当細胞に作用することで，宿主防御に重要な免疫応答を惹起する一方，アレルギー性気道炎症をはじめとする各種病態形成に深く関与している．

2）さまざまな"上皮サイトカイン"

TSLPは，粘膜バリア表面の上皮細胞に高く発現しているサイトカインであり，気管支喘息の危険因子として報告されている[1)2)]．

IL-25は，T細胞，好酸球，肥満細胞（マスト細胞）の他に肺の上皮細胞が産生する"上皮サイトカイン"である[3)]．近年，レポーターマウスを用いた解析の結果，定常状態のマウス肺において，タフト細胞とよばれる肺上皮細胞の一群が，IL-25を特異的に発現していることが報告された[4)]．

IL-33は，それまで不明であったST2のリガンドタンパク質として，IL-1ファミリーの一員として同定・

[キーワード&略語]
IL-33, IL-25, TSLP, 記憶型病原性Th2細胞, 誘導性気管支関連リンパ組織（iBALT）

DAMP：damage-associated molecular pattern
GWAS：genome-wide association study
iBALT：inducible bronchus-associated lymphoid tissue（誘導性気管支関連リンパ組織）
Tpath2：pathogenic Th2（記憶型病原性Th2）

Airway epithelial cells as an environment-immunity interface
Kiyoshi Hirahara/Toshinori Nakayama：Department of Immunology, Graduate School of Medicine, Chiba University（千葉大学大学院医学研究院免疫発生学）

報告された[5]．IL-33は，IL-1αやHMGB1と同様に細胞の核内に局在する一方で，細胞外へ分泌されサイトカインとしても働く[6]．正常な粘膜バリアが壊され，粘膜を形成する細胞が破壊されると，核内に貯められているIL-33が受動的に細胞外へ放出される．

以上，気道上皮からは2型免疫応答を誘導する各種サイトカインが産生されることが明らかになった．これらの"上皮サイトカイン"のなかで特に精力的な研究が進められているIL-33に着目し，その機能について概説する．

1　IL-33の気道粘膜バリアにおける多様な役割

細胞核内に存在するIL-33はアラーミン[※1]やDAMP（damage-associated molecular pattern）ともよばれる．IL-33は，生体に対するさまざまな侵襲に反応して上皮細胞などから放出され，周辺細胞へシグナルを伝える．細胞の破壊のみならず，生体内のさまざまな生理活性物質がIL-33の産生および放出を誘導する[7)〜9)]．例えば，細胞外に存在するATPは，アレルギー性炎症においてIL-33の産生と分泌を誘導する[8]．細胞外へ放出されたIL-33は，それだけでも生理活性を有するが，好中球エラスターゼやカゼプシンGなどの炎症性プロテアーゼによるプロセッシングを受けることで生理活性が10倍程度上昇する[10]．

外界と直接接し，多様な異物が進入してくる上気道〜下気道では，種々の細胞がIL-33を産生する．例えば，上気道では，鼻の線維芽細胞やポリープの上皮細胞がIL-33を産生する[11) 12)]．一方，下気道では，気道上皮細胞，クララ細胞，上皮前駆細胞が，それぞれIL-33を産生する[8) 9) 13)]．

このように気道粘膜バリアにおいてIL-33は，外来異物の進入に対するアラーミンとして働いているが，細胞核内で恒常的に発現しているIL-33の発現様式は，ヒトとマウスの間では異なる．マウスの上皮細胞における恒常的なIL-33発現は，急性炎症環境下において急速に低下する一方，ヒトのケラチノサイトではIFN-γ刺激によってIL-33の発現が誘導される[14]．また，ヒトの内皮細胞ではIL-33は恒常的に発現しているが，さまざまなサイトカイン刺激がその発現を抑制する[15]．マウスでは，定常状態では内皮細胞ではIL-33は発現していないが，炎症環境下においてIL-33の発現が誘導されることが知られている[16]．われわれは，ヒト好酸球性副鼻腔炎患者のポリープ組織内において，リンパ管内皮細胞が特異的にIL-33を産生することを見出している[17) 18)]．

2　IL-33が病態形成にかかわっている呼吸器疾患

外来異物進入に対して反応し粘膜バリアから放出されるIL-33は，2型免疫応答を誘導することで，寄生虫感染症などから宿主を防御する．一方，IL-33は，花粉症をはじめとする上気道のアレルギー性疾患，好酸球性副鼻腔炎，気管支喘息，好酸球性肺炎，肺組織の線維化など，さまざまな疾患の病態形成に深く関与している．

気管支喘息患者では，気道肺胞洗浄液中および肺組織中のIL-33の発現が上昇している[19]．また，GWAS（genome-wide association study）[※2]の結果から，*IL33*およびその受容体であるST2の遺伝子*IL1RL1*が気管支喘息発症の関連遺伝子であることがくり返し指摘されている[20)〜22)]．さらに，マウスモデルにおいて，IL-33をマウス肺に直接投与すると肺胞マクロファージの活性化を介して好酸球性炎症が誘導される[23]．上気道の慢性アレルギー性炎症であるヒトの好酸球性副鼻腔炎では，上皮のIL-33の発現上昇および炎症粘膜におけるST2の発現上昇が認められる[24]．興味深いことに，IL-33はステロイド抵抗性を示し，気道のリモデリングを誘導すると報告されている[25) 26)]．

> ※1　アラーミン（alermin）分子
> ウイルス・細菌などの感染や組織の傷害によって誘導される細胞死，もしくは，小胞体-ゴルジ体経路を介さない経路によって細胞外に放出されることで炎症応答を誘導する分子のことである．生体に警告するという意味で名付けられた．

> ※2　GWAS（genome-wide association study）
> ヒトゲノム全体を網羅する一塩基多型（SNP）について，数百万〜1千万カ所程度の遺伝子型を次世代シークエンサーなどを用いて決定し，SNP頻度と特定の疾患発症頻度などを統計的に解析する研究．

これらの報告からIL-33は，生体内において組織の修復を促す一方，線維化の病態形成に深く関与していることが示唆される．しかし，組織の線維化を伴った気道リモデリングが，IL-33による直接の作用なのかそれとも他の因子を介しているのかは，いまだ不明である．気道リモデリングは不可逆性・進行性の病態であり，呼吸機能低下を引き起こすことから，気道リモデリング機構の詳細な解析は，今後不可欠である．

3 IL-33の標的細胞

どのような細胞集団にIL-33の受容体であるST2が発現しているかを解析することによって，気道粘膜バリアにおけるIL-33の役割をよりよく理解することが可能になる．ST2の発現は，非血球系細胞集団では，内皮細胞，上皮細胞および線維芽細胞といった粘膜バリアの構成細胞に認められる．一方，血球系細胞集団では，好酸球，肥満細胞，好塩基球，2型自然リンパ球（ILC2），Th2細胞，制御性T細胞の一部などの免疫担当細胞にST2が発現する．

CD4陽性T細胞において，ST2は，エフェクターTh2細胞に選択的に発現する[27]．しかし，ST2遺伝子欠損マウス由来のCD4陽性T細胞は，野生型マウスと比較しエフェクターTh2細胞分化は変化がないことから，IL-33-ST2シグナルはTh2細胞分化には必須でないことが示唆される[28]．気道粘膜バリアにおけるIL-33-制御性T細胞の関連も報告されている[29]．肺へのウイルス感染によって誘導されるIL-33は制御性T細胞に作用し，制御性T細胞からのamphiregulinの産生を誘導し，ウイルス感染後の肺の組織修復に関与している[29]．

自然リンパ球は，粘膜バリア組織に常在する組織常在性の細胞集団である[30]．自然リンパ球のなかでも2型自然リンパ球（ILC2）が，ST2を高発現し，IL-33刺激で活性化されIL-5，IL-13などのサイトカインを産生する[31]．IL-33刺激によって活性化されたILC2は，papain誘導性の気道炎症反応やOVAによって誘導される急性気道炎症の病態形成に重要な役割を果たしている[32]．CD4陽性T細胞やILC2のほかにも，肥満細胞や好塩基球にST2は発現しており，IL-33刺激によってその機能が亢進する[33,34]．以上のように，粘膜バリア臓器において，さまざまな免疫担当細胞（CD陽性T細胞，ILCs，肥満細胞，好塩基球）の機能発現および維持にIL-33は深く関与している．

4 IL-33による記憶型病原性Th2（pathogenic Th2：Tpath2）細胞の誘導および炎症局所における維持機構

1）記憶型Tpath2細胞の誘導機構

前述の通り，IL-33の標的細胞として，エフェクターTh2細胞，制御性T細胞の一部，肥満細胞や2型自然リンパ球が報告されてきた．われわれは，マウス生体内で誘導される記憶型Th2細胞のなかでもIL-5高産生の記憶型病原性Th2細胞（pathogenic Th2細胞：Tpath2細胞）が，ST2を高発現していることを見出した（図1）[17,35]．

ST2の発現レベルは，*in vitro*で分化させたエフェクターTh2細胞と比較すると著明に高く，記憶型Tpath2細胞が，生体内においてIL-33の新たな標的細胞であることが示唆された．また，*in vitro*の実験で，IL-33刺激によって記憶型Th2細胞が活性化され，ST2の発現が亢進すること，多量のIL-5産生が誘導されることを明らかにした．さらに，ST2遺伝子欠損マウスおよびIL-33遺伝子欠損マウスを用いた細胞移入実験の結果，記憶型Th2細胞により誘導される気道炎症の程度が著明に抑制された．

これらの実験結果からIL-33-ST2シグナルが，生体内において，好酸球性気道炎症の病態形成に深く関与するIL-5高産生の記憶型Tpath2細胞の誘導および機能発現に必須であることを明らかにした．

2）iBALTによる維持機構

気道粘膜など炎症局所における記憶型CD4 T細胞の維持機構については不明な点が多い．

感染症や喫煙，膠原病などさまざまな原因で起こる慢性炎症によって，肺組織内に，誘導性気管支関連リンパ組織（inducible bronchus-associated lymphoid tissue：iBALT）※3とよばれる三次リンパ組織が形成される[36]．われわれは，マウス慢性気道炎症モデルにおいてiBALTが誘導されること，さらに記憶型Tpath2細胞が肺内で形成されたiBALTで維持されていること

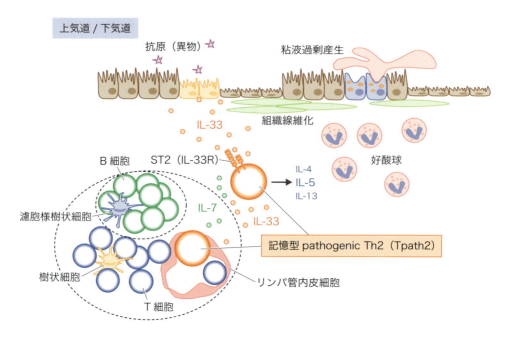

図1 気道粘膜バリアにおける記憶型Tpath2細胞の誘導および維持
好酸球性気道炎症において、$ST2^{high}CD62L^{low}CXCR3^{low}$記憶型Th2細胞（Tpath2細胞）は、気道上皮やリンパ管内皮細胞由来のIL-33に反応し、IL-5を多量に産生することで好酸球の局所浸潤を誘導する．

を明らかにした（図2）[18]．

さらに，われわれは，Thy1陽性のIL-7産生リンパ管内皮細胞が，iBALTの形成および記憶型Tpath2細胞のiBALT内での維持に必須であることを明らかにした．興味深いことに，iBALT内のThy1陽性のIL-7産生リンパ管内皮細胞はIL-33も高発現しており，記憶型Tpath2細胞のiBALT内での機能維持にも深く関与する可能性が示唆された（図1）[18]．

3）疾患との関連

ヒトの好酸球性副鼻腔炎患者の炎症局所では，上皮のIL-33の発現上昇および炎症粘膜におけるST2の発現上昇が報告されていた[24]．しかし，好酸球性副鼻腔炎におけるIL-33の標的細胞は不明であった．われわれは，ヒト好酸球性副鼻腔炎のポリープ中に，著明な数の記憶型CD4 T細胞が浸潤していること，これらの記憶型CD4 T細胞がIL-33刺激に反応し多量のIL-5

を産生することを見出した[17)18)]．さらに，われわれは，ヒト好酸球性慢性副鼻腔炎のポリープ中にも異所性リンパ組織が形成され，同構造内にThy1陽性のIL-7産生リンパ管内皮細胞が増生していることを見出した．これらの結果は，IL-33で誘導され，異所性リンパ組織で維持される記憶型Tpath2細胞が，ヒト好酸球性副鼻腔炎の病態形成に深く関与している可能性を示唆している．

近年，米国の研究者グループが好酸球性胃腸障害およびアトピー性皮膚炎の患者でIL-5を多量に産生するTpath2細胞が末梢血中に増加していることを報告した[37]．同報告によると，好酸球性胃腸障害およびアトピー性皮膚炎の患者におけるIL-5高産生のTpath2細胞は，CRTH2陽性，CD161陽性の細胞集団である．同様の細胞集団が好酸球性副鼻腔炎などの他のアレルギー性疾患の病態形成に関与するかどうか，また，IL-5以外にどのような機能的分子が病態形成に関与しているかについて，今後の検討が必要である．

※3 誘導性気管支関連リンパ組織（iBALT）
さまざまな炎症で誘導されるiBALTは，リンパ節様の構造をとり，リンパ節と同様にB細胞，T細胞領域の区別が生じるほか，濾胞様樹状細胞，組織局在性樹状細胞，高内皮細静脈，リンパ管が存在する．

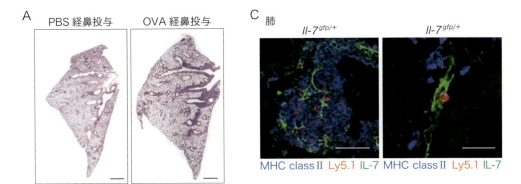

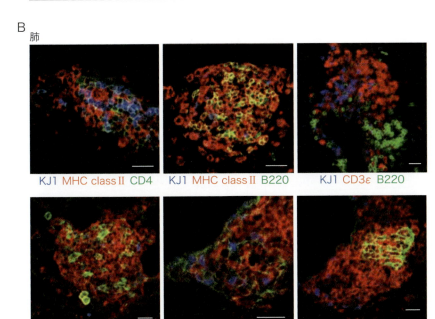

図2 アレルギー性気道炎症の肺で誘導されたiBALTについて
A) OVAの経鼻投与によって，気道周囲に著明な炎症細胞浸潤が誘導される．スケールバー：1 mm．B) OVA経鼻投与により慢性気道炎症を誘導したマウス肺の組織内には，記憶型Th2細胞（KJ1陽性：青），MHC class II陽性細胞（赤），B220陽性細胞（緑），CD11c陽性細胞（緑），VCAM1陽性のストローマ細胞（緑），CD21陽性の濾胞様樹状細胞（緑）などから構成されるiBALTが認められる．スケールバー：40 μm．C) 記憶型Th2細胞（Ly5.1陽性：赤色）の大部分は，iBALT内のIL-7産生細胞（GFP陽性：緑色．スケールバー：左100 μm，右20 μm．京都大学ウイルス研究所 生田宏一教授よりマウス御供与）．（A〜C：文献18より転載）．

5 記憶型Tpath細胞を標的とした治療展開

これまで概説した記憶型Tpath細胞の同定およびその機能発現・維持機構の新規知見に基づいて，われわれは，新たなアレルギー性疾患発症メカニズムに関するモデルを提唱している[35]．われわれの提唱している「病原性Th細胞疾患誘導モデル」は，"記憶型ヘルパーT細胞の細胞集団のなかの一部に病原性の高いpathogenic T細胞が生まれることが，各種疾患の発症に重要である"というモデルである．つまり，免疫関連のさまざまな慢性炎症性疾患は，ある特定の条件で生じてくる病原性を有する特異的な細胞集団（Tpath細胞）によって引き起こされる．これまで述べてきた通り，

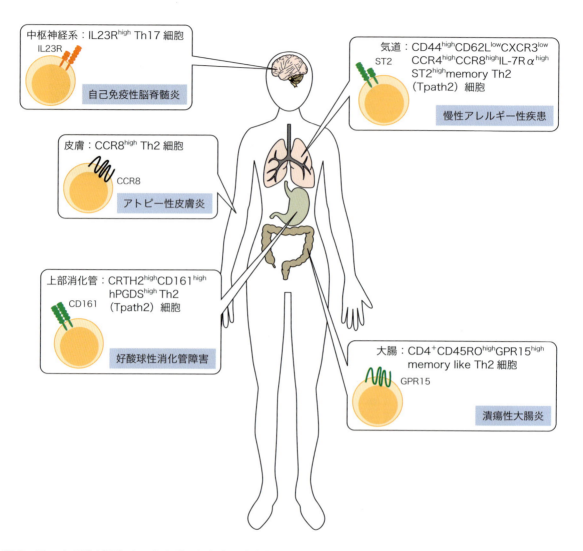

図3　Tpath細胞が関与するさまざまな免疫関連疾患
「病原性Th細胞疾患誘導モデル」では，ヘルパーT細胞のサブセット間のバランスには関係なく，病原性の高いT細胞亜集団が記憶Th細胞集団中に生まれ，病態の形成に関与しているという考え方で，これまでのTh1/Th2パラダイムとは根本的に考え方が違う．近年の精力的な研究の結果，さまざまな免疫関連疾患におけるTpath細胞の関与が報告されている．

気管支喘息，好酸球性慢性副鼻腔炎，慢性アトピー性皮膚炎，好酸球性食道炎などのアレルギー性炎症性疾患では，IL-5を多量に産生するTpath2細胞がその病態に深く関与している．Tpath2細胞のような病原性の高い細胞集団について，他のヘルパーT細胞サブセットでも病態形成に関与しているとの報告があり（図3），今後さらなる検討が必要である[35]．

おわりに

気道粘膜バリアにおける"上皮サイトカイン"は，外界からの異物進入に呼応し，生体の防御反応誘導に必要である一方，アレルギー性疾患をはじめとする各種疾患の病態形成に重要な役割を果たしている．なかでもIL-33は，記憶型Tpath2細胞をはじめとするさまざまなターゲット細胞に働き，生体の恒常性維持に重要であるのみならず，慢性炎症性疾患の病態形成に深

く関与していることが次々と明らかになっている．われわれが同定した記憶型Tpath2細胞や炎症局所で記憶型Tpath2細胞の維持に深くかかわっているIL-7産生リンパ管内皮細胞は，さまざまな難治性免疫関連疾患の病態形成にかかわっており，今後の治療ターゲットの有力な候補である．

文献

1) Zhou B, et al：Nat Immunol, 6：1047-1053, 2005
2) Ferreira MA, et al：J Allergy Clin Immunol, 133：1564-1571, 2014
3) Corrigan CJ, et al：J Allergy Clin Immunol, 128：116-124, 2011
4) von Moltke J, et al：Nature, 529：221-225, 2016
5) Schmitz J, et al：Immunity, 23：479-490, 2005
6) Carriere V, et al：Proc Natl Acad Sci U S A, 104：282-287, 2007
7) Hudson CA, et al：J Leukoc Biol, 84：631-643, 2008
8) Kouzaki H, et al：J Immunol, 186：4375-4387, 2011
9) Byers DE, et al：J Clin Invest, 123：3967-3982, 2013
10) Lefrançais E, et al：Proc Natl Acad Sci U S A, 109：1673-1678, 2012
11) Nomura K, et al：Laryngoscope, 122：1185-1192, 2012
12) Paris G, et al：Int Forum Allergy Rhinol, 4：15-21, 2014
13) Holtzman MJ, et al：Ann Am Thorac Soc, 11 Suppl 5：S287-S291, 2014
14) Sundnes O, et al：J Invest Dermatol, 135：1771-1780, 2015
15) Küchler AM, et al：Am J Pathol, 173：1229-1242, 2008
16) Pichery M, et al：J Immunol, 188：3488-3495, 2012
17) Endo Y, et al：Immunity, 42：294-308, 2015
18) Shinoda K, et al：Proc Natl Acad Sci U S A, 113：E2842-E2851, 2016
19) Préfontaine D, et al：J Immunol, 183：5094-5103, 2009
20) Gudbjartsson DF, et al：Nat Genet, 41：342-347, 2009
21) Moffatt MF, et al：N Engl J Med, 363：1211-1221, 2010
22) Torgerson DG, et al：Nat Genet, 43：887-892, 2011
23) Kurowska-Stolarska M, et al：J Immunol, 183：6469-6477, 2009
24) Shaw JL, et al：Am J Respir Crit Care Med, 188：432-439, 2013
25) Saglani S, et al：J Allergy Clin Immunol, 132：676-685.e13, 2013
26) Guo Z, et al: J Asthma, 51: 863-869, 2014
27) Löhning M, et al：Proc Natl Acad Sci U S A, 95：6930-6935, 1998
28) Hoshino K, et al：J Exp Med, 190：1541-1548, 1999
29) Arpaia N, et al：Cell, 162：1078-1089, 2015
30) Fan X & Rudensky AY：Cell, 164：1198-1211, 2016
31) Moro K, et al：Nature, 463：540-544, 2010
32) Oboki K, et al：Proc Natl Acad Sci U S A, 107：18581-18586, 2010
33) Ali S, et al：Proc Natl Acad Sci U S A, 104：18660-18665, 2007
34) Suzukawa M, et al：J Immunol, 181：5981-5989, 2008
35) Nakayama T, et al：Annu Rev Immunol, doi: 10.1146/annurev-immunol-051116-052350, 2016
36) Carragher DM, et al：Semin Immunol, 20：26-42, 2008
37) Mitson-Salazar A, et al：J Allergy Clin Immunol, 137：907-18.e9, 2016

＜筆頭著者プロフィール＞

平原　潔：2001年，新潟大学医学部卒業．同大学第二内科入局後，呼吸器内科医として勤務．'05年，千葉大学大学院免疫発生学（中山俊憲教授）へ国内留学．'09年，米国国立衛生研究所（Dr. John O'Shea）客員研究員，日本学術振興会海外特別研究員（NIH）を経て，'13年4月より千葉大学大学院先進気道アレルギー学寄附講座特任准教授．'16年4月より現所属准教授．肺の難治性疾患の新規治療法開発をめざして，大学院生とともに日々実験に勤しんでいます．

第2章　臓器特異的バリアとその破綻による疾患

7. 口腔バリアと疾患
― その破綻とう蝕病原性細菌が引き起こす全身疾患

野村良太，仲野和彦

> むし歯（う蝕）と歯周病（歯周疾患）は，歯科における二大疾患として知られており，それぞれの疾患の原因となる細菌が，硬組織（歯）と軟組織（歯周組織）のバリアを破壊することによって生じる．口腔バリアが破綻すると，口腔細菌はいとも簡単に血液中へと侵入し全身を巡る．主要なう蝕病原性細菌である Streptococcus mutans のうち，菌体表層にコラーゲン結合タンパクを発現している菌株は，感染性心内膜炎や脳血管疾患をはじめとしたさまざまな全身疾患に関与することが明らかになってきている．本稿では，コラーゲン結合タンパク陽性 S. mutans が口腔バリアから逃れ，全身で病原性を発揮するメカニズムに関して，最新の研究成果を交えてお示しする．

はじめに

口腔には約700種の細菌が存在し，大腸と並び生体において最も多くの細菌種が生息する器官である．また，歯垢1gあたりには，1億〜1,000億個，唾液1mLあたり約1,000〜10万個の細菌が存在するといわれている．むし歯（う蝕）と歯周病（歯周疾患）は，歯科における二大疾患として知られており，それぞれの疾患を引き起こす口腔細菌種が明らかにされている．

う蝕や歯周病が進行すると，口腔のバリア機構は破綻し，口腔細菌は血液中へと入り全身を巡ることが可能となる．近年，さまざまな細菌学的研究や疫学的研究により，ある種の口腔細菌が血液中に侵入し何らかの異常の認められる臓器に付着することで，全身疾患にも関係していることが明らかになりつつある．本稿では，主要な口腔細菌のうち，う蝕病原性細菌として知られているストレプトコッカス・ミュータンス（Streptococcus mutans）[※1]が血液中に侵入した際に生じる可能性のある全身疾患について，最新の研究成果を踏まえてまとめていきたい．

1 口腔バリアと細菌

歯は，表層を覆うエナメル質とその内層にある象牙

[キーワード]
Streptococcus mutans，コラーゲン結合タンパク，感染性心内膜炎，脳血管疾患

※1　**Streptococcus mutans**
グラム陽性通性嫌気性のレンサ球菌でむし歯（う蝕）の主要な原因細菌として知られている．スクロース（ショ糖）からグルカンとよばれる非水溶性多糖をつくり出し歯垢の形成に関与するとともに，酸を産生することにより歯質を脱灰する．感染性心内膜炎の原因細菌の1つとしても知られている．

Oral barriers and systemic diseases induced by cariogenic bacteria
Ryota Nomura/Kazuhiko Nakano：Department of Pediatric Dentistry, Division of Oral Infection and Disease Control, Osaka University Graduate School of Dentistry〔大阪大学大学院歯学研究科口腔分子感染制御学講座（小児歯科学教室）〕

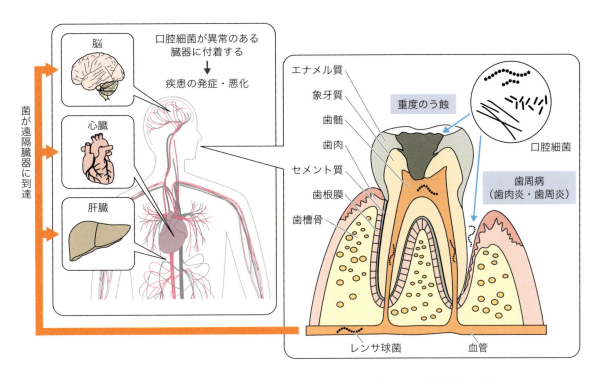

図1 う蝕・歯周病による口腔バリアの破壊と遠隔臓器への口腔細菌の到達

質という2種類の硬組織で覆われている（**図1**）．象牙質に囲まれた歯の中央部にある空洞には，歯髄とよばれる神経組織が存在する．歯髄には，さまざまな刺激を脳へと伝達する神経と，全身の血管へとつながり歯に栄養を供給する無数の毛細血管が存在する．歯は，歯肉・セメント質・歯根膜からなる歯周組織を介して歯槽骨に植立されている．

口腔細菌のうち，ミュータンスレンサ球菌と総称される*S. mutans*と*Streptococcus sobrinus*は，スクロースから非水溶性多糖をつくり歯の表面に強固に付着するとともに，スクロースを代謝して酸を産生し，人体で最も硬い組織であるエナメル質を溶かす能力をもつ[1]．う蝕を放置することにより，ミュータンスレンサ球菌がエナメル質および象牙質という硬組織からなるバリアを破壊し歯髄まで到達すると，口腔細菌は血管内に侵入し全身を巡ることが可能となる[2]．

歯周病は，複数の歯周病原性細菌が原因となり，歯肉が赤く腫れたり出血したりする歯肉炎と，歯肉炎を放置することにより歯周組織や歯槽骨の破壊を生じる歯周炎に大別される．歯周病に罹患し歯周組織による口腔バリアが破綻すると，食事やブラッシングにおいても歯周組織から出血が生じるようになり，歯垢に含まれるさまざまな口腔細菌が血液中に侵入し菌血症を生じる[3]．動物実験や臨床検体を用いた分析から，心臓や脳，肝臓などの遠隔臓器において，血液中に侵入した菌のうち高病原性のものを中心とした口腔細菌の存在が確認されるようになってきている[4]〜[6]．

2 *S. mutans*のコラーゲン結合タンパク

*S. mutans*は，歯の硬組織に強く付着しう蝕を誘発する細菌として知られており，軟組織に付着するという報告はほとんどなされてこなかった．2004年になって，*S. mutans*の菌体表層に存在する分子量約120 kDaのコラーゲン結合タンパク[※2]であるCnmの詳細が明らかにされ，健常者の口腔において約10〜20％の頻度で認められることが示された（**図2A**）[7][8]．2012年に，われわれは*S. mutans*のもう1つのコラーゲン結合タンパクであるCbmを同定した[9]．Cbmは，健常者の口腔内において2％と頻度は低いものの，Cnmよりも高いコラーゲン結合能を有する．Cnm，Cbmと

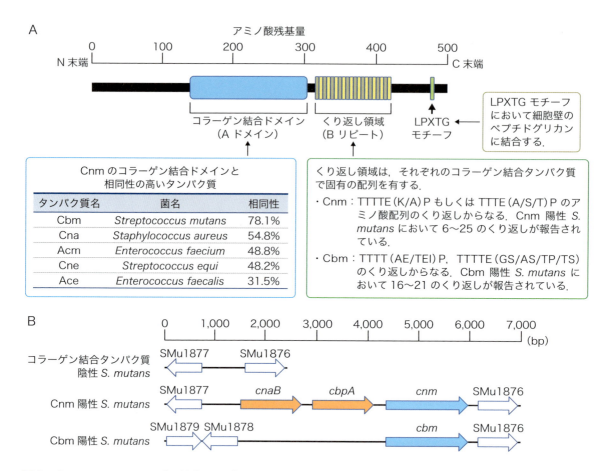

図2 S. mutans のコラーゲン結合タンパク
A) コラーゲン結合タンパクの推定アミノ酸構造．B) コラーゲン結合タンパクをコードする遺伝子の存在する領域．

もに，コラーゲン結合ドメイン（Aドメイン），くり返し領域（Bリピート）およびLPXTGモチーフを基本構造とし，コラーゲン結合ドメインは互いに高い相同性を示す．これらのコラーゲン結合ドメインは，Staphylococcus aureusのコラーゲン結合タンパクであるCnaなどとも相同性を有する[7)9)]．

Cnmをコードするcnm遺伝子は，コラーゲン結合遺伝子陰性S. mutansのSMu1876遺伝子とSMu1877遺伝子の間に挿入されている（**図2B**）．cnm遺伝子の上流には，推定されるコラーゲン結合遺伝子であるcnaB遺伝子とcbpA遺伝子が存在するが，コラーゲンに結合する機能は主にcnm遺伝子が担っている[10)]．一方，Cbmをコードするcbm遺伝子は，SMu1876遺伝子と一部が欠失したSMu1878遺伝子の間に挿入されており，SMu1877遺伝子は認められない．

3 S. mutansと感染性心内膜炎

1）臨床疫学的分析

感染性心内膜炎は，人工弁や心奇形などの何らかの異常のある心臓弁に菌が付着した後，フィブリンや血小板などによって覆われた疣贅（いぼ）とよばれる塊をつくることによって生じる疾患である．口腔レンサ

> **※2 コラーゲン結合タンパク**
> 主にグラム陽性菌に認められ，N末端領域に認められるコラーゲン結合ドメインと，C末端領域に認められるアミノ酸のくり返し領域を基本構造とする．C末端に存在するLPXTGというアミノ酸配列により（Xは菌種により異なるアミノ酸），細胞壁のペプチドグリカンに共有結合によりつなぎとめられている．

球菌は，古くから感染性心内膜炎の原因細菌の1つとして知られている．レンサ球菌属のうちミティスグループに属する Streptococcus sanguinis や Streptococcus mitis が，亜急性の感染性心内膜炎の原因菌として最もよく知られている[11]．S. mutans はこれらの菌に次いでよく認められるが，同じミュータンスレンサ球菌に属する S. sobrinus が感染性心内膜炎を生じるという報告はほとんどない．

われわれは2004〜2006年にかけて，各種心臓弁における閉鎖不全や狭窄症の診断のもと心臓弁摘出手術を受けた117症例の心臓弁を用いて原因菌のDNAの存在を分析した[12]．これらの心臓弁を小断片にした後，分子生物学的手法により細菌DNAの検出を試みたところ，約40〜50％の心臓弁において S. mutans のDNAが認められた．また，2004〜2012年にかけて，感染性心内膜炎の診断のもと摘出された心臓弁のうち，S. mutans の細菌DNAが検出された8症例について分析したところ，5症例においてCbmをコードする cbm 遺伝子断片が検出され，1症例においてCnmをコードする cnm 遺伝子断片が検出された[13]．

2）基礎実験による検討

われわれは S. mutans による感染性心内膜炎に対する病原性についての臨床疫学的な分析に加え，基礎実験や動物実験による検討も行っている．最近の研究から，コラーゲン結合タンパク陽性 S. mutans のうちCbm陽性 S. mutans では，傷害を受け心臓の弁膜に露出したコラーゲンに付着するだけでなく，血漿中に含まれるフィブリノーゲンにも付着する能力を有し，フィブリノーゲンを架橋とした血小板凝集を惹起することが明らかになっている[14]．

コラーゲン結合タンパク陽性 S. mutans では，歯面への初期付着に関与するとされる菌体表層の分子量約190 kDaのPAタンパク質の発現がきわめて弱い菌株が約25％の割合で認められる．このようなPA陰性 S. mutans では，多形核白血球の貪食から逃れやすくなり血中での長期間の生存が可能となる[15]．また，PA陰性でコラーゲン結合タンパク陽性の S. mutans では，PA陽性でコラーゲン結合タンパク陽性の S. mutans と比較して高いコラーゲン結合能や血管内皮細胞への付着侵入能を示すことから，PAがコラーゲン結合タンパクのネガティブレギュレーターとして働いている可能性が考えられている[16]．さらに，ラット感染性心内膜炎モデルにおいて，Cbm陽性PA陰性の S. mutans がきわめて高い病原性を示すことがわかっている．

4 S. mutans と脳血管疾患

1）脳出血増悪のメカニズム

脳血管疾患は感染性心内膜炎の主要な合併症であることから，マウスの中大脳動脈を損傷させた脳出血モデルに S. mutans を頸静脈から感染させ，脳出血への病原性について検討した[5]．その結果，傷害部位で露出した正電荷のコラーゲン線維に負電荷の強いCnm陽性 S. mutans が付着し，負電荷を帯びた血小板の凝集を阻害することで出血を持続させることが明らかとなった（図3A）．また，出血部分においてマトリックスメタロプロテアーゼ9（MMP-9）の発現を亢進することで，脳出血を増悪している可能性が示唆された．

2）疾患発症との関連性

近年，複数の医療機関において，歯垢中のCnm陽性 S. mutans の有無と脳血管疾患との関連性についての研究が進められている（図3B）．

2010年に，脳出血の治療中もしくは治療後の患者26名を対象として歯垢を採取し，分離した S. mutans からCnmをコードする遺伝子の検出を試みた．その結果，cnm 遺伝子陽性率は約40％であり，健常者におけるよりもかなり高い値を示した[5]．また，2014年には別の医療機関において，急性期脳卒中で入院した患者99名の深部領域に分布する脳内微小出血とCnm陽性 S. mutans の間に関連性が認められた[17]．これらの患者を4つの病型（高血圧性脳出血，ラクナ梗塞，心原性脳塞栓症，アテローム血管性脳梗塞）に分類すると，高血圧性脳出血患者においてCnm陽性 S. mutans の保菌者が高頻度で存在することが明らかになっている．

一方，近年のMRIの技術の進歩に伴い，健常者においても破綻した毛細血管からわずかな赤血球が血管外へ流出することにより生じる脳内微小出血が認められることがあり，これにより脳出血発症の危険性が10倍以上にも上昇するともいわれている．2012〜2014年にかけて279名の健常者を対象として行われた分析では，Cnm陽性 S. mutans によるコラーゲン結合能が脳深部領域の微小出血の独立したリスクファクターであ

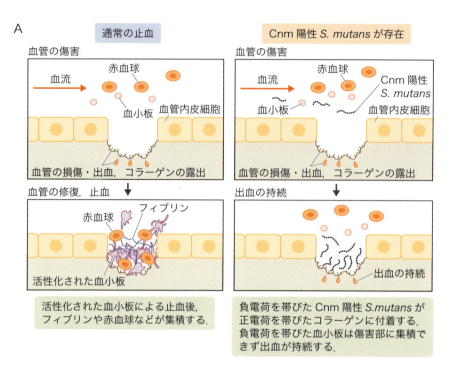

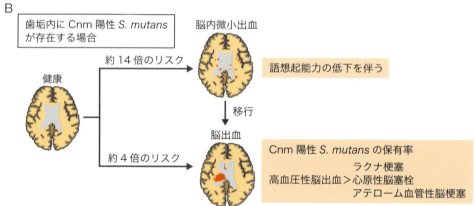

図3 Cnm陽性 *S. mutans* と脳血管疾患との関連性
A) Cnm陽性 *S. mutans* による脳出血を増悪させるメカニズム．B) 口腔サンプルを用いた分析．

り，その有無によるオッズ比は14倍と高い数値を示した[18]．これらのCnm陽性 *S. mutans* 保菌者では，認知機能検査のうち，語想起能力の有意な低下が認められた．

5 *S. mutans* とその他の全身疾患

コラーゲン結合タンパク陽性 *S. mutans* による各疾患における病原メカニズムの特徴を**表**に示す．最近になって，心疾患，脳血管疾患以外にも，コラーゲン結合タンパク陽性 *S. mutans* が関与する可能性のある複数の疾患に関する報告がなされてきている．これらの疾患との関連性および病原メカニズムに関してはまだ不明な点が多く，今後のさらなる研究が望まれるところであるが，これまでに明らかとなっている知見について以下に示す．

1）潰瘍性大腸炎

炎症性腸疾患は，主として消化管に原因不明の炎症

表　これまでに明らかになっているコラーゲン結合タンパク陽性 S. mutans と全身疾患との関連性

疾患名	コラーゲン結合タンパク陽性 S. mutans の特徴	生体の反応
感染性心内膜炎	● S. mutans 陽性の心臓弁検体および歯垢から，cbm 遺伝子が高い割合で検出される． ● Cbm 陽性 PA 陰性の S. mutans が高い病原性を示し，病変部に菌の存在を認める．（ラットモデル）．	● フィブリノーゲンを介した血小板凝集を惹起する（Cbm 陽性 PA 陰性の S. mutans のフィブリノーゲンへの結合能による）．
脳血管疾患 　1）脳出血	● 唾液，歯垢から Cnm 陽性 S. mutans が高い割合で検出され，Cbm 陽性 S. mutans はあまり検出されない． ● Cnm 陽性 S. mutans において高い病原性を示し，病変部に菌の存在を認める（マウス，ラットモデル）．	● MMP-9 の発現を惹起する（マウスモデル）． ● 血小板凝集が阻害される（血小板は Cnm 陽性 S. mutans と同じ負電荷を有し，互いに反発し合うため）．
2）脳内微小出血（健常者）	● 歯垢から Cnm 陽性 S. mutans が高い割合で検出され，Cbm 陽性 S. mutans はあまり検出されない．	● 語想起能力の低下を認める．
潰瘍性大腸炎	● Cnm 陽性 S. mutans において高い病原性を示す．大腸の病変部からは菌は回収されず，肝臓に菌の存在を認める（マウスモデル）．	● 肝臓において IFN-γ を産生することにより，αAGP およびアミロイド A1 の過剰発現を認める（マウスモデル）． ● 肝臓培養細胞における IFN-γ の過剰発現を認める．
非アルコール性脂肪肝炎	● Cnm 陽性 PA 陽性 S. mutans において高い病原性を示し，病変部に菌の存在を認める（マウスモデル）． ● Cnm 陽性 PA 陽性 S. mutans において，コラーゲンへの結合能および疎水性相互作用により脂肪化した肝臓培養細胞への高い付着能を示す．	● 肝臓においてメタロチオネインおよび IFN-γ の過剰発現を認める（マウスモデル）．
IgA 腎症	● 歯垢から Cnm 陽性 S. mutans が高い割合で検出される．	● Cnm 陽性 S. mutans 保菌者において尿タンパクが高値を示す．

ヒトを対象とした研究から得られた結果を●，動物実験から得られた結果を●，基礎実験から得られた結果を●で示す．

を起こす慢性かつ難治性の腸疾患の総称で，クローン病と潰瘍性大腸炎とに分類される．

デキストラン硫酸溶液を摂取させることにより軽度の腸炎を誘発させたマウスモデルに，コラーゲン結合タンパク陽性 S. mutans を血液中に投与したところ，体重減少や生存率の低下が認められ病態の悪化が示された[19]．このモデルにおいて，腸からは供試菌は検出されなかった菌を取り込んだ肝臓実質細胞において炎症性サイトカインである IFN-γ が産生され，αAGP およびアミロイド A1 といったタンパク質により炎症反応が増悪したことで生じた免疫機構の不均衡が，腸炎の悪化を生じる可能性があると考えられている．

2）非アルコール性脂肪肝炎

非アルコール性脂肪肝炎は，明らかな飲酒歴がないにもかかわらず，病理組織学的にアルコール脂肪肝炎に類似する所見を呈する疾患として知られている．

高脂肪食を与えることにより軽度の非アルコール性の肥満を誘発したマウスモデルに，コラーゲン結合タンパク陽性 S. mutans を頸静脈より投与すると，通常48週程度で認められる肝臓の脂肪化が，8週程度というきわめて短期間で生じ，非アルコール性脂肪肝炎の病態を悪化させる可能性が明らかになった[6]．その発症機序としては，肝臓に含まれるコラーゲンへの Cnm の付着だけでなく，肝臓に蓄積する主な構成成分である脂肪酸と菌体表層タンパク質である PA との疎水性相互作用（疎水結合）が重要であり，非アルコール性脂肪肝炎で最も高い病原性を発揮するのは Cnm および PA を発現するタイプの S. mutans であることが明らかになっている[20]．また，このタイプの S. mutans が肝臓に感染することにより，肝臓におけるメタロチオネインを介した酸化ストレス応答や IFN-γ の産生による炎症反応との関連性が示唆されている[6,20]．

3）IgA腎症

IgA腎症は，何らかの原因でIgAが糸球体に沈着して慢性的な炎症を生じる疾患で，20年の経過で約40％が末期腎不全に至る．現在，病態の解明と治療法の確立が求められており，2014年に厚生労働省の指定難病となっている．

IgA腎症患者の唾液中に含まれるCnm陽性 *S. mutans* の分布に関して分析したところ，IgA腎症患者では30％近くがCnm陽性で，健常者におけるCnmの頻度よりも有意に高い値を示した[21]．さらに，Cnm陽性 *S. mutans* の保菌者や重度のう蝕を有するIgA腎症患者では，非保菌者と比較して有意に高い尿タンパクを呈すことが示されている[22]．

おわりに

最近になって，コラーゲン結合タンパク陽性 *S. mutans* が口腔バリアを突破することにより，さまざまな全身疾患の悪化に関与する可能性が明らかになってきた．現段階では，採取した口腔サンプルから *S. mutans* を培養しPCR法によりコラーゲン結合タンパクをコードする遺伝子を検出する方法が最も確実な方法として広く用いられている．将来的には，特殊な機器や技術を必要とせず，唾液や歯垢を用いて迅速に判定可能な簡易検出キットの開発が望まれる．また，コラーゲン結合タンパク陽性 *S. mutans* をターゲットとした治療法として，コラーゲン結合タンパクを標的とした抗体療法などの開発が期待される．

コラーゲン結合タンパク陽性 *S. mutans* を標的とした画期的な治療法の存在しない現段階で重要なことは，コラーゲン結合タンパク陽性 *S. mutans* の口腔内における菌数をできる限り少なくし，口腔バリアの破壊による血液中への侵入を防ぐよう努めることである．*S. mutans* が口腔内に最も定着しやすいのは乳幼児期であることから，この時期にスクロースの摂取を制御することは *S. mutans* の定着を防ぐうえできわめて重要である．また，エナメル質までのう蝕では自覚症状がないことから，痛みを伴ったときにはう蝕はすでに象牙質や歯髄まで進行した状態である．そのため，歯に痛みを伴わなくとも歯科医師による定期的な歯科検診を受けておくのが望ましい．高齢者など介護を必要としている患者では，口腔内環境がよくないことが多いうえに自分では十分にブラッシングをできないケースも多く，介護者による口腔ケアが必要不可欠である．このように，一生を通じて日々口腔内を清潔に保ち，口腔細菌の量を減らすことにより口腔バリアを健全な状態に保っておくことが，口腔の健康だけでなく全身疾患の予防にも役立つものと考えている．

文献

1) Hamada S & Slade HD：Microbiol Rev, 44：331-384, 1980
2) Debelian GJ, et al：Endod Dent Traumatol, 10：57-65, 1994
3) Seymour RA, et al：Br Dent J, 189：610-616, 2000
4) Nakano K, et al：J Clin Microbiol, 44：3313-3317, 2006
5) Nakano K, et al：Nat Commun, 2：485, 2011
6) Naka S, et al：Oral Dis, 20：700-706, 2014
7) Sato Y, et al：J Dent Res, 83：534-539, 2004
8) Nomura R, et al：J Med Microbiol, 58：469-475, 2009
9) Nomura R, et al：Mol Oral Microbiol, 27：308-323, 2012
10) Avilés-Reyes A, et al：Mol Oral Microbiol, 29：11-23, 2014
11) Moreillon P & Que YA：Lancet, 363：139-149, 2004
12) Nakano K, et al：Oral Microbiol Immunol, 24：64-68, 2009
13) Nomura R, et al：Oral Dis, 19：387-393, 2013
14) Nomura R, et al：Infect Immun, 82：5223-5234, 2014
15) Nakano K, et al：J Dent Res, 87：964-968, 2008
16) Nomura R, et al：Arch Oral Biol, 58：1627-1634, 2013
17) Tonomura S, et al：Sci Rep, 6：20074, 2016
18) Watanabe I, et al：Sci Rep, 6：38561, 2016
19) Kojima A, et al：Sci Rep, 2：332, 2012
20) Naka S, et al：Sci Rep, 6：36886, 2016
21) Misaki T, et al：Clin Exp Nephrol, 19：844-850, 2015
22) Misaki T, et al：Sci Rep, 6：36455, 2016

＜筆頭著者プロフィール＞
野村良太：大阪大学大学院歯学研究科口腔分子感染制御学講座（小児歯科学教室）准教授．2006年，大阪大学大学院歯学研究科博士課程修了〔仲野和彦博士（現，大阪大学大学院歯学研究科教授）に師事〕．博士（歯学）．大阪大学歯学部附属病院（小児歯科）医員，大阪大学大学院歯学研究科口腔分子感染制御学講座（小児歯科学教室）助教，大阪大学歯学部附属病院（小児歯科）講師を経て'15年より現職．専門は小児歯科学および臨床口腔細菌学．ヒトの口腔および血液から分離されたう蝕病原性細菌の菌体表層構造を分析しながら，口腔細菌が及ぼすう蝕および全身への影響に関する研究に従事している．

第2章 臓器特異的バリアとその破綻による疾患

8. 生殖器バリアと疾患：性感染症に対する生殖器バリアの重要性

飯島則文

> 性感染症（sexually transmitted disease：STD）とは，"性的接触によって感染する病気"と定義されており，男性・女性の生殖器官に張り巡らされているバリアを突破することにより病原微生物やウイルスが感染することによって引き起こされる．さらには，Zikaウイルスによる生殖器感染が引き金となる神経障害への関心が高まっているが，それ以前からTORCH症候群を代表とした病原体も多様な疾患を引き起こすことが知られている．本稿では生殖器バリアやその関連組織における生体防御機構を中心に紹介する．

はじめに

生体を防御するバリアの役割を果たす上皮細胞は，さまざまな病原微生物の侵入を防ぐ最前線の防御機構として組織特異的に発達している[1]．特に粘膜表面は，タイプI粘膜組織とタイプII粘膜組織に大別されており，単層円柱上皮で覆われている腸管粘膜組織や肺組織はタイプIに分類される．また，腟，眼球，口腔粘膜組織は，重層扁平上皮で覆われており，タイプIIに分類される[1]．生殖器の各粘膜組織に関していえば，女性生殖器では，腟粘膜組織および子宮頸腟部はタイプIIに属し，子宮頸部および子宮は，タイプIである（図

[キーワード＆略語]
母子感染，性器ヘルペス，メモリーリンパ球クラスター，組織常在型メモリーT細胞

FcRn：neonatal Fc receptor（胎児性Fc受容体）
HIV：human immunodeficiency virus
HPV：human papillomavirus（ヒト乳頭腫ウイルス）
HSV-2：herpes simplex virus type 2（単純ヘルペスウイルス2型）
HVEM：herpes virus entry mediator
MLC：memory lymphocyte cluster（メモリーリンパ球クラスター）
pIgR：poly Ig receptor（ポリIg受容体）
PRR：pattern-recognition receptor（パターン認識受容体）
SLPI：secretory leukocyte protease inhibitor
SMDC：submucosal dendritic cells（腟粘膜固有層樹状細胞）
STD：sexually transmitted disease（性感染症）
VEDC：vaginal epithelial dendritic cells（腟粘膜上皮樹状細胞）

Importance of genitourinary barriers against sexually transmitted pathogens
Norifumi Iijima：National Institutes of Biomedical Innovation, Health and Nutrition, Laboratory of Adjuvant Innovation/Immunology Frontier Research Center, Osaka University（医薬基盤・健康・栄養研究所アジュバント開発プロジェクト/大阪大学免疫学フロンティア研究センター）

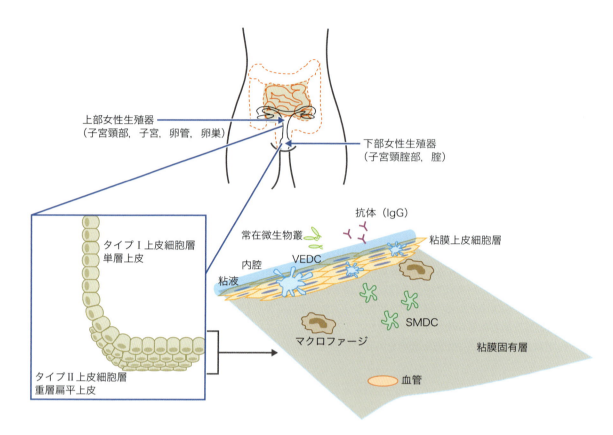

図1　女性生殖粘膜組織を構成する上皮細胞群と免疫担当細胞
女性生殖器は，上部生殖器（子宮頸部，子宮，卵管および卵巣）と下部生殖器（子宮頸腟部，腟）で構成されている．子宮頸腟部および腟粘膜組織はタイプⅡ上皮細胞層を構成し，子宮頸部および子宮粘膜組織はタイプⅠ上皮細胞層を構成している．生殖粘膜組織の内腔は，粘液で満たされており，上皮細胞が恒常的に粘液を分泌している．腟粘膜上皮細胞層には，腟粘膜上皮樹状細胞（VEDC）が局在し，腟粘膜固有層には，腟粘膜固有層樹状細胞（SMDC）および組織マクロファージが局在している．生殖粘膜組織では，固有の常在微生物叢も局在している．また，腸管粘膜組織とは異なり，生殖粘膜組織では主にIgGの分泌が認められる．

1）．男性生殖器では，外側の包皮は角化されているが，内側の包皮はタイプⅡに分類されている[2]．これらの上皮細胞は，病原微生物の侵入を防ぐ物理的障壁となるだけではなく，β-ディフェンシンやSLPI（secretory leukocyte protease inhibitor）などの抗菌物質の放出，炎症性サイトカイン・ケモカインの分泌を介して生体防御機構の一端を担っている[3]．

また，生殖粘膜組織は，他の粘膜組織とは異なり，性周期サイクルやユニークな常在細菌叢によって影響を受けるため，これらの組織に局在する免疫担当細胞の機能にも大きく作用し，独特な微小環境を形成していることが明らかとなってきている．さらには，生殖器バリアは母体から胎児への感染を防ぐのに重要な役割を果たしている．母子感染によって小頭症を誘発するZikaウイルスやTORCH症候群※として知られる病原体による胎児への感染が，胎児の発達，特に神経組織の発達に著しい障害を引き起こすことが大きな問題となっている[4]．本稿では，生殖器バリアにおける免疫制御

※　TORCH症候群

胎児や新生児に重篤な奇形や恒久的な臓器・神経・感覚器障害をきたす病原体の頭文字をとって名付けたものを，TORCH症候群と称する．Tは*Toxoplasma gondii*（トキソプラズマ原虫），OはOthers（その他）として*Treponema pallidum*（梅毒トレポネーマ）などを含み，RはRubella virus（風疹ウイルス），CはCytomegalovirus（CMV，サイトメガロウイルス），そしてHはHerpes simplex virus（HSV，単純ヘルペスウイルス）のことを指す．

表　性感染症を発症する主な病原体

病原体	病原体の分類	症状	現状
HSV ：単純ヘルペスウイルス1型および2型	DNAウイルス	性器の掻痒，不快感の後，水泡，びらんを引き起こす．	抗ヘルペスウイルス薬が効果を示すが，根治できず．
HIV ：免疫不全ウイルス	レトロウイルス	感染後，徐々に免疫不全が進行し種々の日和見感染症や悪性リンパ腫などを発症する．	抗HIV薬が有効．慢性的に進行し，死に至るが，近年治療による延命が進む．
HPV ：ヒト乳頭腫ウイルス	DNAウイルス	HPV6，11は，尖圭コンジローマの原因となり，HPV16，18は，子宮頸がんを誘発する．	HPV16，18に関しては，予防ワクチンが有効．
HBV（Hepatitis B virus） ：B型肝炎ウイルス	DNAウイルス	発熱や全身倦怠のあと，黄疸（1〜2％で劇症肝炎）．	予防にはワクチンが有効．HCVも生殖器感染する．
Chlamydia trachomatis ：クラミジア	バクテリア	排尿時痛や尿道掻痒感を伴い，不妊，流産・死産の原因になることがある．	抗菌薬（マクロライド系，ニューキノロン系が中心）が有効だが，ワクチンはない．
Treponema pallidum ：梅毒トレポネーマ	バクテリア	感染部位に赤色の堅いしこりやただれができる．感染後10〜30年の間に心臓や血管，脳が冒される場合がある．	抗菌薬（主としてペニシリン系）が有効．
Neisseria gonorrhoeae ：淋菌	ナイセリア属のグラム陰性双球菌	排尿時痛と濃尿を伴い，不妊の原因になることがある．新生児が淋菌性結膜炎になることがある．	抗菌薬が有効だが，耐性率が増加している．
Trichomonas vaginalis ：トリコモナス	原生生物	腟炎・子宮頸管炎・尿道炎といった症状を呈する．	メトロニダゾールが有効だが，根治できず．

機構，母子感染および粘膜感染による神経組織への影響や生体防御機構について焦点をあてて紹介する．

1 生殖器バリアにおける免疫制御機構

生殖器の粘膜表面は，多くの異なる細菌，寄生虫やウイルスの侵入経路となっており，表に示すような病原体による感染によってさまざまな疾患を引き起こすことが知られている．性感染症を引き起こす病原体には，エイズを引き起こすHIV（human immunodeficiency virus）ウイルスや単純ヘルペスウイルス2型（herpes simplex virus type 2：HSV-2）が含まれ，長期にわたる慢性感染や潜伏感染からの再活性化をくり返す病原体が多い．

1）生殖器バリアにおける上皮細胞

女性生殖粘膜上皮は，男性生殖粘膜上皮（包皮）と異なり角化されておらず，粘膜で覆われている．これらの上皮細胞は，物理的バリアとしての機能のみならず，さまざまなパターン認識受容体（pattern-recognition receptor：PRR）を発現し，種々のサイトカイン，ケモカイン，抗菌ペプチドの分泌を介して自然免疫応答に関与している[5]．

HSVやヒト乳頭腫ウイルス（human papillomavirus：HPV）は，生殖粘膜上皮細胞を標的として感染する．HSVエントリーレセプターの1つとして知られているNectin-1は，ヒトおよびマウス腟粘膜組織で発現が認められている[6)7)]．HSV gDタンパク質は，Nectin-1の他にHVEM（herpes virus entry mediator）を認識することが報告されており，特にNectin-1とHVEMを欠損したマウスでは，HSV-2のマウス腟感染が完全に阻害されることが報告されている[7]．しかしながら，生殖粘膜上皮細胞がHSV gDを認識するHVEMを発現しているかどうか不明である．

HSVが生殖粘膜上皮細胞内で複製に成功すると，生殖粘膜組織末端に張り巡らされた神経末端へと感染する．その後HSVは神経節を上行し，後根神経節にて潜伏感染することになる．

HPVは，損傷を受けていない扁平上皮細胞に感染することができないが，これらの上皮細胞がいったん損傷を受けると，上皮細胞基底膜に結合し，上皮角化細

胞に感染する[8]．通常は，生殖器バリアに局在する免疫制御機構によって排除されるが，ハイリスクHPV 16型や18型が持続的に上皮角化細胞に感染すると，子宮頸がんを引き起こすことになる[8]．現在は，Cervarix®やGardasil®などの予防ワクチン投与による，抗体を中心とした免疫制御機構によって感染を防御することができる．

陰茎上皮細胞を含む男性生殖粘膜組織は，免疫学的特権組織（immune priviledged site）として知られ，セルトリ細胞間の密接結合は膜タンパク質および膜脂質の移動を制限している．そのため，通常，補体や抗体が輸精管へ漏出することができない（血液－精巣関門）[9]．以上の結果から，自然免疫応答は誘導されるが，獲得免疫応答は厳しく制限されていると考えられる．しかしながら，男性生殖バリアにおける免疫応答の詳細は依然として不明な点が多い．近年，Zikaウイルスは，精巣に感染し，長期間維持されることが報告された[10]．Diamond MSらのグループは，マウスを用いて，Zikaウイルスの男性生殖器への感染モデルを作製し，Zikaウイルスがセルトリ細胞に慢性感染し，生殖能力を低下させることを証明した[11]．この際，精巣は慢性的に炎症を起こし，血液－精巣関門が破壊されることが観察されている[11]．

2）生殖器バリアにおける常在細菌叢の役割

生殖粘膜組織には，他の粘膜組織と同様に，常在細菌叢の存在が確認されている．腟粘膜組織では265種類以上の微生物種が検出されており，そのなかでも，Lactobacillus属が腟粘膜組織の恒常性維持に重要な役割を果たしていると考えられている[12]．実際，Lactobacillusは，バクテリオシンや乳酸の分泌を介して生殖粘膜組織環境を酸性化することにより，侵入してくる病原微生物の増殖を制限していると示唆されている[12]．また，腟粘膜組織における常在細菌叢の成長・生存は，性周期サイクルによって影響を受けるため特有な環境に順応していると考えられている．

3）生殖器バリアにおけるユニークな抗原提示細胞群

腟粘膜組織には，皮膚組織や腸管組織とは異なるユニークな抗原提示細胞が局在していることが報告されている．

皮膚上皮では，ランゲリンを発現するランゲルハンス細胞のみが局在しているが，腟粘膜上皮では，いくつかの異なるCD11c陽性樹状細胞〔腟粘膜上皮樹状細胞：vaginal epithelial dendritic cells（VEDC）〕がヒトおよびマウスで確認されている（**図1**）[13] [14]．さらには，これらのVEDCは，皮膚ランゲルハンス細胞が発現するランゲリンの発現と比較して，ランゲリン発現量が低いことが報告されている[13]．現在のところ，VEDCの機能は不明であるが，ヒト腟ランゲルハンス細胞がCD4陽性T細胞へのHIV感染を橋渡しするとする報告がある[15]．一方で，ランゲリンがHIVウイルスと結合し，TRIM5αを介してランゲルハンス細胞への感染を防御する（男性包皮に局在するランゲルハンス細胞はランゲリン高発現）ことが知られており[16]，腟上皮におけるランゲリン低発現樹状細胞群はHIV感染感受性が高いと示唆される．

一方，腟粘膜固有層では，ランゲリン陰性CD11c陽性CD11b陽性樹状細胞〔腟粘膜固有層樹状細胞：submucosal dendritic cells（SMDC）〕の局在が報告されており（**図1**），Th1細胞の誘導に重要な役割を果たしていることが知られている[17]．SMDCは，DC-SIGNを高発現しており，HIV感染に感受性が高いことが知られている．また，HSV-2ウイルスが腟粘膜組織に感染後，これらの樹状細胞は所属リンパ節へと移行し，T細胞やB細胞の活性化に重要な役割を果たす．一方で，HSV-2ウイルスが感染した腟粘膜組織では，血中から炎症性単球が移行し，ウイルスに感染した上皮細胞を認識して，共刺激分子やMHCクラスIIの発現が上昇する[18]．実際に，これらの活性化した単球由来抗原提示細胞は，ウイルス由来産物をMHCクラスII分子上に提示していることが確認されており，後に腟粘膜組織へと移行してきたエフェクターCD4陽性T細胞からのIFN-γ産生を誘導し，ウイルス除去に大きく貢献していることが報告されている[18]．

子宮粘膜組織では，腟粘膜組織とは異なり，ランゲリン陽性抗原提示細胞は検出されず，CD103陽性，CD11b陽性樹状細胞およびF4/80陽性マクロファージが局在している．クラミジアが子宮内感染した場合は，CD11b陽性樹状細胞がクラミジアを取り込み，所属リンパ節へと移行し，CD4陽性T細胞の活性化に重要な役割を果たすことが明らかとなっている[19]．

4）生殖器バリアにおける免疫記憶

免疫記憶を担うメモリーB細胞や産生する抗体およ

びメモリーT細胞は，生殖粘膜組織において感染防御を強固にするために重要な役割を果たすことが明らかとなってきている．腸管上皮細胞のようなタイプⅠ粘膜組織では，上皮下組織で産生されるIgAが腸管上皮細胞に発現するポリIg受容体（poly Ig receptor：pIgR）を介して二量体の形で腸管内腔へと運搬され，感染を防御する[5]．一方で，生殖粘膜組織では，主にIgGが検出される[5]．血中から移行するIgGが，細胞間隙短経路または生殖粘膜上皮細胞に発現する胎児性Fc受容体（neonatal Fc receptor：FcRn）を介して腟内腔へと運搬されると報告されている[5]が，HSVが腟粘膜に感染後またはIFN-γを腟粘膜組織に投与後，血管透過性上昇を介してIgGの腟粘膜内腔への流入が増大することから[20]，どちらの経路が優勢なのか詳細は今のところわかっていない．

また，興味深いことに，女性生殖粘膜組織上部に位置する子宮内膜では，病原体感染の有無にかかわらず，メモリーB細胞，メモリーT細胞およびマクロファージを中心としたリンパ球凝集塊の形成が認められている[21]．この凝集塊の大きさは，性周期サイクルによって制御されていることが示唆されているが，現在のところ生理的意義は不明である．今後，常在細菌叢との関連性も含め，生理的意義が明らかにされることが期待される．

近年，粘膜組織上に局在する免疫担当細胞群の解析が急速に進んでいるが，そのなかでもこれまで末梢組織を絶えず循環していると考えられていたエフェクターメモリーT細胞の一部が，じつは組織に局在する形で維持されているという報告が相次いでいる[22]．組織局在型CD8陽性メモリーT細胞は，CD103を発現し，上皮細胞上に局在している[22]．一方で，大部分の組織局在型CD4陽性メモリーT細胞は，CD103を発現せず，粘膜固有層に局在している[19,23]．これらの組織局在型メモリーT細胞は，病原体に再び曝露されると早期にIFN-γなどのサイトカインを分泌し，病原体に感染した細胞を殺傷するだけでなく，血中から単球やNK細胞などの流入をよび込むことによって病原体の除去に貢献していることが示唆されている[22]．

2 母子感染における生殖器バリアの役割

母体が妊娠中に病原微生物に感染すると，妊娠中の胎内感染，出産時の産道感染または出生後の経母乳感染の可能性が増加し，生まれてくる胎児に形態異常や恒久的な臓器・神経・感覚器障害をもたらす場合がある．TORCH症候群に含まれる病原体は，胎児にさまざまな重篤な疾患を引き起こすことが知られている．また，近年ポリネシアや南米で大流行したZikaウイルスは，蚊を媒介とした感染や性交によって男性生殖器および女性生殖器に感染し，生殖能力を低下させること と，生まれてくる胎児に小頭症を含む神経学的異常を引き起こすことが報告された[24]．

Zikaウイルスや他のTORCH症候群に含まれる病原体は，母体から栄養を摂取するために必須である胎盤に形成されるトロホブラストや，脱落膜および内皮細胞を標的として感染する，または胎盤を介して病原体が胎児へ移行し，重篤な神経疾患を引き起こすと考えられている（図2）．それゆえ，HSV，CMVおよびトキソプラズマのみならず，Zikaウイルスに対する有効なワクチンの開発が期待されている．

3 生殖器バリアにおけるメモリーT細胞を介した生体防御機構の重要性

TORCH症候群に含まれる病原体としても知られるHSV-2は，性器ヘルペスとよばれ，主に生殖粘膜組織および神経組織に慢性的に感染する．くり返しHSV-2が再活性化することにより，女性生殖粘膜組織に激しい痛みと炎症を引き起こすことが大きな問題となっている．平成24（2012）年度に発表された報告では，ヘルペスワクチン候補薬は投与されたワクチンに対する特異的T細胞や抗体反応が末梢血中に検出されるものの，予防効果がないという残念な結果が報告されている[25]．このように現在欠如しているワクチン開発を押し進めるためには，感染部位である腟粘膜組織や神経組織における免疫制御機構のさらなる理解が必要であると考えられた．

HSV-2をマウス腟粘膜組織に免疫すると，5〜13週間後にCD4陽性メモリーT細胞や抗原提示細胞を中心としたメモリーリンパ球クラスター（memory lym-

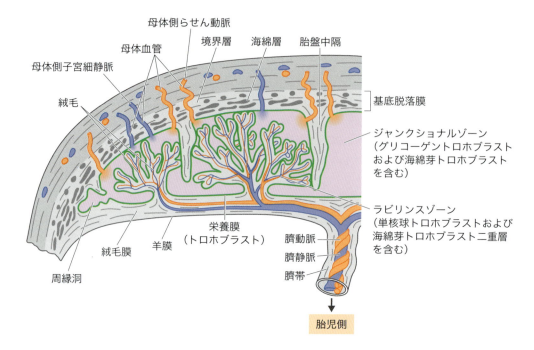

図2 妊娠中に母体側および胎児側の微小環境を構成する細胞群
妊娠中に胎盤は母体由来および胎児由来の構成成分からなり，ジャンクショナルゾーンおよびラビリンスゾーンを含む．Zikaウイルスは，トロホブラスト巨核細胞，グリコーゲントロホブラストおよび海綿芽トロホブラストを含む胎盤のトロホブラストに感染する．TORCH症候群に属する病原体は，母体側らせん動脈を介してまたは出産時の産道感染によって胎児に感染する（文献26を参考に作成）．

phocyte cluster：MLC）が形成されること，並体結合やレーザーキャプチャーマイクロダイセクションを用いた解析により，これらのCD4陽性メモリーT細胞が組織局在型であること，そしてこれらの組織局在型CD4陽性メモリーT細胞により恒常的に微量に産生されるIFN-γがマクロファージのCCL5誘導に関与し，組織局在性に貢献していること，さらにはこれらの組織局在型CD4陽性メモリーT細胞が早期に高濃度のIFN-γを産生することにより再感染後のHSV-2をすみやかに除去することが明らかとなった（**図3A**）[23]．HSV-2感染患者の腟粘膜組織で，ウイルスの複製が検出されない状態の組織においても，MLC様クラスターの形成が認められており，HSV-2感染に対するMLCの重要性が伺える．

　HSV-2弱毒株を腹腔内および鼻粘膜に免疫6週間後，HSV-2野生株を腟粘膜に感染させると，MLCが局在しないため，腟粘膜組織におけるウイルスの複製増大が認められるが，鼻粘膜に免疫した場合にのみ，HSV-2の潜伏感染部位である後根神経節におけるウイルスの複製が抑制された[20]．そのため，生殖器バリアにMLCが形成されない場合，神経組織における免疫制御機構の重要性が示唆された．腹腔内に免疫した場合も，鼻粘膜の場合と同様に循環型CD4陽性メモリーT細胞が分化したが，HSV-2特異的IgG2b/2c濃度は鼻粘膜に免疫した方が優位に高いことが観察された[20]．実際に，HSV-2弱毒株を鼻粘膜に免疫6週間後，HSV-2野生株を腟粘膜組織に再感染させた場合，後根神経節に早期に循環型CD4陽性メモリーT細胞の流入が検出され，これらがIFN-γを産生することによって神経節における血管透過性を上昇させる．それゆえ，神経節内に流入できる抗ヘルペス抗体を介したウイルス拡散および複製抑制を可能にしていることが明らかとなった（**図3B**）[20]．

おわりに

本稿では，生殖器バリアに関与する病原体の性質や免疫制御機構に着目して最新の知見を紹介したが，母

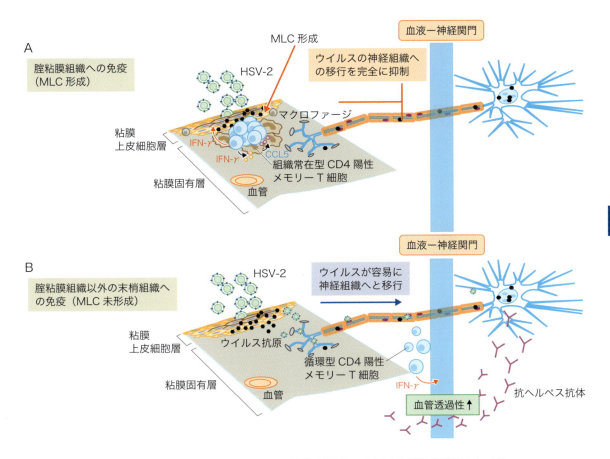

図3　性器ヘルペス感染を防御する腟粘膜組織および後根神経節における生体防御機構のしくみ
　A）HSV-2弱毒株をマウス腟粘膜組織に免疫後5週間で，腟粘膜上皮細胞層下に組織常在型CD4陽性メモリーT細胞，マクロファージを中心としたメモリーリンパ球クラスター（MLC）が形成される．HSV-2野生株を腟粘膜組織に再感染させると，組織常在型CD4陽性メモリーT細胞が早期に高濃度のIFN-γを分泌し，ウイルスが神経組織へ移行する前にウイルス感染細胞を除去する．**B**）HSV-2弱毒株を鼻粘膜組織に免疫した場合は，腟粘膜組織にMLCの形成は認められない．それゆえ，HSV-2野生株を腟粘膜組織に再感染させると，ウイルスは容易に後根神経節を中心とする神経組織へと到達してしまう．しかし同時に，循環型CD4陽性メモリーT細胞が早期に神経組織へと移行し，IFN-γ分泌によって血管透過性を上昇させ，抗ヘルペス抗体が血中から神経組織へ浸潤することによりウイルスの拡散・複製を抑制する．

子感染をはじめ，実際に病原体が感染している生殖器バリアにおける生体防御機構の詳細はまだまだ未解明な部分も多い．現在求められているワクチン開発を推進するには，今後のさらなる詳細な解析によって新たな治療ターゲットを見出すことが求められる．また，HSV-2などの性感染症を発症する病原体は，生殖器に感染するのみならず，神経組織や他の組織への感染も認められるため，生殖器バリアを中心として，他組織や他臓器間との相互作用も視野に入れた生体防御機構の解明が期待される．

文献

1) Iwasaki A：Annu Rev Immunol, 25：381-418, 2007
2) Iwasaki A：Nat Rev Immunol, 10：699-711, 2010
3) Wira CR, et al：Mucosal Immunol, 4：335-342, 2011
4) Ramanathan R & Woodrow K：Wiley Interdiscip Rev Nanomed Nanobiotechnol, 8：107-122, 2016
5) Brotman RM, et al：Vaccine, 32：1543-1552, 2014
6) Linehan MM, et al：J Virol, 78：2530-2536, 2004
7) Taylor JM, et al：Cell Host Microbe, 2：19-28, 2007
8) Schiller JT & Lowy DR：Nat Rev Microbiol, 10：681-692, 2012
9) Wang P & Duan YG：Am J Reprod Immunol, 76：186-192, 2016
10) Abushouk AI, et al：J Clin Virol, 84：53-58, 2016

11) Govero J, et al：Nature, 540：438-442, 2016
12) Ravel J, et al：Proc Natl Acad Sci U S A, 108 Suppl 1：4680-4687, 2011
13) Iijima N, et al：Proc Natl Acad Sci U S A, 104：19061-19066, 2007
14) Ballweber L, et al：J Virol, 85：13443-13447, 2011
15) Bouschbacher M, et al：AIDS, 22：1257-1266, 2008
16) Ribeiro CM, et al：Nature, 540：448-452, 2016
17) Zhao X, et al：J Exp Med, 197：153-162, 2003
18) Iijima N, et al：Proc Natl Acad Sci U S A, 108：284-289, 2011
19) Stary G, et al：Science, 348：aaa8205, 2015
20) Iijima N & Iwasaki A：Nature, 533：552-556, 2016
21) Wira CR, et al：Nat Rev Immunol, 15：217-230, 2015
22) Rosato PC, et al：Curr Opin Virol, 22：44-50, 2016
23) Iijima N & Iwasaki A：Science, 346：93-98, 2014
24) Mysorekar IU & Diamond MS：N Engl J Med, 375：481-484, 2016
25) Belshe RB, et al：N Engl J Med, 366：34-43, 2012
26) 「Anatomy of the Human Body」(Gray, H), Lea and Febiger, 1918

＜著者プロフィール＞
飯島則文：2004年，北海道大学大学院薬学研究科博士課程修了．同年，北海道大学遺伝子病制御研究所研究員を経て，イェール大学医学部免疫生物分野，postdoctoral fellow (Akiko Iwasaki lab)．'10年7月よりエール大学医学部免疫生物分野，Associate Research Scientist (Akiko Iwasaki lab)．'16年4月より国立研究開発法人医薬基盤・健康・栄養研究所アジュバント開発プロジェクトサブ・プロジェクトリーダーおよび大阪大学免疫学フロンティア研究センター招聘研究員．専門分野は末梢組織における生体防御機構で，ワクチン開発をめざした研究を展開している．

第3章 生体バリアを標的とした疾患の制御

1. 消化管疾患に対する糞便微生物移植法の将来展望

水野慎大，金井隆典

> ヒトの消化管内では膨大な数の微生物が共生関係を築いており，腸内細菌叢が大部分を占めている．腸内細菌叢が撹乱されると消化管内外の多くの疾患を発症する一方，ヒトと腸内細菌の良好な共生関係を回復させることが，多くの疾患の治療につながる可能性が期待されている．糞便微生物移植法は非常に強力に共生関係を回復させうる方法であり，難治性のクロストリジウム感染性腸炎の治療において既存治療を上回る治療効果を上げてきた．本邦を含めて，潰瘍性大腸炎を含めた炎症性腸疾患や機能性疾患に対する治療適応拡大の試みが進められている．

はじめに：糞便微生物移植法（FMT）の歴史

糞便微生物移植法（fecal microbiota transplantation：FMT）は，構成に偏りが生じた患者の腸内細菌叢を，バランスがよく多様性を有する健常者の腸内細菌叢で置換する治療法である．本質は，納豆やヨーグルトを食べることで健康を維持する試みと大きく変わらない．

本邦では，近年の腸内フローラブームによって注目を集めている印象もあるが，はじまりは古く4世紀の中国にさかのぼる．葛洪という学者が記した「肘後備急方」という書物に，下痢患者に対して健常人の便から抽出した黄龍湯を服用させる，という治療法が紹介されている．近代医学では，1950年代に偽膜性腸炎患者に対してFMTを施行した記録があり[1]，1980年代から適応疾患の拡大の試みがはじまった[2]．さらに，1990年代以降に高齢者を中心としてクロストリジウム感染性腸炎（Clostridium difficile infection：CDI）が急増したことがFMT普及の大きな原動力となった．

[キーワード＆略語]
糞便微生物移植法，dysbiosis，クロストリジウム感染性腸炎，炎症性腸疾患

CDI：Clostridium difficile infection
　（クロストリジウム感染性腸炎）
FMT：fecal microbiota transplantation
　（糞便微生物移植法）
IBD：inflammatory bowel disease
　（炎症性腸疾患）
IBS：irritable bowel syndrome
　（過敏性腸症候群）
UC：ulcerative colitis（潰瘍性大腸炎）

Future perspectives of fecal microbiota transplantation in gastrointestinal disorders
Shinta Mizuno/Takanori Kanai：Division of Gastroenterology and Hepatology, Department of Internal Medicine, Keio University School of Medicine〔慶應義塾大学医学部内科学（消化器）〕

1 消化管疾患と腸内細菌叢

1）腸内細菌叢解析の歴史

　培養法に基づいた従来の細菌解析では難培養菌の解析が行えず，腸内細菌叢全体の解析は困難だった．サンガー法を用いたキャピラリー式シークエンサーの出現で難培養菌も含めた解析が可能になったが，遺伝子組換え工程の煩雑さ，解析量の制約，解析時間，などの課題があった．

　その後，ヒトゲノム解析プロジェクトで進歩した，16S rRNA配列に基づくメタゲノム解析技術が登場し，数々の課題が解決された．この技術を用いて次世代シークエンサーによる解析を行うことで，大量の配列を同時に解析できるようになり，煩雑さと時間的制約が同時に解消された．現在までに，基礎医学研究に限らず橋渡し研究や臨床研究にもメタゲノム解析技術が応用され，重要な研究成果が発表されている．この結果から，腸内細菌叢が構成される過程で食事・運動・衛生環境・分娩様式・生育環境・抗菌薬服用歴など，多様な外的因子が影響を及ぼしていることが明らかになっている[3）4)]．

2）疾患との連関

　健常人だけでなくさまざまな疾患患者の腸内細菌叢の解明も進められ，例えば炎症性腸疾患（IBD）患者では，Firmicutes門とBacteroides門が健常人と比して減少していること，特にFirmicutes門に属するClostridium属clusterⅣおよびXIVaが減少していることが明らかになってきた．われわれも，Clostridium XIVaに属する菌の1つであるFusicatenibacter saccharivoransが潰瘍性大腸炎（UC）の活動性に伴って減少することを明らかにした[5)]．また，機能性疾患である過敏性腸症候群（IBS）では健常人と比較してFirmicutes門が増加し，Bacteroidetes門・Bifidobacterium門が減少していることも知られている[6)～8)]．

　これらは，器質的疾患・機能性疾患の別を問わず，消化管疾患患者で腸内細菌叢が変化していることが疾患本態とかかわっていることを示唆しているが，特定の菌種が疾患本態にどの程度にかかわっているかは明らかになっていない．

2 ヒトと腸内細菌叢の共生関係とFMT

1）共生関係の重要性

　FMTの基本概念を理解するうえで，ヒトと腸内細菌叢の共生関係について理解することが欠かせない．前述のメタゲノム解析技術などにより，ヒトの体が40～100兆個の細胞と約2.5万の遺伝子で構成されていることに対して，腸内細菌叢はヒトとほぼ同数の細胞数かつヒトを圧倒的に凌駕する100万もの遺伝子で構成されていることが明らかになった．この存在感を勘案すると，ヒトと腸内細菌叢の共生関係が破綻するとさまざまな疾患が発症すること[9)10)]は容易に想像がつくだろう．

　最近10年の研究から，前述のようにIBD・IBSなどの消化管疾患と腸内細菌叢のかかわりについて解明が進んできた．さらに，肥満患者の糞便を移植されたマウスは肥満傾向を示し，健常人の糞便を移植されたマウスは肥満にならない，という報告[3)]（図1）に代表されるように，肥満・2型糖尿病・非アルコール性脂肪性肝炎・肝臓がん・多発性硬化症・自閉症・気管支喘息などの全身疾患でも，腸内細菌が発症と密接に関係していることが明らかになりつつある．つまり，ヒトと腸内細菌叢の間の共生関係がひとたび破綻すると，全身で恒常性が破綻して疾患を発症する．

2）FMTの特徴

　FMTの基本的な概念は，宿主と良好な共生関係を形成している腸内細菌叢を利用して，共生関係が破綻した腸内細菌叢を再構築する，というものである．動物界でも類似した方法が採用されており，コアラの子どもは主食のユーカリを分解するため，母親の腸管の分泌物を摂取して必要な腸内細菌を受けとっている．

　FMT以外にも，身近な食品を通じて有用な微生物をとり込んで，自らの健康維持に役立てようとする試みは行われている．代表格が発酵食品やヨーグルトなどで，整腸剤に代表されるプロバイオティクスも直接的に有用な細菌群のとり込みに資する．また，有用な腸内細菌の生育に適した環境を形成するための方法として，腸内細菌の代謝産物である短鎖脂肪酸や，腸内細菌の餌となる食物繊維などに代表されるプレバイオティクスも活用されている．しかし，圧倒的な量と種類を誇る腸内細菌叢と比して，表に示したようにこれらの

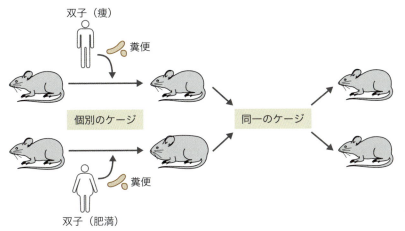

図1 肥満と腸内細菌の関係性
健常者と肥満患者の双子から便を回収し，同一の遺伝的背景を有する無菌環境下のマウスにそれぞれ投与したところ，肥満患者由来の便を移植されたマウスは肥満傾向を示した．これらのマウスを同一ケージで飼育したところ，肥満マウスの体型が健常に近づいた．

表　FMTの特徴

	プロバイオティクス	プレバイオティクス	FMT
投与される菌量	10^9	−	10^{13}
菌種	1〜3種類	−	200〜1,000種類
腸管内への定着	通過菌	−	定着菌
代謝産物	−	少種類	多種類
投与頻度	毎日可能	毎日可能	限定的
患者負担	わずか	わずか	大

方法で投与される菌・代謝産物は限定的である．一方，FMTの材料として用いられる健常人の糞便は，現在入手可能な素材のなかでは，最も理想的な多様性を有した細菌叢と豊富な代謝産物を含み，プロバイオティクスとプレバイオティクスを融合した材料であるといえる．

3 Clostridium difficile 感染症とFMT

1928年のイギリスでアレクサンダー・フレミングによってペニシリンが発見されたことが抗菌薬のはじまりとされている．世界大戦などの戦争拡大を契機として，1940年代に実用化されるに至った．以後，多種類の抗菌薬が開発・使用されるようになったが，これらは病原性を有する細菌だけでなく，宿主と共生関係にある細菌にも作用してしまう．この結果として，宿主固有の腸内細菌叢が撹乱されるようになり，dysbiosisを引き起こすこととなった．これによって生じる抗菌薬起因性腸炎の代表格がCDIであり，Clostridium difficileが異常増殖して偽膜性腸炎などを引き起こすことが知られている．

カナダのケベック州で行われた調査によると，1992年に65歳以上の人口10万人あたり70人程度だったCDI発症率が，2003年には850人を超え，10倍以上に増加している[4)11)]．これに伴い，バンコマイシンやメトロニダゾールなどの抗菌薬治療にもかかわらず再発をくり返す難治性CDI患者も増加し，抗菌薬治療が有効だった患者のうち3割が再燃する，という報告もある[4)]．現在，アメリカ国内のCDIは60万件以上発生し，そのうちの再発例は16万件以上とされ，CDIによる死者は44,500人と概算されている[12)]．

このような流れのなかで，再発をくり返すCDIの治療として行われたFMTが，既存の抗菌薬治療に比して圧倒的に再発予防効果が高かったことが2013年に発表され[13)]，アメリカ消化器病学会のガイドラインでも3回以上の再発例に対してFMTを検討することが推奨

されるようになった[14]．

この結果としてFMTに対する注目が集まり，適応疾患拡大の試みが進むこととなった．

4 IBDに対するFMTの可能性

他稿と重複するため詳細は省略するが，IBDの病態には免疫学的機序だけでなく，遺伝学的素因や環境因子，腸内細菌も関与していることが知られている．現行のIBD治療の大半は免疫統御療法に限定されており，免疫抑制作用に伴う種々の副作用や治療抵抗性の患者群の存在が問題になっている．これは病態の1つの側面のみに特化した治療戦略の限界を示唆しており，疾患の本態に対してアプローチする治療戦略への需要が高まっている．

整腸剤を中心とした腸内細菌叢改善をめざしたアプローチは，限定的な有効性が示唆されたものの，十分な治療効果は得られなかった．そのため，劇的に腸内細菌叢を再構成することをめざしてIBDに対するFMTの検討がはじまった．

IBDに対するFMTは1989年にはじめて報告された．UCに対するFMTの無作為化比較試験は，2015年に2報同時に発表され，1つの報告では有効性が示されたが，他方では有効性は示されなかった[15)16)]．両者では投与経路・頻度・ドナー選択方法などのプロトコールが異なっており，共通の手法に基づく検討が必要とされている．いずれにせよ，FMTの有効性が示された報告でも臨床的寛解率は24%程度で，CDIのように既存治療を凌駕する有効性は示されていない．

UC患者に合併するCDIは1998～2004年までの間に3倍に増加している，という報告[17)]があり，IBDの増悪とCDIが相互に影響を与えることを勘案すると，CDIを合併したIBDに対するFMTの有効性についてもさらなる検討が期待される．

5 日本におけるFMTの現状

これまで述べてきたように，各種疾患に対するFMTの研究は急速に発展しつつあるが，いずれも欧米からの報告である．しかし，近年の報告で日本人の腸内細菌叢の構成パターンは欧米と異なることが明らかになっており，FMTの有効性や安全性について欧米のデータを本邦でも外挿できるとは限らない．そのため，われわれのグループでは2014年3月から難治性消化管疾患を対象として，日本人に対する安全性の確認と手技の確立を目的とした本邦初のFMTの安全性評価を主目的とした臨床研究を開始した[18)]．

具体的には，重篤な肝・腎疾患や明らかな精神神経障害を有する患者を除外した集団を対象とした．ドナーは，病的肥満・慢性便秘/下痢・アトピー性皮膚炎・IBSを有する人や，便潜血検査が陽性になる人，HIV・A/B/C型肝炎感染や寄生虫を含む便中の病原性微生物を有する人は除外したうえで，配偶者を含む2親等以内の親族から選定している．FMT当日に回収した100g前後のドナー便を，生理食塩水を用いた懸濁と金属製メッシュやガーゼによる濾過を反復して投与用の便汁を調整する．われわれは，本邦における内視鏡の受容性や確実な全結腸内への散布を目的として，下部消化管内視鏡を用いた投与法を採用した．内視鏡を盲腸まで挿入したうえで，調整した便汁を散布し，すみやかに内視鏡を抜去して終了している（図2）．

われわれのグループではUC 10例を対象とした安全性評価の試験を終えたが，12週間の観察期間内にUCの活動性が改善した症例は1例のみだった．その一方で，感染症や腸管穿孔などのFMTに伴う重篤な合併症は発生せず，本邦でも安全にFMTを施行可能であることが確認された[19)]．滋賀医科大学のグループも同様の方法で検討を行い，有効性は限定的であることを報告している．一方で，われわれは再発性CDIに対してもFMTを施行しており，こちらは海外での報告と同様に有効であることを確認している．

現在は，機能性疾患に対するFMTも進めているが，全身疾患への応用も含めた適応疾患の拡大を検討したい．

おわりに：FMTの将来展望

FMTはこれまでのところ，CDIを除いて既存治療を凌駕する有効性は示されていない．治療選択肢を広げる，という観点からは，既存治療と同等程度の有効性が示されればよい，と考えることもできるが，現在のFMTの手法ではスクリーニングや便調整など，患者側

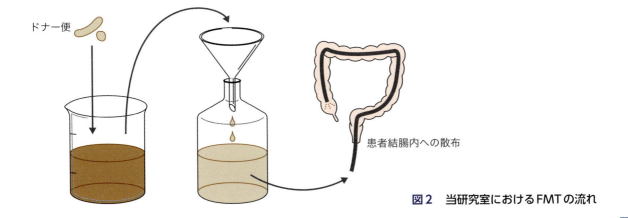

図2 当研究室におけるFMTの流れ

と医療者の双方に大きな負担がかかってしまう．本法がより有用な治療選択肢として広く普及するためには，手技の簡易化・統一化が必須である．海外のCDIに対する検討で，単回投与で再燃した患者に，再度FMTを施行することで再燃抑制に成功したことが報告されており，反復投与の意義は高いと考えられる．これを実現するためには，アメリカを中心に進んでいるような，ドナー便を凍結・カプセル化して経口投与する方法の開発にも期待が集まっている．

このように，より簡便な手法の開発を進めることは重要であるが，生体材料を用いる手法であるため，安全性の担保は決して欠かすことができない．そのために，良質な腸内細菌叢を有する健常ボランティアの糞便を蓄積して「糞便バンク」を設立することや，結腸内に近似した環境で腸内細菌叢と代謝産物を含んだ「robo-gut」という培養システムの普及などがFMT普及に一役買うと考えられる．

生物の進化の長い歴史のなかで得られた叡智をもとに，人類が蓄積してきた経験に基づいて近年の開発に至ったFMTは，科学技術の進歩によって詳細な機序が解明されつつある．これからは，山積する課題の解決に向かうと同時に，より洗練された手法の開発が世界規模で進むことが期待される．今後は，予防医療のみならず先制医療の側面からもより発展することが期待され，求められている治療法である．

文献

1) Eiseman B, et al：Surgery, 44：854-859, 1958
2) Borody TJ, et al：Med J Aust, 150：604, 1989
3) Ridaura VK, et al：Science, 341：1241214, 2013
4) Kelly CP & LaMont JT：N Engl J Med, 359：1932-1940, 2008
5) Takeshita K, et al：Inflamm Bowel Dis, 22：2802-2810, 2016
6) Si JM, et al：World J Gastroenterol, 10：1802-1805, 2004
7) Kassinen A, et al：Gastroenterology, 133：24-33, 2007
8) Krogius-Kurikka L, et al：BMC Gastroenterol, 9：95, 2009
9) Sartor RB：Gastroenterology, 134：577-594, 2008
10) Sender R, et al：Cell, 164：337-340, 2016
11) Pepin J, et al：Clin Infect Dis, 40：1591-1597, 2005
12) Desai K, et al：BMC Infect Dis, 16：303, 2016
13) van Nood E, et al：N Engl J Med, 368：407-415, 2013
14) Bakken JS, et al：Clin Gastroenterol Hepatol, 9：1044-1049, 2011
15) Moayyedi P, et al：Gastroenterology, 149：102-109.e6, 2015
16) Rossen NG, et al：Gastroenterology, 149：110-118.e4, 2015
17) Rodemann JF, et al：Clin Gastroenterol Hepatol, 5：339-344, 2007
18) Matsuoka K, et al：Keio J Med, 63：69-74, 2014
19) Mizuno S, et al：Intest Res, 15：68-74, 2017

＜筆頭著者プロフィール＞

水野慎大：2000年，慶應義塾大学医学部入学，大学2～5年次にかけて小安重夫教授（当時）のもと，T細胞分化に関する研究を行った．'06年，同大学卒業・初期臨床研修を経て，'08年，同大学医学部内科学教室入局．'10年，慶應義塾大学大学院医学研究科博士課程に入学し，日比紀文教授（当時），金井隆典教授のもと，腸管免疫の研究を行った．'14年，同大学院修了・博士（医学）取得．'15年より現職で腸管免疫・腸内細菌を中心とした基礎・臨床の橋渡し研究を行っている．

第3章　生体バリアを標的とした疾患の制御

2. オルガノイド移植による腸上皮再生と臨床応用

中村哲也

幹細胞を含む腸上皮細胞の体外培養技術の進歩により，オルガノイドとよばれる構造体として培養される正常腸上皮細胞を再び個体へ移植し解析する研究が可能となった．本稿では，さまざまなオルガノイド細胞を腸管組織へ移植した研究成果について概説する．オルガノイド培養と移植を組合わせる研究の今後の進展は，これまでになかったアプローチでの腸上皮研究に寄与するとともに，さまざまなヒト腸疾患に対する再生医療技術の基礎としても重要である．

はじめに

正常な腸に由来する上皮細胞を純化し，非上皮細胞を含まず培養する技術が急速に進んだ．2009年に佐藤，Cleversらがマウス小腸上皮細胞を三次元的に培養する方法を報告して以来[1]，さまざまな動物種のさまざまな腸上皮の培養技術が報告された[2]．オルガノイドとよばれるこれら腸上皮培養構造体を用いることで，腸上皮の発生機構，分化・増殖機構，上皮-非上皮細胞相互作用，あるいはヒト疾患における上皮異常を解析する研究が大きく進むことが期待されている[2]．

またこの技術を応用し，体外でオルガノイドとして増幅した腸上皮細胞を再び個体へ移植し解析する研究

[キーワード&略語]
腸上皮オルガノイド，腸上皮幹細胞，細胞移植，再生医療

DSS：dextran sodium sulfate
iHep細胞：induced hepatocyte-like cell

も可能となった．筆者のグループは，体外で増やした大腸上皮オルガノイド細胞をマウス大腸に移植することに成功した[3]．この成果は，培養腸上皮細胞の再生医療利用が可能であることを示すと同時に，オルガノイド培養と移植を組合わせるさまざまな研究アプローチの可能性を提示するものである．本稿ではこれらオルガノイド細胞の腸管組織への移植研究について概説する．

1 腸上皮オルガノイド培養

佐藤らが最初に示した腸上皮オルガノイド培養は，単離した小腸上皮をマトリゲルに包埋し，R-spo1, Noggin, EGFなど腸上皮幹細胞の維持に重要な機能をもつタンパク質因子を添加し培養するものである．ここに育つ単層の小腸上皮は，中央に球状構造を，そして周囲に球状部分から突出する構造をもつ特徴的な形態をとる[1]．球状部分は分化細胞を含むことから小腸上皮における絨毛構造に，一方，突出構造では先端に

Transplantation of intestinal organoids and its application
Tetsuya Nakamura：Department of Advanced Therapeutics for GI Diseases, Tokyo Medical and Dental University（東京医科歯科大学消化管先端治療学講座）

Lgr5⁺幹細胞※1とパネート（Paneth）細胞※2が位置することから陰窩構造にそれぞれ相当すると考えられている．

その後の研究で，小腸上皮だけでなく，マウスやヒトに由来する大腸上皮も培養可能であることがわかってきた．いくつかの相違があるものの，小腸上皮と大腸上皮培養における大きな違いは，後者ではWnt因子を培地に添加しなければならない点にある[3)～5)]．小腸上皮には，分化細胞であるパネート細胞がWntを産生し隣接するLgr5⁺幹細胞の維持を支える機構がある[6)]．一方，大腸上皮には，パネート細胞に相当し十分量のWntを産生する細胞が存在しない．したがって小腸と大腸上皮培養にみられるWnt要求性の相違は，おのおのの上皮組織の生体内での相違を反映すると考えられている．

このようにオルガノイド培養は，形態や添加因子の要求性などの点で生理的な小腸・大腸上皮の性質を保持すると考えられ，正常上皮細胞の研究ツールとしてその利用が加速している[2)]．

2 細胞移植で腸組織構築を試みた先行研究

オルガノイドに含まれるLgr5⁺幹細胞は，継代操作を経てほぼ無限に増殖しうる点，そして小腸・大腸に固有の全上皮細胞へ分化可能である点において幹細胞の要件を満たす．しかしながら，これら培養細胞が実際に組織構築可能な幹細胞として機能するか否かを知

るには，個体内でのふるまいを観察する実験，すなわち移植実験が必要となる．

過去において，皮下や腎被膜下ではなく，腸管上皮組織内に腸上皮細胞を移植した試みがある．例えばTaitらは，血流を保ったまま腹腔内で分離したラット上行結腸の上皮を剥離し，この部位に生直後の別のラット小腸から単離した上皮細胞を移植した[7)]．移植2週後の解析で，生着した上皮内に小腸に特徴的な絨毛構造がみられること，および移植片に小腸型分化細胞が含まれることを示した．Stelznerらはマウスとラットの実験で，血流を保ったまま分離した上部小腸の上皮を剥離し，生直後個体の小腸より採取した上皮細胞を移植した[8)9)]．彼らはまた，遊離した上部小腸に下部小腸上皮を移植し，移植片を含む遊離小腸をもとの小腸に吻合することで，連続する腸管腔に移植小腸上皮を作製することにも成功した[10)]．

これらの研究は，動物個体内で腸管上皮を除去し，ここに別に用意した腸上皮を接合させることで上皮置換が可能であることを示すものである．しかしながらこれら先行研究は，腸上皮幹細胞の特異的分子マーカーの発見以前の研究であり，移植から解析までの期間が数週間程度と短いことも合わせると，移植片内の機能的幹細胞の存在を示すには不十分であった．

3 培養大腸オルガノイド移植実験

われわれは，幹細胞集団を含むオルガノイド細胞の移植実験を構築した[3)]．EGFPトランスジェニックマウスから単離し培養した大腸オルガノイドを移植細胞として準備する一方で，DSS（dextran sodium sulfate）を5日間投与し遠位大腸に粘膜障害を惹起した別のマウスをレシピエントとして用いた．経肛門的に注腸法で細胞を移入し，EGFP陽性オルガノイド細胞がレシピエント大腸に生着する条件を見出した．

移植後1週では，移植細胞は平坦なシート構造を呈し上皮欠損部を被覆するように生着していた．4週後の組織では，周囲と同様の陰窩構造を構築する移植細胞がすべての大腸上皮型分化細胞を含むこともわかり，培養幹細胞を用いる移植が技術的に可能であることが示された．

次にわれわれは，1個の大腸上皮幹細胞を体外で増

※1 Lgr5 (leucine-rich repeat-containing G-protein-coupled receptor 5)

7回膜貫通型のGタンパク質共役受容体の1つをコードする遺伝子．種々の組織の幹細胞に発現することが知られ，小腸および大腸においても陰窩最底部の幹細胞に強く発現する．Wntシグナルの標的遺伝子の1つであるとともに，Lgr5タンパク質はR-spondinのリガンドとして機能し，Wntシグナルの活性化に関与する．

※2 パネート（Paneth）細胞

腸上皮における分泌型分化細胞の1つ．小腸上皮に特徴的な細胞であり，大腸上皮にはほとんどみられない．抗菌物質を含む分泌顆粒を細胞質内にもち，これら顆粒の分泌を介し腸組織における自然免疫応答に重要な役割を担う．小腸陰窩底部に位置し，隣接するLgr5⁺細胞の幹細胞性維持機構にも深くかかわることが明らかになりつつある．

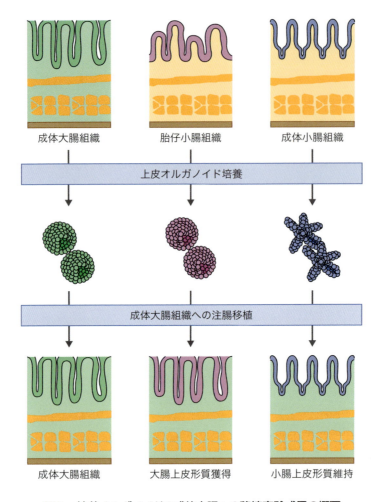

図1　培養オルガノイドの成体大腸への移植実験成果の概要

やした細胞群で同様の移植実験を行った．この実験では，Lgr5⁺幹細胞でCreリコンビナーゼによる組換えを誘導し，以後はこれに由来する全細胞が蛍光シグナルにより追跡できるレポーターマウスを利用した．具体的には，Lgr5プロモーター活性によりEGFPを発現し，かつCre依存性組換えによりRosa遺伝子座でRFPを発現することとなった細胞を単離した．EGFPとRFPがともに陽性であるこれら細胞のうち，全くの単一細胞から培養で大量に増やした細胞を，先と同様にDSS腸炎を惹起した複数のマウスに移植した．

レシピエントマウスを解析したところ，複数のマウスでRFP陽性の移植片が認められた．移植後6カ月経過したレシピエントにも移植片を認め，RFP陽性上皮にはすべての分化細胞と増殖細胞が含まれていた．以上のデータは，移植した細胞に機能的幹細胞が含まれ，これが生着後大腸上皮組織を再生したことを明瞭に示すものである．また，単一のLgr5⁺幹細胞に由来する細胞が複数のレシピエントマウスに複数の陰窩を再構築したことは，大腸上皮組織を再生できる真の上皮幹細胞が培養中に数のうえで増えたことを明瞭に示すものと考えられた（**図1左**）[3]．

4 培養小腸細胞の移植実験

1）胎生期小腸由来細胞移植

胎生期の腸上皮は，生後数週までの時期を経ることにより，形態や構成細胞の種類において成熟した成体型腸上皮へ移行する．Jensenらは，胎生期腸上皮細胞

を培養する技術を開発し，得られる培養細胞が成体小腸由来オルガノイドとは異なることを見出した．

われわれはJensenらと共同し，培養したマウス胎仔小腸由来細胞を成体マウスの大腸組織へ移植した．その結果，胎仔由来細胞が成体のマウス大腸組織に生着可能であるのみならず，移植上皮の性状に関する興味深い事実を見出した．すなわち，胎生期小腸に由来する細胞が移植片内において，通常は大腸特異的にみられるcarbonic anhydorase 2の分子発現を示す一方で，小腸上皮に固有のパネート細胞を欠くことなど，成体型小腸上皮とは異なり，むしろ大腸上皮に類似する表現型をとることを見出したのである（図1中）．このことは，胎生期小腸上皮は移植された環境に適応し，大腸上皮の性質を獲得しうる可塑性をもつことを示すものであった[11]．

2）成体小腸由来細胞移植

われわれはさらに，成体マウス由来小腸上皮細胞の大腸への異所移植にも成功した．しかもこの場合には，胎仔小腸上皮移植の場合と異なり，移植片が小腸組織に特有な絨毛構造を含み，かつすべての小腸型分化細胞を含むこともわかった．移植片の陰窩底部には，パネート細胞とともにマウス小腸上皮幹細胞マーカーであるOLFM4を発現する細胞も認めた．これら移植片の特徴は少なくとも移植後4カ月まで維持されることもわかり，大腸に生着した成体由来小腸上皮が，小腸型幹細胞コンパートメントを構築し，長期にわたり小腸型上皮を構築する幹細胞機能をもつことが明らかとなった（図1右）[12]．

これらの胎仔および成体に由来する小腸上皮移植実験の成果は，成体由来小腸上皮が固有のアイデンティティを保つ機構を上皮内因性にもつこと，そしてこの機構が胎生後期以降に獲得されることを示すものである．

5 オルガノイド培養と移植研究の今後

1）基礎研究への応用

幹細胞を含む腸上皮オルガノイド細胞を培養し移植することにより，さまざまな応用研究が可能になるであろう（図2）．遺伝子改変操作を加えたオルガノイド細胞を増やし移植することで，動物個体内の腸組織に異なる上皮細胞が隣接する状況を作製することができる．したがって，例えば隣り合う腫瘍細胞と正常細胞の側方競合のメカニズムや腫瘍の周囲への浸潤機構の解析などに，これまでのコンディショナル技術では得られなかったユニークかつ有用なモデルとなる可能性がある．また，免疫機能や上皮バリア機能にかかわる分子変異をもつ上皮細胞を正常上皮の一部に移植することにより，炎症の発生と周囲への波及過程の解析が可能となるであろう．

オルガノイド培養と移植の組合わせは，上皮と非上皮の相互作用解析にも有用な手法である．例えばCollinsとDaleyらによる最近の研究では，複数の転写因子を導入し得られる肝細胞様細胞（induced hepatocyte-like cell：iHep細胞[13]）をDSS腸炎マウス直腸に移植すると，これら細胞が移植片において大腸上皮の表現型を獲得することが示された[14]．このことは，iHep細胞が肝細胞および上皮細胞に分化可能なポテンシャルをもつことを示すのみならず，成体マウスの大腸間質には上皮細胞の大腸型表現型獲得を促すinstructiveシグナルが存在することも示している．同様の手法を用いることで，腸管における非上皮細胞が上皮細胞の運命決定に及ぼす作用の詳細も解析可能となることが期待される．

2）再生医療への応用

オルガノイド培養と移植実験は，ヒト腸疾患に対する再生医療の基礎を提供する点でも重要である．炎症性腸疾患や放射性腸炎など，ヒト消化管疾患には上皮傷害の遷延が問題となる難治疾患が存在する．腸炎モデルマウスをレシピエントとして，われわれが培養大腸オルガノイドを移植した実験，あるいは先述のiHep細胞を移植した実験において，移植マウスは非移植マウスより腸炎からの回復が有意に早いことが示された[3,14]．この事実は，ヒト炎症性腸疾患などにおいても，既存の治療と組合わせ，病変部上皮を置換し補うオルガノイド移植が粘膜治癒を促進する新しい治療オプションとなりうる可能性を示すものである．

小腸上皮の大腸への異所移植実験成果も新しい再生医療の可能性を示している．さまざまな理由で小腸の切除を余儀なくされる短腸症候群は，その切除腸の長さや部位により重篤な症状を呈する．大腸に移植した成体小腸上皮細胞が長期にわたり異所性に小腸形質を

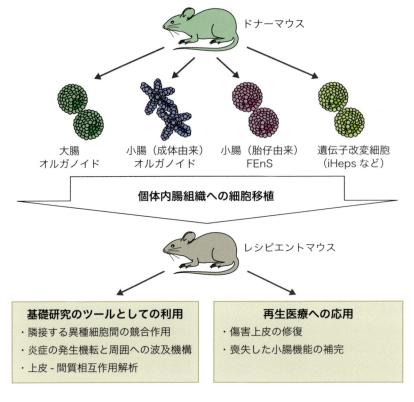

図2 オルガノイド移植実験の基礎研究および再生医療への応用
FEnS：fetal enterosphere．文献15より引用．

維持するとの事実は，大腸上皮の一部を小腸上皮化することで，喪失した小腸機能の補完を図る新しい再生医療技術の可能性を示すものである．

おわりに

本稿では腸上皮オルガノイドの移植研究につき解説した．本領域の今後の研究の進展により，これまでになかったアプローチによる腸上皮基礎研究が進むとともに，さまざまなヒト腸疾患に対する再生医療技術開発の基礎が築かれることが期待される．

文献

1) Sato T, et al：Nature, 459：262-265, 2009
2) Clevers H, et al：Cell, 165：1586-1597, 2016
3) Yui S, et al：Nat Med, 18：618-623, 2012
4) Sato T, et al：Gastroenterology, 141：1762-1772, 2011
5) Jung P, et al：Nat Med, 17：1225-1227, 2011
6) Sato T, et al：Nature, 469：415-418, 2011
7) Tait IS, et al：Am J Surg, 167：67-72, 1994
8) Avansino JR, et al：J Surg Res, 132：74-79, 2006
9) Avansino JR, et al：Surgery, 140：423-434, 2006
10) Avansino JR, et al：J Am Coll Surg, 201：710-720, 2005
11) Fordham RP, et al：Cell Stem Cell, 13：734-744, 2013
12) Fukuda M, et al：Genes Dev, 28：1752-1757, 2014
13) Sekiya S & Suzuki A：Nature, 475：390-393, 2011
14) Morris SA, et al：Cell, 158：889-902, 2014
15) Nakamura T & Watanabe M：J Gastroenterol, 52：151-157, 2017

＜著者プロフィール＞
中村哲也：東京医科歯科大学消化管先端治療学教授．1992年，慶應義塾大学医学部卒業．内科研修後，'97年より東京大学医科学研究所附属病院医員，2001年より東京医科歯科大学附属病院医員，消化器病態学助手．'05年よりコールドスプリングハーバー研究所客員研究員．'07年帰国後，東京医科歯科大学消化管先端治療学講師，准教授を経て，'14年より現職．専門は腸上皮細胞研究．

第3章 生体バリアを標的とした疾患の制御

3. 経口・経鼻粘膜ワクチンによる感染症の制御

幸 義和,清野 宏

粘膜ワクチンは生体バリアの一翼を担う粘膜免疫システムを駆使して,粘膜面での病原体侵入阻止と全身系免疫による体内での防御の両方が誘導できるため,従来の全身系免疫応答のみが誘導される注射型ワクチンに比して,優位性をもっている.本稿では粘膜ワクチンのための新規なデリバリーシステムとしてわれわれが現在開発中のコメ型経口ワクチンMucoRiceおよびナノゲル型経鼻ワクチンを用いた臨床応用をめざした粘膜ワクチン開発について概説した.

はじめに

消化器,呼吸器,生殖器を覆う粘膜表面は,「内なる外」ともいわれ,持続的に体のなかにはあるが外に曝されており,それゆえに飲食・消化,呼吸および性的接触などの生理的行為を介して病原性微生物の侵入のリスクを常に抱えている.一方で,これら臓器を覆っている粘膜組織は,それ自体が有能な免疫担当組織であることから,ワクチンの粘膜への投与は,全身系のみならず,粘膜系での抗原特異的免疫を誘導できる.粘膜ワクチンは,この粘膜免疫システムを駆使して,粘膜面を介して感染・侵入を図る多くの病原性微生物由来の感染症に対して第一線の防御免疫を誘導できるため,現行の注射ワクチンに比して優位性をもっていることから,最近多くの感染症で粘膜ワクチンの開発が進んでいる.一般的に,経口免疫は,小腸,結腸,唾液腺に抗原特異的免疫応答を効果的に誘導できるが,大腸,扁桃,上気道,女性生殖器への免疫応答は弱い.一方で,経鼻免疫は,口腔,鼻腔粘膜,下気道への抗原特異的免疫応答誘導は高いが,小腸への抗原特異的免疫応答は低い[1].したがって,経口ワクチンはポリオウイルスやロタウイルスのような腸内感染ウイルスおよびコレラ菌や毒素原性大腸菌,サルモネラ菌のような腸内病原細菌の防御により有効である.また,経鼻ワクチンはインフルエンザウイルス,肺炎球菌,結核等呼吸器感染症の防御に有効であり,その開発が進められている.ここでは,粘膜免疫誘導の概略を述べ

[キーワード&略語]
粘膜免疫,粘膜ワクチン,経口ワクチン,経鼻ワクチン,ムコライス(MucoRice),ナノゲル(nanogel)

CTL：cytotoxic T cell(細胞傷害性T細胞)
GALT：gut associated lymphoreticular tissue(腸管関連リンパ組織)
NALT：nasopharyngeal associated lymphoreticular tissue(鼻咽頭関連リンパ組織)

Oral and nasal vaccines for the control of infectious diseases
Yoshikazu Yuki[1) 2)]/Kiyono Hiroshi[1) 2)]：Division of Mucosal Immunology, Department of Microbiology and Immunology, The Institute of Medical Science, The University of Tokyo[1)]/International Research and Development Center for Mucosal Vaccine, The Institute of Medical Science, The University of Tokyo[2)](東京大学医科学研究所感染・免疫部門炎症免疫学分野[1)]/東京大学医科学研究所国際粘膜ワクチン開発研究センター[2)])

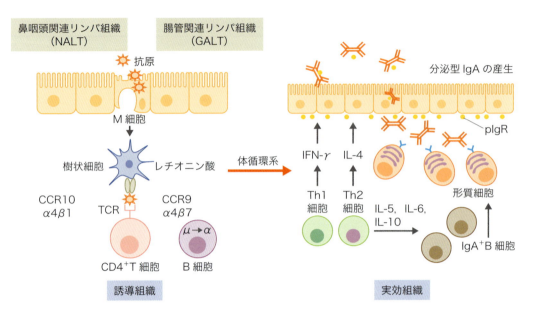

図1　粘膜免疫誘導機構

たうえで，われわれが新規に開発中の粘膜ワクチンについて概説する．

1 粘膜免疫

多くの感染症は，病原体の粘膜経由での侵入から引き起こされる事実から，感染症に対する最適な防御は粘膜面と全身系で二段構えの防御免疫を誘導することである．効果的な粘膜における防御免疫誘導は，抗原特異的分泌IgA応答や細胞傷害性T細胞（cytotoxic T cell：CTL）惹起に託されており，そのために重要な役割を演じている，誘導組織と実効組織からなっている粘膜免疫誘導のための汎循環帰巣経路の有効応用を考えていかなければならない（図1）．例えば，経口または経鼻投与されたワクチンは免疫応答誘導に必要なすべての免疫担当細胞から構成されている腸管関連リンパ組織（gut associated lymphoreticular tissue：GALT）または鼻咽頭関連リンパ組織（nasopharyngeal associated lymphoreticular tissue：NALT）に送達されることが重要である．GALTやNALTには，ワクチンを管腔側から取り込むM細胞，その取り込まれた抗原を直ちに捕捉・分解しペプチド抗原を提示する樹状細胞・マクロファージ，そのワクチン抗原情報を受け

とり抗原特異的液性・細胞性免疫応答を誘導するのに必要なB細胞・ヘルパーTh1・Th2・Th17・Tfh型細胞・CTLが集積しており，経口・経鼻投与された抗原に対して，IgA前駆B細胞や抗原特異的Th1/Th2/Th17型細胞が誘導・活性化される．樹状細胞から抗原の提示を受け，活性化されたCD4$^+$Th細胞（例：Tfh型細胞）の影響下のもとに，B細胞は抗体の重鎖であるμ鎖からα鎖へクラススイッチし，将来のIgA産生に必要なIgA前駆B細胞が誘導される．これらのIgA前駆B細胞や各種ヘルパーT細胞は，各種ホーミングレセプター，ケモカインレセプターからなる粘膜指向性分子群を発現し，腸間膜リンパ節を介して胸管に入り，血液循環を介して遠隔の腸管や上気道の粘膜固有層などの実効組織に到達する．例えば，経口投与されたワクチンで誘導された抗原特異的B細胞やT細胞には$\alpha 4\beta 7$インテグリンおよびケモカインレセプターとしてCCR9が発現している．パイエル板由来のこれらリンパ球が腸間膜リンパ節に移動するために，同リンパ節付近の血管の内皮細胞には$\alpha 4\beta 7$インテグリンに特異性をもつ接着因子MadCAM1が発現している．次に，これらのリンパ球が最終的に到達する実効組織である粘膜固有層を覆っている上皮細胞はCCL25を分泌して，CCR9を発現しているB細胞やT細胞を

誘引している．一方，経鼻投与されたワクチンで誘導された抗原特異的B細胞やT細胞にはα4β1インテグリンおよびケモカインレセプターとしてCCR10が発現している．頸部リンパ節付近の血管の内皮細胞にはα4β1インテグリンに特異性をもつ接着因子VCAM1が発現しており，実効組織である鼻腔上皮細胞はCCL28を分泌して，CCR10を発現しているB細胞やT細胞を引き付けている．したがって，経鼻投与されたワクチンは主として鼻腔粘膜をはじめとする呼吸器に，経口投与されたワクチンは主として腸管に抗原特異的粘膜免疫を誘導する．実効組織で，IgA前駆B細胞はTh2 CD4$^+$T細胞が産生するIL-5，IL-6，IL-10などのIgA誘導サイトカインにより形質細胞に最終分化して二量体・多量体のIgAを産生するようになる．IgAは基底膜に発現されたpolymeric Ig受容体（pIgR）に結合し，最終的に上皮細胞内でpIgRから変換された分泌成分（secretory component：SC）との結合体である分泌型IgA（secretory immunglobulin A：SIgA）として分泌される（図1）[2) 3)]．

2 コメ型経口ワクチン：ムコライス（MucoRice）

粘膜ワクチンのなかで経口ワクチンは，投与用デバイスが必要でなく，加えてワクチンそのものの精製が必ずしも必要ではなく，われわれが日々行っている「飲む」という生理的行為を介してワクチン接種することができる．さらに，ワクチンを必要としている開発途上国をはじめとするワクチン接種をする現場のニーズを考えたとき，現行の注射型ワクチンでは，冷蔵保存が必須であり，特に社会的インフラが未熟な貧困地域では，その困難性が大きな問題である[4)]．また，ワクチン接種に使用した使い捨て型注射器・針の処理は医療用廃棄物として環境への影響が危惧される．このような現場の問題点を考慮すると「冷蔵保存」と「注射器・針」が不要なワクチン開発の必要性がみえてくる．そこで，われわれは，常温での長期保存が可能であり，有能なタンパク質発現貯蔵システムを有しているコメに注目し，コメ型経口ワクチンMucoRiceシステムの開発研究を推進してきた[5)～9)]．重篤な腸管下痢症を引き起こすコレラ菌が産生するコレラ毒素（CT）の一部であり，毒性は有しないがコレラ毒素が宿主側細胞に結合するために使うB鎖（CTB）をワクチン抗原としてイネの胚乳細胞特異的発現プロモーターの制御下で発現させたコメ型経口ワクチンMucoRice-CTBを開発した[5)]．穀物種子は大量に生産でき，年単位で室温での保存が可能であり，開発途上国を含めた遠隔地への輸送や管理が簡単にできることからMucoRiceシステムの有用性とその実用化が期待されている．MucoRiceワクチンは冷蔵下での管理つまりコールドチェーンを必要としない世界規模でのワクチン経口投与を可能にする．コメ特異的発現プロモーターをもつT-DNAをイネゲノムに導入することで，ワクチン抗原であるCTB分子をイネ種子であるコメの胚乳細胞内のタンパク質貯蔵体に特異的に発現させることができる（図2）．このタンパク質貯蔵体は通常球状であり，そのなかに発現・蓄積されることで自然型カプセルとして働き，胃の消化酵素として知られているペプシン等など消化酵素に対して耐性になる．実際にMucoRiceコメ粉末を消化酵素と反応させた試験管内の実験から，精製した細菌由来組換えCTBがほとんど分解されるのに比して，コメ型CTBは最小限の分解しか受けていなかった[5)]（図2）．経口投与されたMucoRice-CTBが，腸管の粘膜免疫システムを介して効率よく抗原特異的免疫応答を誘導するためには，腸管の粘膜免疫誘導組織（例：パイエル板）の上皮細胞層に存在する抗原取り込み細胞であるM細胞から取り込まれることが必要である．そこで，MucoRice-CTBを微粉末化して懸濁した後に，マウス腸管に直接投与後，組織染色を行ったところ，MucoRice-CTBがこのM細胞から取り込まれることを確認できた[5)]（図2）．実際，マウスにMuco-Rice-CTB懸濁液を経口免疫することで，血清中の抗原特異的IgG抗体および糞便中の抗原特異的分泌型IgA抗体を誘導できた[5) 6)]．さらに，MucoRice-CTBを経口免疫したマウスはコレラ菌で攻撃された場合でも下痢を発症しなかったが，CTBを発現していないコメを投与されたマウス群は下痢を発症し，腸管から回収された水分量も有意に多かった（図2）[6)]．さらに，MucoRice-CTBで経口免疫したマウスを毒素原性大腸菌で攻撃した場合でも下痢を発症しなかった．この結果は当該大腸菌が生産する大腸菌易熱性毒素（LT）に対する交差免疫による[6)]．実際LTはCTと同様のAB

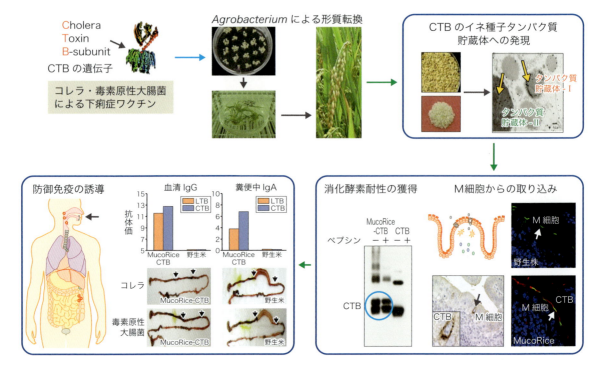

図2　MucoRiceによる新規経口ワクチン

型毒素でその受容体結合部LTBとCTBのアミノ酸の相同性は80％程度あり，CTB抗体がLTBとも交差する（**図2**）．マウスのみならずブタを用いた経口免疫により腸管に毒素特異的粘膜免疫が誘導され，毒素原性大腸菌により誘導した下痢を抑制した（**図2**）[7]．

われわれは，さらにサルでのMucoRice-CTBの有効性を確認した後[8,9]，一般財団法人阪大微生物病研究会との共同研究により，ラットおよびイヌでの単回および反復毒性試験，イヌでの安全性薬理試験からなるGLP安全性試験を実施し，臨床治験に向けての準備を進めた．文部科学省・AMEDの橋渡し研究加速ネットワーク事業（シーズC）の支援を受け，2015年6月〜2016年5月まで東京大学医科学研究所附属病院にて二重盲験試験による3つのコホートからなる用量増減法によるフェーズI臨床試験を実施した．同フェーズI臨床試験の第一目標である安全性（有害事象）については，特段大きな問題がないことが，効果安全評価委員会により確認された．MucoRice-CTB投与被験者の血清中のCTB特異的IgGとIgA免疫応答が認められ，ヒトでの免疫誘導効果も確認された（総括報告書ならびに論文作成中）．現在，アステラス製薬と共同で，コレラ流行地も含めた海外での有効性を指標にした臨床試験を準備中である．

ヒトに投与可能な遺伝子組換え米であるMucoRice-CTBの作出には，選択用マーカーである抗生物質ハイグロマイシンのないマーカーフリー米が用いられており[10]，さらに製造のために一定品質の種子バンクが構築されている[10,11]．現行で用いている51A株は3コピーが第3染色体と第12番染色体に導入されており，導入遺伝子を含むゲノム配列はほぼすべて解析済みである[10]．この情報は種子バンクの特性試験に組込まれ，その安定性試験等に用いられている．現在，東京大学医科学研究所には，朝日工業社と一般財団法人阪大微生物病研究会との共同により開発したGMP対応完全閉鎖型のMucoRice栽培施設が稼動している．温度と光を制御するほか，湿度，空調，制御した水耕栽培方式の閉鎖型栽培施設である．栽培環境を制御することで，①ワクチンの発現蓄積量を一定かつ最大にできること，②医薬品としてのMucoRice-CTBの安全性を水耕栽培方式で担保すること，③年3回程度に栽培の効

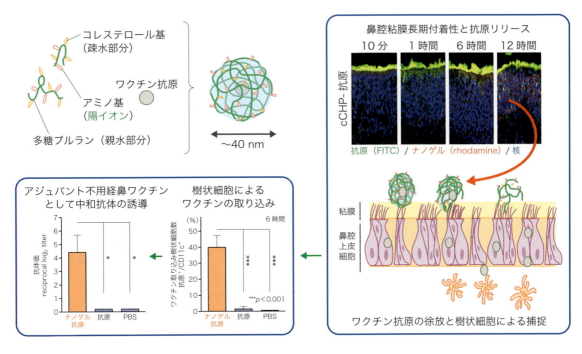

図3　カチオン化ナノゲル（cCHP）を用いた新規経鼻ワクチン

率を上げることが可能となる[11]．つまり，MucoRice-CTBの完全閉鎖型水耕栽培システムは新規のワクチン製造のGMP工場にほかならない．栽培されたMuco-Rice-CTBは玄米からアリューロン層を除いた精米の工程を経て粉末化され，原薬，製剤化（散剤）される[11]．

3 ナノゲル型経鼻ワクチン

サイトカイン，抗原，抗体のような医療用タンパク質はがん，アレルギー，感染症のワクチンや免疫療法の応用への期待が高まってきている．しかし，これらのタンパク質は標的組織や免疫誘導サイトに到達する前にその生物活性が容易に失われるため，治療効果を維持できる最低用量を維持できるデリバリーシステム（DDS）の開発が必要とされている．われわれは京都大学の秋吉らと，コレステロールと多糖プルランからなるカチオン化自己形成型ナノゲル（cCHP-ナノゲル）を経鼻ワクチン用DDSとして開発してきた（図3）[12][13]．cCHP-ナノゲルは分子シャペロン機能をもつ効果的タンパク質デリバリーシステムである[12][13]．このナノゲルはタンパク質の変性条件下（例：変性温度，尿素のような変性試薬）で，ナノゲル内にタンパク質を取り込む性質を有している[12]．さらには，ナノゲル内の物理架橋点を形成している疎水基がシクロデキストリンに包接，可溶化することでナノゲル構造を崩壊させる手法や過剰な他のタンパク質との交換反応により，複合化されたタンパク質が遊離してタンパク質の機能を再生できることが明らかになった[13]．実際にわれわれは，このcCHPナノゲルと大腸菌で作製した致死性ボツリヌス毒素に対するワクチン候補抗原である組換えボツリヌスA型毒素ワクチンBoHc（本毒素の重鎖のC末ドメイン）または肺炎の原因となる肺炎球菌の表層タンパク質抗原（PspA）を，45℃1時間の温度処理したところ，これらのワクチン抗原は効果的にナノゲルに取り込まれた[13]．さらに，ナノゲルのシャペロン効果を反映するように，ナノゲルに封入されたワクチン抗原が破壊されることなく放出されることも確認でき，ワクチン送達体としての有効性が実証された[12][13]．

ナノゲルを用いた経鼻ワクチンの可能性を調べるために調整されたcCHPナノゲル化ワクチンを用いて一連の動物実験を行った[13]〜[15]．まず，ワクチン抗原と

cCHPナノゲルを2重蛍光標識しマウスに経鼻投与して，経時的にマウス副鼻腔粘膜の組織切片を作製し，2つの蛍光を観察した結果，ナノゲル化抗原はマウス副鼻腔粘膜上皮細胞に長時間にわたって付着していることが観察され，すでに投与1時間後あたりから上皮細胞に取り込まれはじめ，6時間後あたりからナノゲルからワクチン分子が遊離していることがわかってきた[13]．組織学的観察により，さらにその上皮細胞の下層の基底膜直下で，ワクチンは樹状細胞（DC）に取り込まれている[13]．そこで，われわれはこの部分の細胞を集めてフローサイトメトリーで解析したところ，ナノゲル化することでCD11c⁺DCの約40％がワクチン抗原を取り込んでいることを証明できた[13]．この値は非ナノゲル化ワクチン投与では2％程度以下であった（図3）[13]．このことは，cCHPナノゲル化ワクチンは副鼻腔粘膜上皮細胞からエンドサイトーシス的に取り込まれるだけではなく，上皮細胞内でナノゲル構造が壊れるか別の抗原と入れ替わることでワクチンが遊離し，エキソサイトーシス的に上皮細胞を通過して，基底膜も通過してDCに取り込まれると推定された．

次にわれわれは，実際にマウスにボツリヌス毒素ワクチン抗原封入cCHPナノゲル，または肺炎球菌PspA封入cCHPナノゲルワクチンをそれぞれ用いて経鼻免疫を実施した[13][14]．cCHPナノゲルワクチン投与群は，ワクチン単独投与群に比して，抗原特異的な血清IgG抗体に加えて，鼻粘膜での抗原特異的IgA抗体も有意に高い値を示すことを確認した（図3）[13][14]．こうしてカチオン性ナノゲル化（cCHP）のみで，アジュバントを添加せずにマウスに経鼻免疫することで，ボツリヌスA型毒素または肺炎球菌の攻撃にも完全な防御効果を示した[13][14]．

さらにカチオン性ナノゲル化肺炎球菌ワクチンに関しては，サルでの経鼻免疫効果および中和抗体誘導能が確認された[15]．

以上のように，カチオン化ナノゲル（cCHP）システムが経鼻ワクチンのDDSとしてきわめて有用であることが判明し，現在，肺炎球菌ワクチンでの治験をめざして，前臨床試験の準備を行っている．

おわりに

本稿では，われわれが進めている新規粘膜ワクチンの開発のなかでコメ型経口ワクチンMucoRiceおよびカチオン化ナノゲル経鼻ワクチンの開発について述べた．生体バリアの中核といっても過言でない粘膜免疫機構のユニーク性を熟知し応用することで，経口・経鼻投与という非侵襲性ルートでワクチンを有効かつ安全に投与し，効果的に宿主が有する粘膜系と全身系の免疫療法を誘導し，病原体に対して二段構えの防御が構築される．ワクチン開発において，ワクチンは健康な小児，成人，高齢者に投与することから，効果はもとより，高い安全性が要求される．経鼻ワクチンの安全性の問題は，アジュバントとして用いられた大腸菌易熱性エンテロトキシンと不活化インフルエンザ混合ワクチンによる顔面麻痺の副作用からワクチンの中枢神経への移行が問題化した[16]．また，経鼻投与されたワクチンが嗅覚神経細胞に取り込まれる可能性から，経鼻ワクチン投与後の嗅覚神経系への影響も検討していく必要がある[17][18]．その点からもカチオン化ナノゲルワクチンの安全性は動物試験で実証されている[15]．

経口ワクチンの安全性に関しても，経口ワクチンの代表格であるポリオ生ワクチン（OPV）の誘発灰白髄炎による副作用（約50万人に1人の比率）のため2012年から日本でも注射型不活化ポリオワクチン（IPV）へ移行した．また，日本でも承認されている不活化ロタウイルスワクチンは，腸重積の誘発の懸念から一群3万例の群からなる第三相試験を実施している．その点からも，コメ型経口ワクチンMucoRiceは組換えワクチン抗原を経口的に投与することからその安全性が期待されており，最近実施された第一相臨床試験でヒトでの安全性が確認されたことは，その実用化に向けて大きな第一歩である．

ワクチンは医薬品のなかでも，年齢を問わず健常人に投与することから，このように非常に高い安全性の要求をクリアしていく必要があり，そのためにはワクチン抗原を的確に粘膜免疫誘導組織に送達させる技術が非常に重要であり，今後もこの分野の新たな発展に期待したい．

文献

1) Holmgren J & Czerkinsky C : Nat Med, 11(4 Suppl) : S45-S53, 2005
2) Yuki Y & Kiyono H : Expert Rev Vaccines, 8 : 1083-1097, 2009
3) Azegami T, et al : Int Immunol, 26 : 517-528, 2014
4) Giudice EL & Campbell JD : Adv Drug Deliv Rev, 58 : 68-89, 2006
5) Nochi T, et al : Proc Natl Acad Sci U S A, 104 : 10986-10991, 2007
6) Tokuhara D, et al : Proc Natl Acad Sci U S A, 107 : 8794-8799, 2010
7) Takeyama N, et al : Vaccine, 33 : 5204-5211, 2015
8) Nochi T, et al : J Immunol, 183 : 6538-6544, 2009
9) Yuki Y, et al : Plant Biotechnol J, 11 : 799-808, 2013
10) Mejima M, et al : Plant Cell Tissue Organ Cult, 120 : 35-48, 2015
11) Kashima K, et al : Plant Cell Rep, 35 : 667-679, 2016
12) Ayame H, et al : Bioconjug Chem, 19 : 882-890, 2008
13) Nochi T, et al : Nat Mater, 9 : 572-578, 2010
14) Kong IG, et al : Infect Immun, 81 : 1625-1634, 2013
15) Fukuyama Y, et al : Mucosal Immunol, 8 : 1144-1153, 2015
16) Mutsch M, et al : N Engl J Med, 350 : 896-903, 2004
17) van Ginkel FW, et al : J Immunol, 165 : 4778-4782, 2000
18) Fukuyama Y, et al : PLoS One, 10 : e0139368, 2015

＜筆頭著者プロフィール＞

幸　義和：高知大学農学部および大学院農学研究科を修了後，神戸大学大学院医学研究科で博士号を取得，神戸のJCRファーマ社にて23年間，タンパク質医薬の研究開発を行い酵素阻害剤，組換えヒト成長ホルモン等の開発に携わる．その間米国アラバマ大学に1年間留学しJR. McGhee教授，清野宏教授から粘膜免疫を学び，米国SanDiegoにて，JCRファーマの米国子会社を立ち上げ，5年間運営を行う．2002年2月から東京大学医科学研究所炎症免疫学教室（清野宏教授）に移り，MucoRice経口ワクチン・抗体およびnanogel経鼻ワクチンの開発に携わる．'16年12月清野教授，R. Kneller教授らと経鼻ワクチン開発会社HanaVaxを立ち上げている．

第3章　生体バリアを標的とした疾患の制御

4. IgA抗体誘導型経鼻インフルエンザワクチンによる感染症の制御

長谷川秀樹

インフルエンザウイルスの感染の場となるヒトの呼吸器粘膜，そこには感染を防御する粘膜免疫が存在する．しかし現行の注射によるインフルエンザワクチンではこの粘膜免疫を効率的に誘導することができない．そこで次世代のインフルエンザワクチンとして開発が進められているのがIgA抗体誘導型経鼻インフルエンザワクチンである．ワクチンの経鼻接種により粘膜表面にインフルエンザウイルスに特異的に結合する分泌型IgA抗体が誘導され，ウイルスの侵入時，感染が成立する前に結合し感染を阻止する．さらに変異ウイルスに対する交叉防御効果も発揮する．

はじめに

多くの感染症の原因となる病原微生物の侵入門戸となるのが粘膜である．粘膜を介した感染を防ぐために，生体には粘膜局所で機能する免疫機構が存在する．なかでも粘膜表面に分泌される分泌型IgA抗体は病原体の感染前に作用し感染防御に主導的な働きをする．

インフルエンザは毎年冬になると流行を起こす，インフルエンザウイルスの感染によって引き起こされる急性呼吸器感染症である．現在，インフルエンザに対するワクチンはあり，多くの人々がインフルエンザワクチンを接種していても毎年の冬のインフルエンザの流行は起こってしまう．それは，インフルエンザウイルスの感染を阻止するためには感染の場である上気道粘膜上に感染を阻止しうる免疫を誘導する必要がある．現行のワクチンにより誘導される血中の中和抗体は，上気道の粘膜表面で起こるインフルエンザウイルスの感染阻止には不十分であるためである．

IgA誘導型経鼻インフルエンザワクチンは，鼻腔粘膜にワクチンを噴霧することにより粘膜上のインフルエンザウイルス特異的な分泌型IgA抗体を誘導するものである．現在注射で行われている皮下接種のワクチンと比較し，痛みを伴わず簡便に接種が可能である．現行の注射によるインフルエンザワクチンは血中に中和抗体を誘導する．血中の中和抗体の一部は鼻腔粘膜上に滲み出てくるが，ウイルスの感染防御には十分ではない．一方，粘膜免疫の主役である分泌型IgA抗体

[キーワード&略語]
インフルエンザ，経鼻ワクチン，粘膜免疫，分泌型IgA抗体

HA：hemagglutinin（ヘマグルチニン）
HI：hemagglutination inhibition
（赤血球凝集抑制）

Control of infection by IgA antibody inducing nasal influenza vaccine
Hideki Hasegawa：Department of Pathology, National Institute of Infectious Diseases（国立感染症研究所感染病理部）

は粘膜面の表面で感染を阻止することができる．さらに分泌型IgA抗体には変異ウイルスに対する交叉防御能がある．また分泌型IgA抗体には従来知られていた二量体に加えて三量体，四量体，多量体が存在し，多量体化するほど，中和能力，交叉防御能力が高まることがわかってきた．インフルエンザ粘膜ワクチンは粘膜免疫を誘導しインフルエンザワクチンの目標を達成するための強力なツールになる．しかし粘膜免疫，とりわけ呼吸器におけるその機能についてはまだ不明な点が多い．粘膜ワクチンもその臨床開発もはじまったばかりである．次世代ワクチンとしてのIgA抗体誘導型経鼻インフルエンザワクチンによる感染症の制御について概説する．

1 インフルエンザウイルス感染防御におけるIgG抗体と分泌型IgA抗体

1）上気道での感染防御

ウイルスは細胞に侵入して感染を成立させ，細胞内で増殖する．インフルエンザウイルスの感染のターゲットになる細胞は，上気道の表面を覆う粘膜上皮細胞である．よって気道粘膜はインフルエンザウイルス感染の場であると同時に防御における最前線である．インフルエンザウイルスはそのヘマグルチニン（HA）タンパク質が細胞表面のシアル酸に結合することにより感染を開始させる．よって感染を阻止する抗体は，インフルエンザウイルスのヘマグルチニンタンパク質に結合し受容体との結合を阻止する抗体で感染の場に存在しなくてはならない．

呼吸器粘膜は粘液に覆われており，常に湿った状態である．粘膜を覆う粘液のなかには，外部から粘膜への病原体の侵入を阻止する抗体が存在する．ヒトの鼻腔粘液中の抗体を解析するとその約70％がIgA抗体であり，約30％がIgG抗体，微量のIgM抗体からなる．鼻腔粘液中の分泌型IgA抗体は粘膜より積極的に分泌された抗体であるのに対し，IgG抗体は血中から滲み出たものである．血中のインフルエンザウイルス中和抗体価と鼻腔粘液中の中和抗体価が相関しないことから，鼻腔粘膜でのウイルス中和に働く抗体は主にIgA抗体であると考えられる．

血中に誘導される中和抗体であるIgG抗体で上気道の感染そのものを防ぐことはできない．特異的分泌型IgA抗体がウイルスの感染前にウイルスに結合することにより働き，上皮細胞への感染を阻害する[1]．さらに分泌型IgA抗体は上皮細胞でのウイルスの感染性をなくする[2]．またIgA抗体の免疫応答は炎症を伴わないのが特徴となっている．血中に存在しウイルスの中和に働くIgG抗体と異なり，IgA抗体は補体の活性化を起こさないために炎症性の補体経路を活性化しない[3]．

2）ワクチン開発への応用

ウイルスの感染前に結合して感染を阻止するインフルエンザウイルス特異的分泌型IgA抗体をワクチンにより粘膜上に誘導できれば，大きなメリットがある．それは分泌型IgA抗体には粘膜上皮でのウイルス感染そのものを防ぐ働きに加えて，変異ウイルスに対する交叉防御があるからである．インフルエンザウイルスはその遺伝子に変異が入りやすく，その結果，毎年その抗原性が変化した変異ウイルスが流行する．ワクチン製造に使われたウイルス株と流行するウイルス株の抗原性が一致すれば，ワクチンにより誘導された抗体で防御効果が期待できるが，一致しなかったときはその効果が期待できない．近年，鶏卵でウイルスを増殖させてワクチンをつくる製法の過程でヘマグルチニン分子に変異が入り，流行株とワクチンとの間に抗原性の乖離が発生するということが生じ問題となっている．鼻腔をはじめとする上気道に誘導される分泌型IgA抗体は，その特徴として抗原変異のあるウイルスに対しても防御効果が示されている．

ワクチンの製造のためのウイルス株の選定は前の年からはじまっている．次の年のシーズンでの流行が予想されるウイルス株をワクチン株として国が選定し，発育鶏卵で増殖したウイルスをエーテル処理したスプリットワクチンが製造され皮下接種されている．このワクチンにより誘導されるのは血中のIgG抗体であり，ウイルスの感染予防を目的とするものではなく感染後の発症予防，重症化予防を目的としている．皮下接種ワクチンでは主に血中の中和抗体であるIgG抗体が誘導されるが，感染の場となる粘膜上皮では効果がみられず，さらに感染防御に働く粘膜上の分泌型IgA抗体の誘導はみられない．さらにIgG抗体は変異したウイルスに対する交叉防御能が低いためワクチン株と流行株に抗原性の違いがあった場合はその有効性が低い．

そこで感染阻止および交叉防御効果のあるワクチンが求められている．

2 経鼻インフルエンザワクチンの開発

1）アジュバント作用の検討

ワクチンによって分泌型IgA抗体を誘導することができれば，インフルエンザワクチンによる流行の軽減に期待ができる．粘膜免疫の誘導には鼻粘膜などの粘膜への抗原接種が必要である．同時に抗原に加え抗原提示細胞を活性化させる粘膜アジュバント作用が必要である．インフルエンザウイルスの感染の場合には，ウイルスがもつ外来性抗原とその増殖により生ずる二本鎖RNAなどのアジュバント作用により粘膜免疫が誘導される．われわれは安全に粘膜免疫を誘導するために不活化ワクチンを用いてヒトへの応用をふまえた経鼻インフルエンザワクチンの開発を試みているが，経鼻ワクチンの抗原にスプリットワクチンを用いる場合にはその主成分が主にタンパク質成分でありアジュバント作用が期待できないため，他のアジュバント添加が必要になる．マウスおよびカニクイザルでの動物実験の結果により，インフルエンザウイルスの全粒子不活化抗原を経鼻インフルエンザワクチンの抗原として接種した場合には，内在性のアジュバント効果により粘膜免疫の誘導が可能であることが明らかとなってきた．

2）ヒトでの血清および鼻腔洗浄液中での抗体評価

このワクチンで誘導されるのは，注射のワクチンでは誘導されない鼻腔粘膜上の分泌型IgA抗体である．これら分泌型IgA抗体は上気道でインフルエンザウイルスに対して上皮細胞への感染の手前で感染を防ぐ感染予防効果があることに加えて変異ウイルスに対する交叉防御効果も高いことが明らかとなっている．これら動物実験での効果の証明がヒトで証明されれば，経鼻ワクチンの臨床開発が加速されると考えた．

そこでまずヒトにおける経鼻ワクチンの抗体評価系の構築を行った．現行の皮下接種ワクチンの有効性は，ワクチン接種後の血清HI抗体価を指標としている．経鼻インフルエンザワクチンで誘導される免疫は，血中の中和抗体であるIgG抗体に加え粘膜上に積極的に分泌される分泌型IgA抗体があるのが特徴であり，これら鼻腔粘液中の抗体の有効性についても検討が必要である．そこで鼻腔洗浄液を濾過し濃縮し生理的な濃度を基準に標準化を行い，血清と同様にHI抗体価および中和抗体価の測定を可能にした．

われわれは，国立感染症研究所倫理委員会承認のもと，健康成人ボランティアに対し全粒子不活化経鼻ワクチンの臨床研究を行った．季節性インフルエンザのワクチン接種で血清および鼻腔洗浄液中のHI抗体価および中和抗体応答を評価した．健康成人50名のボランティアにH3N2亜型の全粒子不活化ワクチンを経鼻接種したところ，血清中のHI抗体価の平均は接種前の15.4から2回接種後の60.6と約4倍上昇し，そのときの血清中和抗体価は平均で28.7から229.7と約8倍上昇した（図1）．続いて血清中の抗体価だけでなく上気道の粘膜における免疫を評価する目的で，鼻腔洗浄液の標準化を行った．以前の検討により，鼻腔洗浄液を総タンパク質濃度で1 mg/mLに調整することにより粘膜上でのIgA抗体およびIgG抗体の濃度が生理状態の約10倍希釈に相当することが明らかとなったので，その標準化鼻腔洗浄液を用いてHI抗体価，中和抗体価の測定を行った[4]．季節性インフルエンザワクチンであるH3N2亜型の臨床研究においては鼻腔洗浄液中のHI抗体価は平均でワクチン接種前の12.4から2回接種後の38.8と3倍以上上昇し，そのときの中和抗体価は平均で15.4から90.5と5倍以上増加した（図2）．ヒトの鼻腔粘液中でもインフルエンザウイルスを実際に中和できることが証明された[5]．現行の皮下注射によるワクチン接種では鼻腔洗浄液中の中和抗体に変化はなかった．

このことは，経鼻インフルエンザワクチンは，血中だけでなく接種局所の気道粘膜上においても強い中和抗体を誘導し，感染阻止に寄与する可能性を示唆するものである．血清中で中和を担う抗体は主にIgG抗体であり，鼻腔粘液中で中和を担う抗体は主に分泌型IgA抗体である．臨床研究によって示された結果のとおり，季節性インフルエンザウイルスのように人々がすでに基礎免疫を有している亜型に対しては，アジュバントを添加しない全粒子ワクチンのみの経鼻噴霧によって，ウイルスを感染前に中和する分泌型IgA抗体を誘導できることが示された．

3）分泌型IgA抗体の構造とウイルス中和の関連

ヒトの上気道の粘膜に分泌されるIgA抗体の構造と

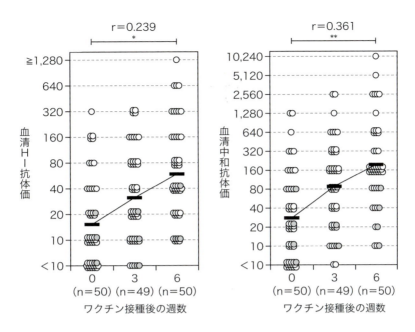

図1 季節性インフルエンザH3N2の全粒子不活化ワクチンをヒトに経鼻接種したときの血清中のHI抗体価および中和抗体価
文献5より引用．＊：$p<0.05$，＊＊：$p<0.01$．

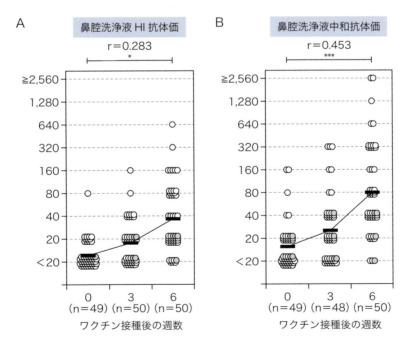

図2 季節性インフルエンザH3N2の全粒子不活化ワクチンをヒトに経鼻接種したときの鼻腔洗浄液中のHI抗体価および中和抗体価
文献5より引用．＊：$p<0.05$，＊＊＊：$p<0.001$．

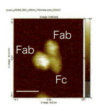 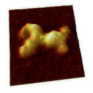 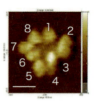

単量体IgA抗体　　　二量体IgA抗体　　　四量体IgA抗体

図3　原子間力顕微鏡で観察したヒト鼻腔洗浄液中のIgA抗体
左からFabを2つもつ単量体，4つもつ二量体および8つもつ四量体．画像：文献6より転載．

インフルエンザウイルス感染防御に寄与する中和の働きについての関連は，いままで明らかになっていなかった．そこで経鼻インフルエンザワクチンの接種により誘導される分泌型IgA抗体の構造とウイルス中和における関係を詳細に評価した．

鼻腔洗浄液中の約70％を占める分泌型IgA抗体をゲル濾過法にて抗体の大きさにより分取し，質量分析機および原子間力顕微鏡で観察を行うと，単量体，二量体，三量体，四量体，さらにそれ以上の多量体として存在することが明らかとなった（図3）[6]．これら多量体のIgA抗体は構造が大きくなるにしたがってインフルエンザウイルスを中和する能力が高くなることが，それぞれの最少中和濃度を測定することにより明らかとなった．

またクレード（分岐群）の異なる変異ウイルスに対する中和能力も，同様に構造が大きくなるにしたがって高くなった．高病原性鳥インフルエンザH5N1ウイルス（インドネシア株）に対するワクチンをヒトに経鼻接種後，鼻腔洗浄液を採取しゲル濾過法で分取し，それぞれのフラクションにおけるワクチン株（インドネシア株）H5N1ウイルスおよびクレードの異なるベトナム株H5N1ウイルスに対する中和抗体価を測定した．ワクチン株であるインドネシア株ウイルスに対しては単量体から多量体までを含むすべてのフラクションにおいて中和抗体価が認められたが，クレードの異なるベトナム株H5N1ウイルスに対する中和抗体価は二量体以上の多量体型IgA抗体を含むフラクションにのみ認められた（図4）[6]．以上のことから，鼻腔内でウイルスの感染阻止に働く抗体のうち，特に多量体型IgA抗体はウイルスの感染防御，交叉防御に貢献していることがヒトにおいて証明された．

本研究により，呼吸器粘膜上に生理的に存在するIgA抗体量を指標に鼻腔粘膜上における中和抗体の評価が可能であり，経鼻インフルエンザワクチンにより誘導される多量体型IgA抗体が粘膜におけるウイルスの感染防御および交叉防御に大きな働きをしていることが明らかとなった．

おわりに

皮下注射による現行のインフルエンザワクチンは血中の中和抗体であるIgG抗体を誘導するが，感染防御への有効性は低く，あくまでもウイルス感染後の重症化予防を目的としている．またワクチン株と抗原性が同じウイルスに対しては重症化予防効果が高いものの，変異株やワクチン株との抗原性が異なるウイルスに対しては効果が低くなる．次世代のインフルエンザワクチンとしては，感染防御効果が高く，変異ウイルスに対する交叉防御効果が高いことが望まれる．それにより毎年の流行をある程度抑えることが期待できる．毎年流行する季節性のインフルエンザに対してはもちろんのこと，流行するウイルスの予測が不可能なパンデミックに対しても粘膜免疫の有利な点を利用した経鼻インフルエンザワクチンの効果は高いと考えられる．またその効果の高さが四量体をはじめとする分泌型の多量体型IgA抗体によることが，科学的に明らかとなった．

インフルエンザウイルスの自然感染時に起こる事象を解析することにより，その生体応答を利用し安全で効果的な防御が可能になる．経鼻粘膜投与型インフルエンザワクチンは生体のメカニズムを利用した新しい

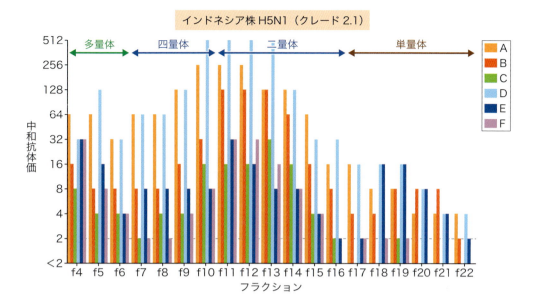
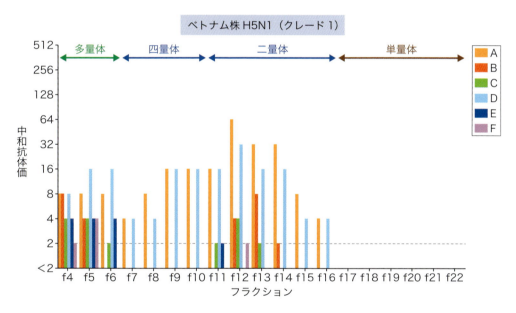

図4 鼻腔粘膜上の抗体の中和能および交叉中和能のサイズによる違い
インドネシア株H5N1の全粒子不活化ワクチンをヒトに経鼻接種したときの鼻腔洗浄液を採取し,ゲル濾過法にて抗体の大きさにより分取し,それぞれのフラクションにおけるH5N1高病原性鳥インフルエンザウイルスに対する中和抗体価を測定した.ワクチン株と相同のインドネシア株に対してはすべてのフラクションにおいて中和抗体価が認められたが,クレードの異なるベトナム株に対しては二量体以上の多量体化IgA抗体を含むフラクションにのみ中和抗体価が認められた.文献6を参考に作成.

感染防御手段となることが期待され,その効果は特に流行株の予測が不可能な新型インフルエンザに対して高いことが期待される.なお季節性インフルエンザに対する経鼻インフルエンザワクチンの第Ⅱ相臨床治験が2016/17シーズンに行われており,早期の実用化が待たれる.

文献

1) Renegar KB, et al：J Immunol, 173：1978-1986, 2004
2) Brandtzaeg P：Vaccine, 25：5467-5484, 2007
3) Yel L：J Clin Immunol, 30：10-16, 2010
4) Ainai A, et al：J Med Virol, 84：336-344, 2012
5) Ainai A, et al：Hum Vaccin Immunother, 9：1962-1970, 2013
6) Suzuki T, et al：Proc Natl Acad Sci U S A, 112：7809-7814, 2015

＜著者プロフィール＞
長谷川秀樹：1993年，北海道大学医学部卒業，同年，北海道大学大学院医学研究科入学，'95年，米国ロックフェラー大学留学，'96年，アイルランド，ユニバーシティーカレッジダブリン留学，'97年，北海道大学大学院医学研究科博士課程修了（病理学・医学博士），同年，国立感染症研究所感染病理部研究員，2003年，同第2室室長，'09年，国立感染症研究所インフルエンザウイルス研究センター第6室室長，'11年，国立感染症研究所感染病理部部長．研究テーマ：感染症病理，インフルエンザ経鼻ワクチンの開発とメカニズムについて，HTLV-1動物モデルとワクチン開発．

第3章 生体バリアを標的とした疾患の制御

5. 腸管上皮オルガノイドおよび単層化腸管上皮細胞の作製とその応用

佐藤慎太郎，高橋　裕，清野　宏

Caco-2細胞などのような腸管上皮細胞株を用いた薬物吸収実験は，*in vitro*における新規薬物や低分子化合物の吸収効率を求めるために広く利用されている．しかし，Caco-2細胞は大腸がん由来の細胞であるため，真に正常小腸における「吸収」を模倣しているとはいいがたい．近年，マウスにおける腸管上皮幹細胞マーカーであるLgr5の同定と，パネート細胞による上皮幹細胞ニッチ形成が次々と明らかになり，ヒトにおいても腸管上皮細胞の初代培養が可能となっている．さらに，腸管上皮細胞はヒトES・iPS細胞からも誘導可能であることが報告されており，「吸収」のみならず，腸管上皮細胞の機能を*in vitro*で解析可能な時代となっている．本稿ではこれらの新発見とその応用例について述べる．

はじめに

腸管管腔内には，食物抗原や腸内細菌，またときにはアレルゲンや病原性微生物といった非自己成分が存在している．腸管上皮細胞はそれらの外来抗原と，免疫担当細胞が密集している粘膜固有層とを物理的，化学的に隔てるバリヤーとして機能している．

腸管上皮は陰窩下部に存在する腸管上皮幹細胞から分化し，その後，管腔側へ押し出されるように移動して，最後は脱落して細胞死する．このターンオーバーは3〜7日とされており，この速さはバリヤー機能を発揮するうえで必要不可欠と考えられている．しかし，そのターンオーバーの速さゆえに，腸管上皮細胞は*in vitro*での初代培養が難しく，きわめて扱いにくい細胞であるとされてきた．ヒト大腸がん由来のCaco-2細胞，HT-29細胞，また，温度感受性SV40トランスジェニックマウスを用いた上皮細胞株などは扱いが容易で，Transwell®※上に播種すると，極性をもった単層化上皮層が作製できるため，低分子化合物などの吸収効率を測定する目的でよく使用されている．しかしそれらはあくまで「がん化した」細胞であり，生体内

[キーワード＆略語]
腸管上皮幹細胞，オルガノイド，Transwell®，M細胞
CBC細胞：crypt base columnar細胞

Culture system of intestinal epithelial organoids and polarized monolayer epithelial cells and their applications
Shintaro Sato[1) 2)] /Yu Takahashi[1) 3)] /Hiroshi Kiyono[1)] : Division of Mucosal Immunology, Department of Microbiology and Immunology, Institute of Medical Science, The University of Tokyo[1)] /Mucosal Vaccine Project, BIKEN Innovative Vaccine Research Alliance Laboratories, Research Institute for Microbial Diseases, Osaka University[2)] /Japan Tobacco Inc., Central Pharmaceutical Research Institute[3)]（東京大学医科学研究所炎症免疫学分野[1)] / 大阪大学微生物病研究所BIKEN次世代ワクチン協働研究所粘膜ワクチンプロジェクト[2)] / 日本たばこ産業株式会社医薬総合研究所[3)]）

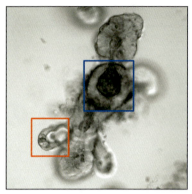
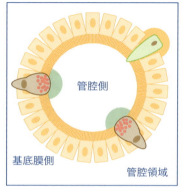
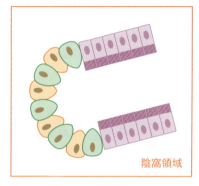
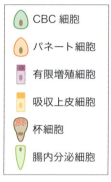

図1　マウス小腸上皮由来オルガノイドと，その模式図
マウスの小腸上皮オルガノイドは，外部からのWnt刺激なしに分化，増殖が可能であるが，その場合は管腔領域がほとんどみられず，陰窩領域が突起のように外部に突きだした形状をとる（赤枠）．陰窩領域にはCBC細胞と，その維持にかかわるパネート細胞が存在している．CBC細胞は自己増殖するとともに，パネート細胞や，将来的に吸収上皮細胞，杯細胞，腸内分泌細胞などの上皮細胞に分化しうる有限増殖細胞に分化する．

での現象を真に模倣しているとはいいがたい．

1 腸管上皮オルガノイド培養法の確立

1）腸管上皮幹細胞の培養と解析

2007年，小腸の腸管上皮幹細胞と考えられていたcrypt base columnar（CBC）細胞のマーカーとして，マウスでLgr5が同定された[1]．Lgr5はヒトにおいても同様にCBC細胞のマーカーであり，また，小腸のみならず大腸上皮幹細胞のマーカーにもなりえた．このブレイクスルーを機に，腸管上皮細胞の初代培養とその解析，応用が飛躍的に進んだ．

CleversらはWntの標的遺伝子としてLgr5を同定し，2種類のノックインマウスを用いることで，Lgr5がCBCのマーカーであり，Lgr5陽性細胞からすべての腸管上皮細胞種が分化していることを明らかにした[1]．また彼らのグループは，単離した1つのLgr5陽性細胞から，matrigelを細胞外マトリクスとした三次元培養により，CBC細胞が自己増殖すること，さらに吸収上皮細胞（enterocytes），パネート細胞（Paneth cells），腸管内分泌細胞（enteroendocrine cells），杯細胞（goblet cells）が自律的に分化することを示した（**図1**）[2]．CBC細胞の維持には，Wnt，Notch，EGF

> ※ **Transwell®**
> コーニング社が販売しているセルカルチャーインサートシステム．多孔をもつメンブレンインサートを細胞培養ウェル中に半分沈めて用いる．異なる細胞種をインサートとウェル中でそれぞれ培養することで，細胞間の接触なしに相互作用をみることができる．本文中の実験以外にも，メンブレンの種類やポアサイズを変更することで，細胞浸潤や遊走などの研究によく用いられる．

のシグナルが必須であるが，パネート細胞がこれらすべての因子を供給していることが明らかになり，パネート細胞がCBC細胞ニッチ形成に必要十分であることが示された[3]．これらの発見を皮切りに，添加するサイトカイン，阻害剤などを調整することで，マウスのみならず，ヒトの生検サンプルなどから小腸，および大腸の上皮オルガノイドが作製可能であることが次々と報告された．

大腸にはパネート細胞が存在しないが，パネート細胞に代わる細胞として，c-kit陽性細胞が同定されている[4]．近年，より特異的なマーカーとしてReg4が同定され，c-kit陽性細胞はReg4陽性 deep crypt secretory細胞として知られている[5]．Reg4陽性細胞からはWntシグナルを惹起する分子は産生されないが，腸管上皮下の線維芽細胞もWntを産生することが知られているため[6]，大腸上皮幹細胞のニッチ形成にはReg4陽性細胞とWnt産生線維芽細胞が必要である．したがって，大腸上皮オルガノイドの維持，増殖には外部からWntを添加する必要がある．

2）ヒト腸管上皮オルガノイドの作製

2011年，Wellsらはヒト ES細胞，およびヒト iPS細胞から内胚葉系細胞への分化を介し，腸管上皮オルガノイドの作製に成功している[7]．ヒト iPS細胞から腸管上皮細胞を樹立できることは，オーダーメード治療に応用可能であるのみならず，研究倫理の観点からもES細胞や生検サンプル，手術検体を利用するよりも扱いやすい利点がある．

Wellsらの作製したヒト上皮オルガノイドは，マウス胎仔由来のオルガノイドと形状や存在する細胞種の割合が似ていることが示されているが，これが腸管のどの部位のものに近いものかに関しては不明な点が残されていた．2015年にXianらのグループは，ヒト堕胎児の各部位（十二指腸，空腸，回腸，上行・横行・下行結腸）の腸管組織からオルガノイド，および上皮細胞層を構築し，それぞれの部位で特異的な遺伝子発現が上皮幹細胞や上皮層に存在することを報告した[8]．われわれも，一部改変，最適化した手法を用いてヒト iPS細胞また，ヒト回腸，横行結腸の手術片からオルガノイドを作製し，Xianらの報告をもとにそれらの遺伝子発現パターンを比較した．その結果，少なくともわれわれがヒト iPS細胞から作製した腸管オルガノイドは，空腸，回腸の遺伝子発現パターンに類似していることが判明した（投稿中）．

2 腸管上皮オルガノイド培養法の改良

1）細胞外マトリクス

先述したように，腸管上皮オルガノイドはmatrigelやⅠ型コラーゲンなどの細胞外マトリクス内で三次元培養される．最近，このマトリクスの強度もオルガノイド培養に関係していることがLutolfらにより報告された[9]．彼らの報告では，CBC細胞の自己増殖には「堅め」のゲルが適しており，他の細胞への分化には「柔らかめ」のゲルが適しているようである．

また彼らは，支持体であるゲルだけではオルガノイドが増殖することはなく，matrigelに含まれているラミニンや，コラーゲンなどの*in vivo*で実際にマトリクスが供給しているであろう生理活性物質が必要であることを示している．このことは，培養における細胞外マトリクスに含まれる物質を明確に示すことができるという点で，ヒトへの移植を考えた場合に重要な意義をもつ．さらに彼らは，細胞外マトリクスに加える生理活性物質として，化学合成したアルギニン-グリシン-アスパラギン酸（RGD：細胞接着活性配列）ペプチドで必要十分であることも示しており，臨床応用へのハードルを一段と下げている．

2）継代

腸管上皮オルガノイドは，内部が管腔側，外部が基底膜側の状態で増殖していくために，ある程度の日数が経過すると，内部に分泌液のみならず脱落した死細胞が増えてくる（図1）．したがって，定期的にオルガノイドの状態を壊し，継代する必要がある．マウスでは4〜7日，ヒトのオルガノイドの場合は7〜9日を目処に行う必要がある．このときのオルガノイドの破砕にはTrypLE™ Express（Gibco社）などの酵素処理を行うことが一般的であるが，われわれは26〜29Gの注射針を通すことで物理的に破砕する手法を採用している．酵素処理と比べてわれわれの手法は短時間で作業が終了し，きわめてシンプルなために実験者間の差異が少ないという特長をもつ（投稿中）．

またわれわれは，腸管上皮オルガノイドの大量培養を目的として，主にがん細胞オルガノイド培養に用い

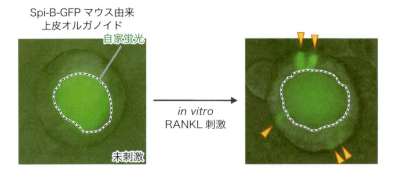

図2 RANKL刺激によるSpi-Bの発現誘導
RANKL刺激に伴い，Spi-Bの発現誘導（GFP陽性細胞）が認められるようになり，M細胞への分化誘導が惹起される（矢頭部分：筆者ら未発表データ）．破線で示した領域は管腔内領域で，強い自家蛍光を示す．

られる液体培地を用いて，浮遊状態でオルガノイドが増殖可能であることを確認している（投稿中）．

3）コンディションメディウム

腸管上皮オルガノイド，特にWntが必要な大腸上皮やヒト上皮の培養，維持には，Wnt，Notch，EGFシグナルのリガンドに加え，Wntシグナルを活性化させるR-SpondinとBMPシグナルの阻害物質であるNogginの継続的な添加が必要となるが，これらすべてを市販のリコンビナントタンパク質で賄った場合，24-wellプレートの1well分（50μLのmatrigel分）のオルガノイドを4倍にするだけで数万円分が必要となる．そこで，その一部を恒常的に産生する細胞株を作製し，それらの細胞培養液をコンディションメディウムとして利用することでコストダウンを図る手法がよくとられている．

われわれはレンチウイルスを利用して，マウスWnt3a，ヒトR-Spoindin，ヒトNogginをそれぞれ至適濃度で同時に産生するL929細胞株（L-WRN細胞）を樹立し，そこから得られたコンディションメディウムを25％の割合で使用することでオルガノイドの増殖維持を可能にしている（投稿中）．興味深いことに，Wnt3aに関してはヒト由来よりもマウス由来の方が比活性は数倍高かった．われわれはマウスオルガノイド培養用に，ヒトR-Spoindin，ヒトNogginを産生するL-RN細胞も樹立している．

3 腸管上皮オルガノイドの利用と単層化腸管上皮細胞層の作製

腸管上皮オルガノイドの培養法確立は，正常な上皮細胞を*in vitro*で解析することを可能にしただけではなく，炎症性腸疾患患者における上皮細胞損傷，修復メカニズムの解明にも大きく寄与する画期的なものである．また，上皮損傷の治療にも応用可能な技術でもある（第3章-2参照）．さらに，オルガノイドは基底膜側を外側に向けているため，基底膜側からの刺激に対する応答を評価することが可能である．例えば，粘膜面において抗原取り込みに特化しているM細胞は，分化途中の上皮細胞が基底膜側でRANKLの刺激を受けることでM細胞に分化することが知られている[10]．実際にマウス腸管オルガノイドに外部からRANKLを添加すると，M細胞マーカーであるGP2[11]やSpi-B（図2）の発現が認められるようになる．

しかし，栄養の吸収を行ったり，腸内細菌，食餌性抗原を含む異物と直接対峙しているのは，腸管上皮細胞の管腔側であり，薬物などの吸収，上皮細胞からの分泌などの解析には適していない．オルガノイド内に極細針を入れ，物質を注入する試みも行われているが，上皮バリアのintegrityを破壊している危険性や，操作が難しいといった難点がある．さらに，オルガノイド培養は細胞外マトリクス内での三次元培養が必要という特性上，他の細胞との共培養実験にも不向きであると考えられる．Stappenbeckらは，マウス，およびヒト腸管オルガノイドをTranswell®上に播種し，極性

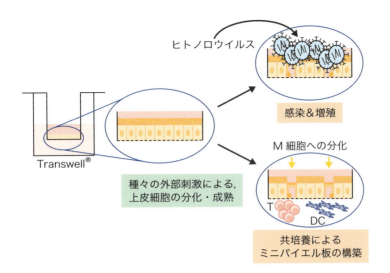

図3 単層化ヒト上皮細胞の応用例

Transwell® を用いることで，オルガノイドから極性を有した単層化上皮細胞層を構築することができる．in vitro での培養は無菌的に行われるため，腸内細菌からの刺激などを模倣することでより生体内に近い成熟した上皮細胞層を作製することが可能となる．Estes らは，胆汁を添加することでより効率的にヒトノロウイルスが感染・増殖できることを報告している[16]．また，Transwell® の上層に RANKL 刺激を加えた M 細胞を含む上皮細胞を置き，下層に T 細胞や樹状細胞（DC）を共培養することで，in vitro 環境下でパイエル板に代表される粘膜関連二次リンパ組織を模倣した，ミニ二次リンパ組織を構築することが可能になるものと考えられる．

をもった状態で単層化することに成功している[12) 13)]．またMizuguchiらは，オルガノイド形成を介さずに，ヒト iPS 細胞から Transwell® 上での単層化腸管上皮細胞層の作製に成功している[14)]．われわれも，より効率的で簡便な単層化上皮細胞層の構築を，組織由来，iPS 細胞由来のオルガノイド形成を経ることで実現している（投稿中）．

4 単層化腸管上皮細胞層の応用

1) 感染症の制御に向けた試み

上皮細胞を単層化したことではじめて可能になった事例として特筆すべきは，長年不可能とされてきたヒトノロウイルスの実用的な感染，培養系が確立できたことだろう．ヒトノロウイルスには数十種類の型が存在するが，これまで Caco-2 細胞をはじめとする腸管上皮細胞株はもちろんのこと，in vitro で感染が成立する実験系はどのウイルス型についても確立されていなかった．ある種の腸内細菌と共感染させることで，マウスノロウイルスやヒトノロウイルス（GⅡ.4型）がB細胞株に感染し増殖する報告は存在するものの，操作性と低い増殖効率の観点から，改善の余地があると考えられていた[15)]．

Estes らは，ヒト小腸生検サンプル由来のオルガノイドから単層の上皮細胞を調整し，GⅡ.4型のウイルスを添加した．その結果，感染が起こり，100倍程度の高い増殖効率を示すことが報告され，また，上皮層に胆汁を添加した状態においては増殖がさらに10倍程度増強することが明らかになった[16)]．胆汁添加上皮層では，GⅠ.1，GⅡ.3，GⅡ.17型のウイルスも，100倍未満ではあるものの同様に感染し，増殖することも示されている．本実験系の確立により，これまでは in vitro では不可能であった，ヒトノロウイルスに対するワクチン効果の検討や，ウイルスの不活化の程度を定量的に判断できるようになった．また，サルモネラやエルシニアなどの病原性細菌，腸内共生細菌の宿主への侵入，取り込み機構も Transwell® 上で RANKL 添加を行い，M 細胞に分化させることで，より詳細にアプローチすることが可能になるものと思われる（図3）．

2) 腸疾患の解明

クローン病患者では炎症上皮の直下に脂肪組織の蓄積が認められるが，その理由やメカニズムに加え，増

大した脂肪組織による炎症反応の惹起，進展への関与は不明であった．われわれは，Transwell®上に構築した腸管上皮細胞と，ウェル底面に接着した成熟脂肪細胞を共培養すると，免疫担当細胞が存在しないにもかかわらず，上皮側，脂肪細胞側どちらにも炎症反応が誘導されること，さらにNF-κB阻害剤などの低分子化合物で炎症反応が抑制されることを見出している（投稿中）．このように，Transwell®を用いた単層化上皮細胞と，他の細胞種との共培養により，炎症性腸疾患や大腸がんの発症メカニズムにも迫ることが可能となっている．

おわりに

最近，*in vitro*で腸管上皮オルガノイドと上皮間リンパ球との共培養法が報告され[17]，上皮と他の細胞間情報伝達の理解が進むものと思われる．また，Transwell®の下層に抗原提示細胞や免疫担当細胞を配置することで，パイエル板などの二次リンパ組織や，粘膜固有層の微小環境を*in vitro*で再現できる可能性も考えられる（図3下段）．

Satoらはヒト腸管上皮幹細胞に対しCRISPR/Casシステムを用いた遺伝子編集を行うことで，大腸がんの変遷を再現することに成功している[18]．われわれも，単層化上皮細胞に含まれるヒト腸管上皮幹細胞にレンチウイルスを用いて遺伝子導入し，再度matrigelで三次元培養を行うことで，オルガノイドに短期間で簡便に恒常的遺伝子導入が可能であることを確認している（投稿中）．これらの技術は，上皮幹細胞を遺伝的に改変したオルガノイドを作製し，治療に用いることも可能になることを示している．腸管上皮オルガノイド，上皮層の臨床応用へ向けての今後の課題としては，培養コストのさらなる削減と，より簡便な大量培養法の確立があげられ，一刻も早い達成が望まれる．

文献

1) Barker N, et al：Nature, 449：1003-1007, 2007
2) Sato T, et al：Nature, 459：262-265, 2009
3) Sato T, et al：Nature, 469：415-418, 2011
4) Rothenberg ME, et al：Gastroenterology, 142：1195-1205.e6, 2012
5) Sasaki N, et al：Proc Natl Acad Sci U S A, 113：E5399-E5407, 2016
6) Farin HF, et al：Gastroenterology, 143：1518-1529.e7, 2012
7) Spence JR, et al：Nature, 470：105-109, 2011
8) Wang X, et al：Nature, 522：173-178, 2015
9) Gjorevski N, et al：Nature, 539：560-564, 2016
10) Knoop KA, et al：J Immunol, 183：5738-5747, 2009
11) de Lau W, et al：Mol Cell Biol, 32：3639-3647, 2012
12) Moon C, et al：Mucosal Immunol, 7：818-828, 2014
13) VanDussen KL, et al：Gut, 64：911-920, 2015
14) Ozawa T, et al：Sci Rep, 5：16479, 2015
15) Jones MK, et al：Science, 346：755-759, 2014
16) Ettayebi K, et al：Science, 353：1387-1393, 2016
17) Nozaki K, et al：J Gastroenterol, 51：206-213, 2016
18) Matano M, et al：Nat Med, 21：256-262, 2015

＜筆頭著者プロフィール＞
佐藤慎太郎：大阪大学微生物病研究所特任准教授（常勤）．2003年，大阪大学大学院医学系研究科（審良静男教授）にて学位取得．ERATO審良自然免疫プロジェクトポスドク研究員，東京大学医科学研究所炎症免疫学分野（清野宏教授）助教を経て，'15年より現職．研究テーマは粘膜面における物質，抗原の取り込み，また病原性微生物の侵入様式の解明．自身の研究成果が粘膜ワクチン開発に貢献できることを望んでやまない．大学院生・ポスドク研究員を募集中です（研究室HP：http://www.biken.osaka-u.ac.jp/lab/mucosal/）．

第3章 生体バリアを標的とした疾患の制御

6. 食用油を起点に形成される生体内脂質環境の構築とアレルギー疾患の制御

澤根健人,國澤 純

> 脂質を構成する脂肪酸は,生体内で代謝されることで生理活性をもつ脂質メディエーターへと変換され,生体の恒常性の維持や疾患の制御にかかわっている.脂質を対象とした分析技術の発達により,疾患の制御に関与する脂質メディエーターが同定されてきている.近年患者数が増加しているアレルギー疾患についても脂質の関与がわかってきており,さらに食用油として摂取する脂肪酸組成の違いが発症やその制御に影響することが明らかになってきた.本稿では,食事性脂質に由来する脂質代謝物とアレルギー炎症性疾患の関連について,われわれの最近の知見を交えて概説する.

はじめに

脂質は炭水化物,タンパク質と並ぶ三大栄養素の1つであり,われわれは日常の食事を通じて常に摂取している.食事から摂取した脂質は吸収・代謝され,エネルギー源として利用されることは広く知られている.さらに,脂質を構成する脂肪酸からは種々の代謝物が産生され,そのうちの一部は生理活性を発揮し,疾患の発症や抑制にかかわっていることが明らかになってきている.このような背景のもと,脂質およびその代謝物による疾患制御のメカニズムを解明し,機能性食品や医薬品の開発につなげようとする研究がさかんに

[キーワード&略語]
アレルギー,炎症,食用油,脂肪酸,脂質メディエーター,リピドミクス

CYP:cytochrome P450(シトクロムP450)
DHA:docosahexaenoic acid
 (ドコサヘキサエン酸)
diHETE:dihydroxy eicosatetraenoic acid
 (ジヒドロキシエイコサテトラエン酸)
EPA:eicosapentaenoic acid
 (エイコサペンタエン酸)
EpETE:epoxy eicosatetraenoic acid
 (エポキシエイコサテトラエン酸)

Dietary fatty acids affect *in vivo* lipid construction and the development of allergic diseases
Kento Sawane[1) 2)]/Jun Kunisawa[2)〜5)]:Nippon Flour Mills Co., Ltd. Innovation Center[1)]/Laboratory of Vaccine Materials, National Institutes of Biomedical Innovation, Health and Nutrition[2)]/Division of Mucosal Immunology, Department of Microbiology and Immunology, The Institute of Medical Science・International Research and Development Center for Mucosal Vaccines, The Institute of Medical Science, The University of Tokyo[3)]/Graduate School of Medicine・Graduate School of Pharmaceutical Sciences・Graduate School of Dentistry, Osaka University[4)]/Kobe University Graduate School of Medicine[5)](日本製粉株式会社イノベーションセンター[1)]/医薬基盤・健康・栄養研究所ワクチンマテリアルプロジェクト[2)]/東京大学医科学研究所炎症免疫学分野・国際粘膜ワクチン研究開発センター[3)]/大阪大学大学院医学系研究科・薬学研究科・歯学研究科[4)]/神戸大学大学院医学研究科[5)])

行われている．

　日本人の多くが罹患している疾病の1つにアレルギー炎症性疾患がある．食物アレルギー，喘息などのアレルギー炎症性疾患は，症状そのものに苦しむだけでなく，発症の原因であるアレルゲンを回避する生活を余儀なくされるため，家族を含めた生活の質（quality of life：QOL）の低下が問題となる．これらアレルギー症状の制御にも脂質代謝物が関与していることが示唆されており，食事から摂取する脂質の「質」の改善や，抗アレルギー炎症作用をもつ脂質代謝物の利用により，症状を抑制できる可能性がある．

　本稿では，アレルギー炎症性疾患の制御における食事性脂質および脂質代謝物の関与について，われわれの知見を交えて紹介する．

1 脂質によるアレルギー疾患の制御

1）脂質メディエーターの産生機構

　脂肪酸は基本骨格として炭素が並んだ構造をもつが，炭素鎖が16以上のものは長鎖脂肪酸とよばれ，さらに炭素間の二重結合の有無で飽和脂肪酸と不飽和脂肪酸に分類される．不飽和脂肪酸のうち，哺乳類が合成できず食事を通じて摂取しなければならないものは必須脂肪酸とよばれる．必須脂肪酸のなかでも，炭素鎖末端から3番目（ω3位）の炭素に二重結合があるものはω3脂肪酸，ないものはω6脂肪酸とよばれている．植物性食用油においては，ω3脂肪酸はα-リノレン酸としてアマニ油などに，ω6脂肪酸はリノール酸として主に大豆油やコーン油に，それぞれ多く含まれている（図1）．

　食事を通じてこれら脂肪酸が生体内に取り込まれると，炭素鎖伸長，不飽和化の反応を受け，α-リノレン酸はエイコサペンタエン酸（EPA）およびドコサヘキサエン酸（DHA）へ，リノール酸はアラキドン酸へと代謝される．その後，シクロオキシゲナーゼ，リポキシゲナーゼ，シトクロム P450（cytochrome P450：CYP）などの酵素によってさまざまな脂質代謝物に変換され，そのうちの多くは生理活性を有する脂質メディエーターとして機能する[1]．

　基質となる脂肪酸や作用する酵素が異なると，産生される脂質代謝物の化学構造が異なってくる．例えば，

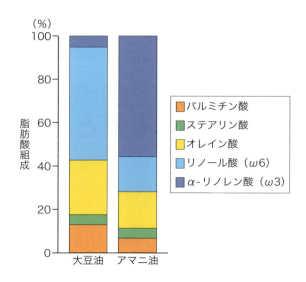

図1　大豆油とアマニ油の脂肪酸組成
大豆油にはω6脂肪酸であるリノール酸が約50％と多く含まれている．一方で，アマニ油にはω3脂肪酸であるα-リノレン酸が約60％含まれている．

EPAとDHAにヒドロキシ基（水酸基）が1つ導入されると，それぞれhydroxy EPA（HEPE），hydroxy DHA（HDHA）へと変換される．このとき，作用するリポキシゲナーゼの種類によってヒドロキシ基が導入される部位は異なるため，HEPEやHDHAにはヒドロキシ基の結合部位が異なる複数の立体異性体が存在している．このように，官能基の種類やそれらが導入される位置の違いなどにより，脂質代謝物の分子種は多岐にわたっている．

　近年，液体クロマトグラフィーや質量分析計などを駆使した分析技術の発達により，脂質代謝物の化学構造に基づく特異的な解析（リピドミクス解析）が可能となってきた．この技術を利用して生体内に含まれる脂質代謝物の解析が行われるようになり，構造の異なる脂質代謝物がそれぞれ違う生理活性を有する脂質メディエーターとして機能していることが明らかになってきた[1]．特に，ω3脂肪酸から産生されるレゾルビンやプロテクチンなどの脂質メディエーターが，動物モデルにおいて腹膜炎や接触性皮膚炎を抑制するなど生体内で抗炎症作用を発揮し[2,3]，疾病の予防・改善に寄与していることがわかってきている．

2）アレルギー疾患との関連

　脂質メディエーターはアレルギー疾患の制御にも関

係していることが報告されている．ω6脂肪酸から産生されるロイコトリエンB4は，受容体であるBLT1を介してアレルギー性炎症の促進に関与することが報告されている[4]．一方で，ω3脂肪酸であるEPAから産生されるレゾルビンE1をアレルギー性喘息マウスに投与したところ，肺におけるインターロイキン17の産生が抑制され，アレルギー症状が抑えられたことが報告されている[5]．レゾルビンE1は，先述したBLT1のアンタゴニストとして働くことが報告されており[4]，同じ受容体に化学構造が異なる脂質メディエーターが結合することで疾患につながる機構が制御されていることが示唆される．また，レゾルビンE1はEPA骨格にヒドロキシ基が3つ導入された構造をしているが，ヒドロキシ基が導入された部位やキラリティーが異なる分子種では生理活性に違いがみられることも報告されている[6]．これらの報告から，脂質メディエーターの立体構造の違いがアレルギーをはじめとする疾患の制御に影響している可能性が考えられる．

以上のように，脂質メディエーターがアレルギー疾患の炎症促進あるいは抑制への誘導に関与することが報告されている．これらの知見の獲得には生体に含まれる脂質メディエーターの解析が大きく貢献しており，アレルギー疾患のメカニズム解明にはリピドミクス解析が必要不可欠になっている．

2 食事由来ω3脂肪酸による食物アレルギー症状の抑制

アレルギー疾患の1つに，近年患者数が増加している食物アレルギーがある．食物アレルギーは食品中のアレルゲンが原因で発症し，最悪の場合アナフィラキシーによって死にもつながりかねない重篤な疾患である．発症を防ぐためにはアレルゲンを含む食品の摂取を回避することが必要で，食品制限などによってQOLの低下につながってしまうことから，有効かつ安全な予防，改善，治療法の開発が求められている．われわれの研究により，摂取する食用油の脂肪酸組成が食物アレルギーの発症に影響し，さらにω3脂肪酸由来の脂質メディエーターがその制御に関与していることが明らかになった[7][8]．

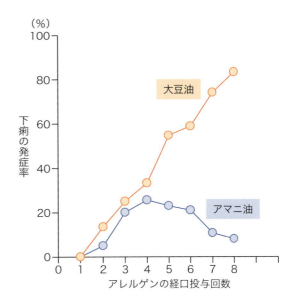

図2　アマニ油摂取によるアレルギー性下痢症状の抑制
大豆油あるいはアマニ油を4％含む特殊飼料で2カ月間飼育したマウスに，卵白アルブミンをアレルゲンとする食物アレルギーモデルを適用し，下痢の有無を調べた．大豆油を含む飼料を摂取したマウスではアレルゲンの投与回数の増加に伴い下痢を発症するマウスの数が増加していたが，アマニ油を含む飼料を摂取したマウスでは下痢を発症するマウスの数が減少していた．文献7より引用．

1）食物アレルギーへの摂取脂肪酸の影響

食物アレルギーへの脂肪酸組成の影響を評価するにあたり，マウスの飼料に脂肪酸組成の異なる大豆油とアマニ油を使用した（**図1**）．大豆油にはω6脂肪酸であるリノール酸が約50％，ω3脂肪酸であるα-リノレン酸は約5％含まれている．一方，アマニ油にはα-リノレン酸が約60％と，大豆油など他の植物油と比べて特に多く含まれている．マウスの通常飼料と同じ4％の重量比で統一した大豆油もしくはアマニ油を含む特殊飼料でマウスを2カ月間飼育し，その後卵白アルブミンを使用した食物アレルギーモデルを適用してアレルギー性下痢の有無を評価した．

その結果，アマニ油を含む飼料で飼育したマウスでは，大豆油で飼育したマウスに比べて下痢の発症が有意に抑制されていた（**図2**）[7]．次に，腸管組織の脂肪酸組成を解析したところ，大豆油を摂取したマウス大腸ではω6脂肪酸であるリノール酸とアラキドン酸が，アマニ油を摂取したマウスではω3脂肪酸であるα-

リノレン酸，EPA，DHAが増加していた[7]．さらに，質量顕微鏡を用いて大腸の脂肪酸の局在を調べたところ，アマニ油で飼育したマウスではα-リノレン酸が特に免疫細胞の多い粘膜固有層に多く蓄積していた[7]．以上の結果から，食用油に含まれる脂肪酸が腸管の脂肪酸組成に影響していることが明らかになった．

2）脂肪酸代謝物の種類と効果

摂取する食用油によって腸管の脂肪酸組成が変化することから，そこから産生される脂肪酸代謝物に違いがみられるかを調べた．リピドミクス解析を用いてマウス大腸の脂質代謝物を調べたところ，ω3脂肪酸であるEPAにシクロオキシゲナーゼやリポキシゲナーゼが作用して産生される脂質代謝物の増加が確認された．そのなかでもEPAにCYPが働いてエポキシ化修飾された14,15-EpETE※と17,18-EpETEが顕著に増加していた[7]．

次に，14,15-EpETEと17,18-EpETEの化学合成品を投与したマウスに食物アレルギーモデルを適用したところ，14,15-EpETEではアレルギー性下痢の発症はほとんど抑えられず，17,18-EpETEでは抑制されていた（図3）[7]．また，17,18-EpETEはエポキシド加水分解酵素の作用を受けてジヒドロキシ化された17,18-diHETEへと代謝される[9]．17,18-EpETEと同様，17,18-diHETEはアマニ油を含む飼料で飼育したマウスの大腸で増加していたが，17,18-diHETEを投与したマウスではアレルギー性下痢は抑えられなかった（図3）[7]．

以上の結果から，17,18-EpETEが食物アレルギー症状を抑制する脂質メディエーターであり，EPA骨格の17,18位にエポキシ環が配位している構造が抗アレルギー活性に重要であることが明らかになった．

17,18-EpETEはEPAにCYPが作用して産生される．CYPについては，CYP1A，CYP2C，CYP2Jなどのサブファミリーが脂肪酸のエポキシ化に関与している．しかし，サブファミリーによってエポキシ環を導入する位置やキラリティーが異なり，生成物の構造が異な

※ **EpETE：エポキシエイコサテトラエン酸（epoxy eicosatetraenoic acid）**

EPAにCYPが作用し，二重結合がエポキシ環に変化した化合物．EPAは二重結合を5つもっていることから，EpETEには複数の異なる分子種が存在する（図3に一部例示）．

ることが報告されている[10]．また，CYPに多型が存在するという報告がある[11]．これらの要素が，CYPによる17,18-EpETE産生能の違いに影響している可能性がある．さらに，CYPの活性の違いがアマニ油などから摂取したα-リノレン酸から17,18-EpETEへの代謝効率にも影響し，結果として抗アレルギー効果の程度に差がみられてくる可能性が考えられる．

また，17,18-EpETEのエポキシ環が加水分解された17,18-diHETEでは抗アレルギー効果が発揮されなかった．過去には，エポキシ加水分解酵素を阻害した実験で大腸炎などの炎症性疾患が軽減されたという報告がなされているなど[12]，エポキシ環をもつ脂肪酸代謝物が炎症やアレルギー症状の抑制にかかわっていることが示唆されている．以上の知見をもとに，エポキシド加水分解酵素の抑制剤やエポキシ環をもつ脂肪酸代謝物を応用することで，抗炎症や抗アレルギーに適した医薬品などの開発が期待できる[13]．

3）ヒトにおける食事性脂質とアレルギー疾患の関連

ヒトについても，摂取した脂肪酸と脂質代謝物に関する報告が存在する．アマニ油あるいはα-リノレン酸を摂取したところ血中のEPAが増加したという報告や[14][15]，健常者がEPAを豊富に含むカプセルを摂取したところ，EPAだけでなくEPAに由来する脂質代謝物が血中で増加したという報告がある[16][17]．さらに，健常者と喘息患者では気管支洗浄液中の脂質代謝物の濃度に違いがあるという報告もある[18]．

これらの報告より，ヒトにおいても基質となるω3脂肪酸を食事やサプリメントを通じて経口で摂取することで，ω3脂肪酸由来の抗アレルギー性脂質メディエーターを体内で増加させ，アレルギー症状を軽減させられる可能性が示唆される．アマニ油などω3脂肪酸を豊富に含む食品を日常的に摂取して生体内の脂質バランスを調節することで，アレルギー疾患を制御することができるかもしれない．

おわりに

本稿では，脂質メディエーターによるアレルギー疾患の制御に関して，食用油の質に着目したわれわれの知見を交えて概説した．摂取する脂質の違いが生体内での脂質代謝物の違いに影響し，さらにアレルギーの

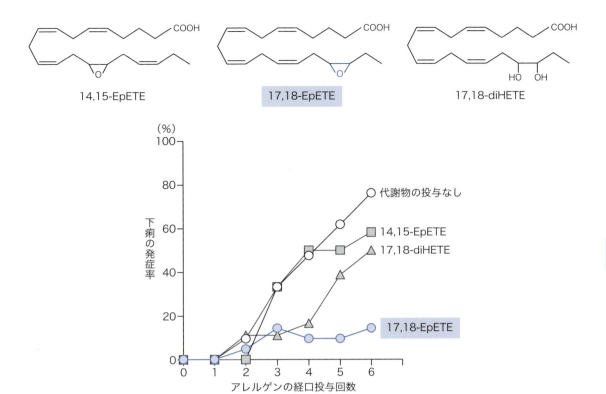

図3　17,18EpETEによるアレルギー性下痢症状の抑制
アマニ油を投与したマウスの大腸で増加していたω3脂肪酸由来代謝物である14,15-EpETE，17,18-EpETE，および17,18-diHETEをそれぞれ化学合成品として入手し，食物アレルギーモデルにおける効果を検討したところ，17,18-EpETEを投与した場合のみ下痢の発症が抑制された．グラフ：文献7より引用．

発症あるいは抑制につながっているなど，脂質は生体の恒常性維持に大きく寄与している．リピドミクス解析などを通じてアレルギーをはじめとする疾患と脂質代謝物との関係を明らかにすることで，疾患メカニズムの解明とそれを制御する機能性食品や医薬品の開発が進んでいくことが期待される．

また，食事由来の脂質がアレルギー症状の制御と結びついているなど，普段の脂質の摂取状況と疾患との関連が示唆されている．しかし，現代の食事では調理などに使用する「見える油」だけでなく加工食品などに含まれている「見えない油」としても脂質を多く摂取しており，詳細な脂質の摂取状況はわかりづらい．日本人の食事摂取基準[19]などを参考に脂質の摂取状況を振り返り，食事で摂取する脂質の特徴やバランスを考慮することが必要であると考えられる．

謝辞

本総説中で紹介した内容は，多くの先生方のご指導を受けながら医薬基盤・健康・栄養研究所で主に行った研究内容です．特に脂質の解析は，理化学研究所・慶應義塾大学の有田　誠先生や浜松医科大学の瀬藤光利先生との共同研究として行ったものです．その他にも本研究に参画してくださっている多くの先生方やスタッフ，学生の皆様，さらに本研究を対象とした支援事業に深謝いたします．

文献

1) Arita M：J Biochem, 152：313-319, 2012
2) Schwab JM, et al：Nature, 447：869-874, 2007
3) Sawada Y, et al：J Exp Med, 212：1921-1930, 2015
4) Arita M, et al：J Immunol, 178：3912-3917, 2007
5) Levy BD：Front Immunol, 3：390, 2012
6) Oh SF, et al：J Clin Invest, 121：569-581, 2011
7) Kunisawa J, et al：Sci Rep, 5：9750, 2015
8) Kunisawa J & Kiyono H：Front Nutr, 3：3, 2016
9) Wang YX, et al：Curr Atheroscler Rep, 12：174-183, 2010
10) Lucas D, et al：J Lipid Res, 51：1125-1133, 2010

11) Zhou SF, et al：Drug Metab Rev, 41：89-295, 2009
12) Pillarisetti S & Khanna I：Inflamm Allergy Drug Targets, 11：143-158, 2012
13) Li N, et al：J Mol Cell Cardiol, 47：835-845, 2009
14) Dittrich M, et al：Eur J Nutr, 54：881-893, 2015
15) Baker EJ, et al：Prog Lipid Res, 64：30-56, 2016
16) Schuchardt JP, et al：Prostaglandins Other Lipid Mediat, 109-111：23-31, 2014
17) Lundström SL, et al：Mol Nutr Food Res, 57：1378-1389, 2013
18) Larsson N, et al：Eur Respir J, 43：453-463, 2014
19) 厚生労働省：日本人の食事摂取基準（2015年版）

<著者プロフィール>
澤根健人：2014年，東北大学大学院農学研究科修士課程修了（宮澤陽夫名誉教授，仲川清隆教授）．同年4月に日本製粉株式会社へ入社．小麦粉製造工場での業務を経た後，'16年3月より同社中央研究所（現イノベーションセンター）で研究開発を開始．同年6月より医薬基盤・健康・栄養研究所ワクチンマテリアルプロジェクト（國澤 純プロジェクトリーダー）協力研究員を兼任し，脂質成分とアレルギー疾患に関する研究を進めている．

國澤　純：1996年，大阪大学薬学部卒業．2001年，同大学院薬学研究科修了（眞弓忠範教授）．'00〜'04年まで日本学術振興会特別研究員（大阪大学，カリフォルニア大学バークレー校）．'04年より東京大学医科学研究所助手（清野 宏教授）．その後，助教，講師，准教授を経て，'13年より医薬基盤研究所（'15年4月より現在の名称に変更）プロジェクトリーダー．大阪大学招聘教授（医学系研究科・薬学研究科・歯学研究科），東京大学医科学研究所客員教授，神戸大学医学研究科客員教授を併任．

第4章　産業界における生体バリア研究

1. 形質細胞様樹状細胞を活性化する乳酸菌

藤原大介

ウイルス感染防御機能を制御する重要な免疫細胞サブセットである形質細胞様樹状細胞（pDC）を活性化することにより，生体バリア機能の向上が期待できる．安全性の高い乳酸菌の中からpDCを活性化できる株をスクリーニングしたところ，*Lactococcus lactis* subsp. *lactis* JCM 5805株を見出した．本菌株を利便性の高い抗ウイルス免疫向上手段として活用することにより，感染リスク低減に寄与したい．

はじめに

従来より，季節性インフルエンザやノロウイルス感染症は広く国民に認知されてきたが，加えて近年の世界的気候変動やグローバルな人とモノの移動手段の発達は，新種のウイルス発生およびその拡散の促進につながっており，ウイルス感染にかかわるリスクは飛躍的に高まりをみせている．また，ウイルス検査技術の向上はリスクの顕在化を迅速・正確に伝えることを可能にし，国民の対抗手段への意識を高めている．対抗手段としては，各種ワクチン・抗ウイルス薬の開発が医薬品業界において活発に行われており，大きな成果をあげている．一方，このようなアプローチはウイルス種・株特異性および高度医療インフラ依存性が高いという側面を併せもっており，それを相補できるようなアプローチの開発が待たれている．そこで，食品業界からの提案として，利便性と安全性の高い食品の摂取を通じて，日常生活のなかでウイルス感染全般に対して抵抗力を高めることによって，発症率を低下させたり，発症時の重症化を防ぐことができれば非常に有用であると考えられる．

乳酸菌は安全性が高く，取り扱いも容易で嗜好性の高い食品製造に適していることから食品業界で活発な利用が行われてきたが，近年産学官を問わずその機能

[キーワード&略語]
形質細胞様樹状細胞（pDC），*Lactococcus lactis* subsp. *lactis* JCM 5805，インターフェロン，TLR9，バイオジェニクス

IFN：interferon（インターフェロン）
IL：interleukin（インターロイキン）
L. lactis：*Lactococcus lactis* subsp. *lactis*
mDC：myeloid dendritic cell
　（ミエロイド樹状細胞）
NK細胞：natural killer cell（ナチュラルキラー細胞）
NLR：NOD-like receptor（NOD様受容体）
pDC：plasmacytoid dendritic cell
　（形質細胞様樹状細胞）
Th細胞：helper T cell（ヘルパーT細胞）
TLR：Toll-like receptor（Toll様受容体）

Lactic acid bacteria that activate plasmacytoid dendritic cell
Daisuke Fujiwara：Business Creation Department, Kirin Co., Ltd.（キリン株式会社事業創造部）

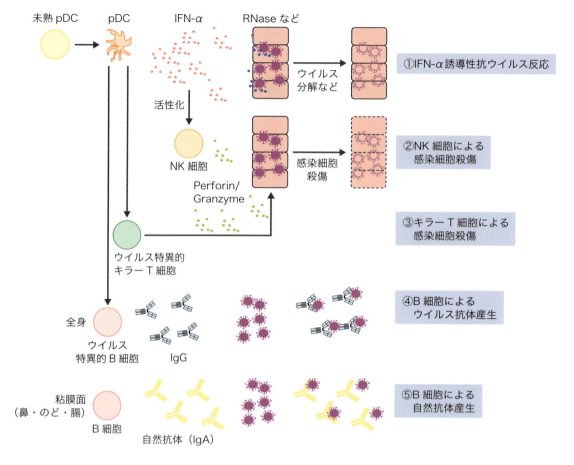

図1 pDCのウイルス感染防御における役割
文献2より引用.

性に注目が集まっている．健康機能性研究としては，整腸・腸内細菌叢改善・抗肥満・認知機能改善など多岐にわたるが，なかでも最も多いのは免疫賦活やアレルギーなど免疫学における研究である．その理由として，乳酸菌が菌体成分としてTLR（Toll様受容体）リガンドであるリポテイコ酸・ペプチドグリカン・核酸，NLR（NOD様受容体）リガンドであるムラミルジペプチドなどの多様な自然免疫刺激物質を含んでいることが考えられる．

1 pDC活性化乳酸菌の探索

樹状細胞は自然免疫系に属し，細菌やウイルスの感染を直接感知し，獲得免疫系に抗原提示を行うという感染防御の根幹を担うきわめて重要な細胞である．樹状細胞は可塑性が高く，多くのサブセットが報告されているが，大別するとmDC（ミエロイド樹状細胞）とpDC（形質細胞様樹状細胞）に分けられる．

これまでに広く乳酸菌は主としてmDCによって認識・貪食され，IL-12をはじめとするTh1誘導性サイトカイン産生が起こること，誘導されたTh1がIFN-γの産生を向上させる結果，NK細胞が活性化し，感染防御機能が向上することがさまざまな報告によって明らかとなっている．

一方，pDCはヒト末梢血単核球の1％にも満たないマイナーなサブセットであり[1]，さまざまな機能が報告されているが，特にウイルスに対する感染防御における司令塔としての機能が知られている．pDCはウイルス核酸を認識するTLR7やTLR9を細胞内に発現している特徴的な細胞であり，活性化するとウイルス排

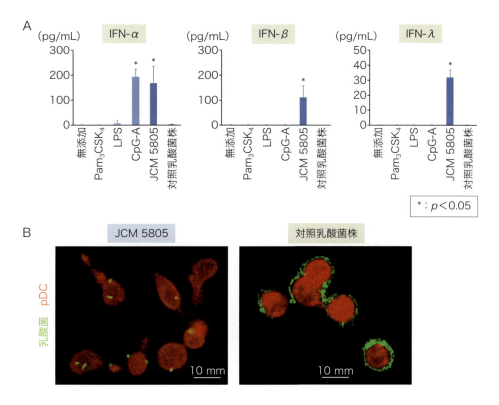

図2　JCM 5805株の作用機構の解析
A）JCM 5805株，対照乳酸菌株および各種TLRリガンドのpDC培養系添加時のIFNs産生誘導能の結果．B）乳酸菌のpDCによる貪食の違い．いずれも文献2より引用．

除の初期応答を担うIFN-αを大量に産生する．さらにウイルス抗原特異的なキラーT細胞，B細胞を誘導し，後期応答をも制御している（**図1**）．

われわれはウイルス感染防御に寄与する乳酸菌の探索にあたって，一般的な乳酸菌のもつ性質であるmDC活性化に留まらず，pDCをも活性化できる乳酸菌は存在しないだろうかと考えた．そこで，マウス骨髄細胞をFlt-3L存在下で培養して得られるpDC/mDC混合培養系を用い，IFN-αを指標としてpDC活性化乳酸菌株のスクリーニングを試みた．31菌種からなる125菌株を公的菌株バンクから入手してスクリーニングを行ったところ，3株に一定量のIFN-α産生誘導能を認めた．これらはすべて*Lactococcus lactis* subsp. *lactis* に分類されるものであった[3]．このうち最も安定的にpDCを活性化しうる乳酸菌として，JCM 5805株を選択してさらなる解析を行った．

2 JCM 5805株の作用機構の解析

JCM 5805株の各種IFN産生誘導能の検討の結果を**図2A**に示す．対照としてmDC活性化能など多くの免疫刺激活性が報告されている乳酸菌株である*Lactobacillus rhamnosus* ATCC53103を用いた．その結果，JCM 5805株でIFN-α，IFN-βといったtype I IFNおよびIFN-λの産生誘導が確認された．この現象は対照株では認められず，改めてJCM 5805株の特異性が明らかとなった．さらに，IFN-λは最近ロタウイルスに代表される腸管感染性ウイルス排除に重要であること[4]が示されており，乳酸菌のような経口摂取時に腸管を介して効果を発揮するものに活性が認められたことは今後の応用を考えるうえで特に有用と考えられる形質である．

次にJCM 5805株のpDC活性化シグナルに必須なレセプターを探索するため，一連のTLRノックアウトマ

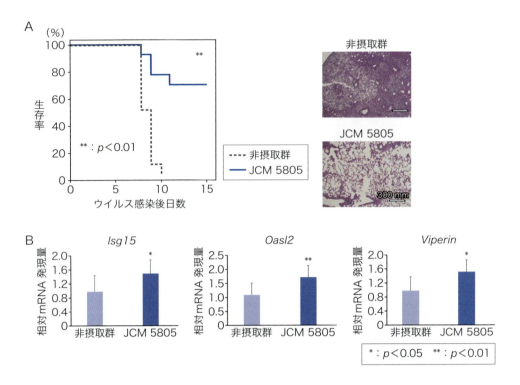

図3 JCM 5805株経口摂取のウイルス感染に対する効果
A）マウスパラインフルエンザウイルス感染モデル評価時の生存率および肺胞域病理切片解析．B）JCM 5805株摂取マウスの肺組織中抗ウイルス因子の発現RT-PCR解析．いずれも文献2より引用．

ウス由来のpDCを用いた解析を行った．その結果，TLR9およびMyD88ノックアウトマウス由来pDCにおいてIFN-α産生能が完全に失われたことから，JCM 5805株のpDC活性化はTLR9/MyD88を介したものであることが明らかとなっている．さらにTLR9が関与レセプターであったことから，活性本体はDNAであることが示唆され，JCM 5805株由来のDNAに強いIFN-α産生誘導能があることが確かめられた．それでは，なぜJCM 5805株にはこのような特有のpDC活性化能があるのだろうか．TLR9はエンドソームに発現する細胞内レセプターであり，pDCがJCM 5805株を貪食し，菌体DNAがpDC内に溶出することがリガンドとして作用するために必要であると考えられる．そこで，蛍光ラベルしたJCM 5805株および対照乳酸菌をpDCに添加し，蛍光顕微鏡観察を行った．その結果，**図2B**に示すように対照乳酸菌はpDC外部に付着するが，貪食が起こらないのに対して，JCM 5805株はpDCの内部に取り込まれることがわかった．この

pDCによる貪食イベントがJCM 5805株のpDC活性化の必要条件であると考えられる．

3 JCM 5805株経口摂取のウイルス感染モデルにおける効果

乳酸菌の食素材としての優位性・特性を考えたとき，まず重要なのは経口摂取での効果が認められるかである．また，有機酸などの生成物が機能に寄与する従来型プロバイオティクスの考え方では生菌として投与し，活性が認められるかが重要であるが，免疫賦活機能など菌体成分そのものがリガンドとして働くバイオジェニクスの考え方では菌体の生死を問わない．そこで，JCM 5805株加熱死菌体を用いて経口摂取時のウイルス感染モデルにおける効果を検証した．

マウスを無作為に2群に分け，JCM 5805株を含む餌あるいは含まない餌を2週間経口摂取させた後，致死量のマウスパラインフルエンザウイルスを経鼻感染

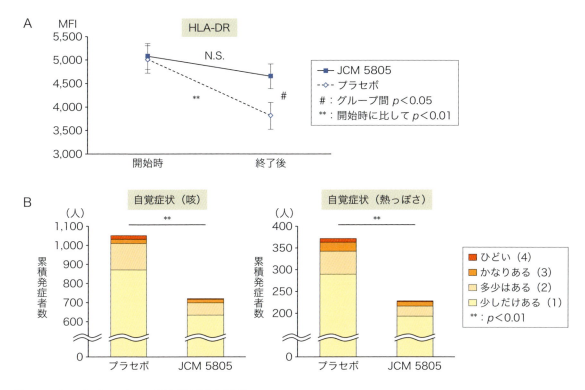

図4 ヒトにおけるJCM 5805株摂取の効果
A) 4週間摂取時の末梢血単核球pDC活性化マーカーの変動．文献2より引用．B) 冬季における10週間摂取時のインフルエンザ様自覚症状の累計スコア．

させ，経過観察を行った．その結果，**図3A**に示すように感染10日以内にJCM 5805株非摂取群のマウス12匹は死亡したが，JCM 5805株摂取群では13匹中9匹が試験終了まで生存した[5]．ウイルス感染3日後の肺組織病理切片像をみると，JCM 5805株非摂取群のマウスの肺では顕著な好中球の浸潤が認められ気道の閉塞が起こっているが，JCM 5805株摂取群では細胞の浸潤の明らかな低下がわかる．そのメカニズム解明のため，JCM 5805株を摂取させたマウスの腸管および肺組織の解析を行った．その結果，経口摂取されたJCM 5805株は小腸パイエル板上皮直下，さらに粘膜固有層に取り込まれ，パイエル板pDCおよび腸間膜リンパ節pDCの活性化が観察された．さらに興味深いことに，腸管から遠く離れた肺組織中におけるインターフェロン誘導性抗ウイルス因子の発現量がJCM 5805株摂取群で上昇していた（**図3B**）．すなわちJCM 5805株を経口摂取することにより，パラインフルエンザウイルス増殖局所である肺組織の感染防御機能の強化が起こり，その結果肺炎症状の軽減さらには生存率の大幅な上昇がもたらされたと考えられる．

4 ヒトにおけるJCM 5805株摂取の効果

*in vivo*での高い経口摂取効果が認められたため，ヒトにおけるJCM 5805株摂取の効果を検討した．20～50代の健常者を無作為に2グループに分け，それぞれJCM 5805株を含むヨーグルト飲料，または乳酸菌を含まないプラセボ飲料を4週間飲用させた．試験開始時，終了時に採血を行い，末梢血単核球中のpDC活性化度をHLA-DRおよびCD86の発現量で評価した．その結果，本試験期間中両グループでpDC活性は低下する傾向があったが，JCM 5805株を含む飲料摂取グループではpDCの低下が小さく留まり，試験終了時にHLA-DR・CD86ともにプラセボグループに比べて有意に高い値を示した（**図4A**）[6]．

さらに冬季の風邪・インフルエンザ様症状に対する経口摂取の効果の検証のため，30～50代の健常者213名を無作為に2グループに分け，それぞれJCM 5805株を含むヨーグルト飲料，または乳酸菌を含まないプラセボ飲料を1月～3月の間，10週間飲用させた．試験期間中の医師による診断および毎日の自覚症状調査の結果，①風邪・インフルエンザと診断された人数がプラセボグループ14名に対し，JCM 5805株グループで7名と低下傾向を示し，②WHOが定義するインフルエンザ様症状である咳，熱っぽさの自覚症状がプラセボグループと比してJCM 5805株グループで有意な低値を示した（図4B）[7]．さらに末梢血単核球を不活化ヒトインフルエンザウイルスH1N1で刺激したときのIFN誘導性抗ウイルス因子であるISG15の発現量が，摂取終了時にJCM 5805株グループでプラセボグループより有意に高くなった．また，同様な冬季における風邪・インフルエンザ様症状のJCM 5805株死菌粉体を用いた検証も行っている．657名の大学生を中心とした健常者を無作為に2グループに分け，JCM 5805株死菌粉体を含有するカプセルあるいはプラセボカプセルを12週間摂取させた．その結果，JCM 5805株グループにおいて，のどの痛みおよび咳の上気道感染症状の有意な低減が観察された[8]．以上のことから，JCM 5805株の経口摂取はヒトにおいてウイルス感染防御機能を高め，症状の発症を抑制することが示唆された．

おわりに

以上のようにウイルス感染防御機能を制御するpDCを特定の乳酸菌の摂取によって活性化しうることが，*in vitro*, *in vivo*およびヒト試験によって示唆された．

バイオジェニクスとしての乳酸菌の有用性は，安全性もさることながらその利便性にあると考える．すなわち，死菌粉末での運用は，輸送・保存・医療インフラへの依存性を下げ，低コストでの流通が可能である．また，菌体そのものは無味無臭に近く，熱処理にも強いためさまざまな形態への加工特性に優れている．また，ウイルス抗原抗体の1対1反応を強化する従来のアプローチに加えて，広いスペクトルでのウイルスに対する免疫力を強化する考え方は，とりわけ新興感染症対策や医療インフラ未発達な国で検討するに値するものと思われる．

今後はJCM 5805株を用いた他のウイルスに対する効果の検証，新たな用途の開発，さらに詳細な作用メカニズムの解析にとり組んでいく予定である．

文献

1）Hoene V, et al：J Leukoc Biol, 80：1328-1336, 2006
2）藤原大介, 他：化学と生物, 53：626-632, 2015
3）Jounai K, et al：PLoS One, 7：e32588, 2012
4）Pott J, et al：Proc Natl Acad Sci U S A, 108：7944-7949, 2011
5）Jounai K, et al：PLoS One, 10：e0119055, 2015
6）Sugimura T, et al：Clin Immunol, 149：509-518, 2013
7）Sugimura T, et al：Br J Nutr, 114：727-733, 2015
8）Shibata T, et al：J Funct Foods, 24：492-500, 2016

<著者プロフィール>
藤原大介：1995年，東京大学大学院農学生命科学研究科修了．同年，キリンビール株式会社基盤技術研究所入社．'99年，博士（農学）．2005年，理化学研究所免疫アレルギー研究センター訪問研究員．'05～'07年，カリフォルニア大学ロサンゼルス校医学部ポストドクトラルフェロー．現在，キリン株式会社事業創造部主査．現在の興味：今後の高齢化・グローバル化を踏まえた食品と医薬の境界領域における研究成果の社会実装による社会課題への貢献．

第4章 産業界における生体バリア研究

2. ヨーグルトによるアンチエイジング効果の可能性

小林杏輔，浅見幸夫

1907年，イリヤ・メチニコフが「ヨーグルトの不老長寿説」を提唱した．筆者らはこの仮説を科学的に立証するため，腸管バリアに着目し，検証を進めている．腸管バリアの構成要素として，タイトジャンクション，分泌型IgAや抗菌ペプチドによる有害微生物の制御などが存在する．これらの構成要素のなかで，抗菌ペプチドと加齢の関係は不明点が多い．筆者らの研究により，マウスで加齢により抗菌ペプチドReg3βおよびReg3γの遺伝子発現が低下することが見出され，ヨーグルトを投与することで発現低下が抑制されることも示された．すなわち，ヨーグルトの投与により加齢によって低下する腸管バリア機能が維持されることが考えられた．

はじめに

日本における65歳以上の高齢者の割合は2015年時点で26.5％であり，2060年には40％にまで増加すると予想されている[1]．高齢化の進展に伴い，生活習慣病をはじめとするさまざまな疾病の罹患者数が増加し，医療費の増大やそれを支える若年世代の負担増への対応が大きな課題となっている．この課題への施策の1つとして健康増進法が施行され，疾病予防による健康寿命の延伸が重要視されている．そして，特定保健用食品制度や機能性表示食品制度に象徴される通り，食品の機能性が健康増進，疾病予防の観点から近年注目されている．筆者らも食品のもつ疾病予防効果や健康維持効果，さらにはこれらの効果を利用した健康寿命の延伸は社会的意義が大きいと考え，腸管に対する作用を中心に食品の機能を研究している．本稿では，加齢に伴う腸のバリア機能の変化を概説するとともに，腸管の恒常性維持という観点からヨーグルトのアンチエイジング効果に関する知見を紹介する．

1 腸管バリアの役割と加齢による機能の減弱

腸は栄養成分や水分を吸収する重要な臓器であると同時に，有害物質，微生物，ウイルスなど生体にとって不要な物体の侵入を防ぐバリア機能（腸管バリア）を備えている．腸管バリアには，免疫細胞，IgAそして抗菌ペプチドを中心とした生物学的バリアと，粘液

[キーワード＆略語]
アンチエイジング，ヨーグルト，抗菌ペプチド，Regファミリー

Reg3β : regenerating islet-derived 3 beta
Reg3γ : regenerating islet-derived 3 gamma

Potential effect of yogurt on anti-aging
Kyosuke Kobayashi/Yukio Asami : Food Science Research Laboratories, R & D Division, Meiji Co., Ltd.（株式会社明治研究本部食機能科学研究所）

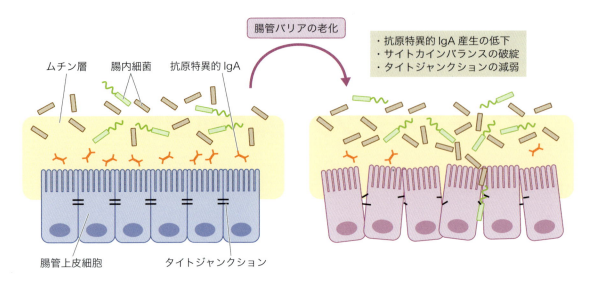

図1　腸管バリアと加齢変化
正常な腸管バリアには抗菌作用を有する抗原特異的IgA，正常なサイトカインバランスそして細胞間のタイトジャンクションが備わっており，外来の異物の侵入を制限して腸管の恒常性を維持している．一方で，加齢によってそれらの機能が低下することで，腸内細菌や外来の異物が腸管上皮細胞を通過しやすくなる．

層やタイトジャンクションに代表される物理的バリア，さらに環境バリアとしての腸内細菌が存在し，これらが複合的に機能して腸の環境を適正に保っている．腸管バリアが破綻すると微生物あるいはエンテロトキシンなどの微生物由来の物質が腸管上皮を通過し，過剰な免疫応答が誘発され，炎症性腸疾患につながる場合がある[2]．さらに，腸管上皮を通過した微生物が血流を介して各組織に伝播することもあり，感染の拡大や敗血症に至るケースもある．したがって，腸管バリアは生体の恒常性維持において不可欠な機能の1つということができる．

生物学的バリアと物理的バリアは加齢に伴って機能が低下することが報告されている．生物学的バリア機能の低下に関し，老化したマウスやラットにおいてコレラ毒素に対する分泌型IgAの産生応答が減弱していることが報告されている[3) 4)]．また，サイトカインは免疫の活性化や抑制にかかわる生理活性物質であるが，高齢者の小腸において病原性細菌の刺激に対するIL-8の産生応答が弱まり[5)]，好中球の遊走能が低下していることが推定される．一方，回腸においてはIL-6の発現が上昇することが報告されており[5)]，加齢により腸管で慢性炎症が誘発されていることが示唆されている．

加齢によるサイトカインの産生パターンの変化は物理的バリアであるタイトジャンクションにも影響を与える．例えば，炎症性サイトカインの発現が上昇することにより，タイトジャンクションの構成分子であるZO-1, occludin, JAM-Aの発現が顕著に低下し[6)]，加えてリーキー型のタイトジャンクション構成分子であるclaudin-2の発現が上昇することで[7)]，腸管バリアの物質透過性が亢進すると考えられている．

以上をまとめると，加齢に伴う腸管バリアの変化は図1のように模式化される．正常な腸管上皮では抗菌作用をもつ抗原特異的IgAが適量存在し，サイトカインのバランスが保たれ，上皮細胞間に強固なタイトジャンクションが存在している．一方，加齢によりバリア機能の低下した腸管は，抗原特異的IgA産生の低下やサイトカインバランスの破綻とそれに伴うタイトジャンクションの機能の減弱が生じ，腸内細菌や外来の異物が腸管上皮細胞を通過しやすい構造に変化して，易感染状態や慢性炎症につながりやすい状態になっていると推定される．腸管バリアに関する研究は精力的に行われており，なかでも生物学的バリアはわれわれの生命維持活動において重要な機能であることから，IgAやサイトカイン，T細胞やB細胞のポピュレーション，

さらに近年では自然リンパ球の側面からさまざまな研究がなされている．

今回筆者らが注目した抗菌ペプチドも生物学的バリアを構成する一員であり，腸内細菌やサイトカインなど他の腸管バリア構成因子から影響を受けている．例えば，代表的な抗菌ペプチドであるディフェンシンはIL-17ノックアウトマウスの結腸において発現が顕著に抑制され[8]，ヒト全血由来単球をIFN-γの存在下で培養するとカテリシジンの発現が誘導されることが報告されている[9]．このように加齢による腸管でのサイトカインバランスの破綻は，各種免疫細胞の応答に加え，抗菌ペプチドの発現にも少なからず影響を与えると推定される．

2 抗菌ペプチドReg3βおよびReg3γ

抗菌ペプチドは細菌の細胞膜の破壊あるいは細胞壁や核酸の合成阻害などを介して殺菌作用を示す[10]．その殺菌作用は宿主の細胞より腸内に存在する細菌に対して発揮されやすく[11]，さらに腸内細菌と比較して外界から侵入してきた病原性細菌に選択的に作用し，抵抗性も生じにくいという特徴をもっている[12]．すなわち，抗菌ペプチドは宿主傷害性が軽微で，かつ腸内菌叢のバランスを調節することができる重要な腸管バリア構成要素の1つである．

抗菌ペプチドの一種としてRegファミリーがある．REG遺伝子（regenerating gene）はラットの再生膵島で発現している遺伝子の1つとして単離された[13]．その後Regファミリーのうち Reg3βおよびReg3γは抗菌ペプチドとして研究が進んでおり，マウスのReg3βは *Yersinia pseudotuberculosis*[14]や *Salmonella enteritidis*[15]などのグラム陰性菌，Reg3γは *Listeria monocytogenes*[16]などのグラム陽性菌に抗菌作用を発揮することが報告されている．Reg3βとReg3γの両者とも特に小腸での発現量が高く[17]，上皮細胞で合成され，粘液層に分泌される．一方，無菌マウスあるいは抗生物質を投与したマウスの小腸ではこれら抗菌ペプチドがほとんど発現しないことも報告されており[18]，Reg3βおよびReg3γの発現には腸内細菌が必要であることが推定されている．さらに，Reg3γは小腸上皮細胞表面に抗菌バリア層を形成することで腸内細菌の

表1 加齢によるマウス腸管における Reg3 ファミリーの遺伝子発現低下

	遺伝子	2カ月齢	28カ月齢
空腸	Reg3α	1.0	0.10
	Reg3γ	1.0	0.35
回腸	Reg3α	1.0	0.38
	Reg3γ	1.0	0.87
結腸	Reg3α	1.0	0.81
	Reg3γ	1.0	0.03

28カ月齢のマウスでは腸管におけるReg3ファミリーの遺伝子発現が低下していた．2カ月齢マウスの遺伝子発現量をそれぞれ1.0としたときの相対発現量を示している．

侵入を防ぎ[19]，感染の拡大や過剰な炎症反応を制御することが示唆されている．

これらの先行研究から，Reg3βおよびReg3γは小腸の環境に応じて発現され，抗菌ペプチドのなかでも特に腸内環境の維持において重要な役割を担うと考えられる．小腸上皮細胞によるReg3βおよびReg3γの産生は，3型自然リンパ球由来のIL-22により誘導されるが[20)21]，前節で記述した通り，加齢によりサイトカインバランスが変化することから，Reg3βおよびReg3γの発現も加齢によって変化することが推定される．この仮説を検証するために，2カ月齢のマウスおよび28カ月齢のマウスの空腸，回腸，結腸においてDNAマイクロアレイ解析を行ったところ，28カ月齢のマウスではいずれの組織でもReg3ファミリーの遺伝子発現が低下していることが明らかになった（**表1**）．したがって，少なくとも抗菌ペプチドの一部に関し，加齢に伴いその発現が低下し，腸管バリア機能の減弱につながっていると考えられる．

3 ヨーグルトによる抗菌ペプチド発現誘導

ヨーグルトの機能性が注目されたのは100年以上も前に遡る．パスツール研究所に在籍していたノーベル医学生理学賞受賞者のイリヤ・メチニコフは，ブルガリア旅行中にヨーグルトを常食しているブルガリア人に長寿が多いことを発見し，1907年に著書「楽観論者のエッセイ」のなかで，ヨーグルトを摂取するこ

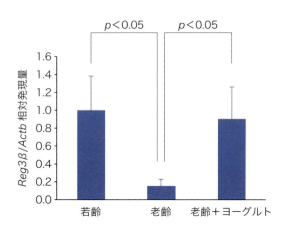
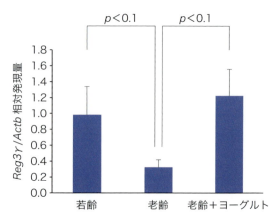

図2 マウスに対するヨーグルト投与によるReg3βおよびReg3γの遺伝子発現誘導
空腸におけるReg3β(左)とReg3γ(右)の遺伝子発現を比較した．加齢によりReg3βおよびReg3γの遺伝子発現が低下するが，8カ月齢のマウスに20カ月間ヨーグルトを投与すると，加齢による発現低下が抑制された．グラフは平均値±標準誤差で示しており，統計解析はMann-Whitney U-testにより行った．

とが長寿の秘訣であると発表した．しかしながら，このメチニコフの「ヨーグルトの不老長寿説」の提唱から現在に至るまで，ヨーグルトがアンチエイジングに効果があるという報告は乏しく，その関係性については不明点が多い．筆者らは「ヨーグルトの不老長寿説」を科学的に検証するため，*Lactobacillus delbrueckii* subsp. *bulgaricus* 2038株と *Streptococcus thermophilus* 1131株で発酵した伝統的なヨーグルト(以下，ヨーグルトとする)による健康長寿機能に関する研究を行っている．

この研究のなかで，マウスの腸管においてReg3ファミリーの発現が加齢によって低下することに着目し，ヨーグルトの投与が加齢に伴う発現低下に影響を及ぼすか否か検証した．すなわち，8カ月齢のマウスにヨーグルトを20カ月間投与し，腸管におけるReg3βおよびReg3γの遺伝子発現を比較した．その結果，空腸において加齢によりReg3βおよびReg3γの遺伝子発現が低下したのに対し，ヨーグルトを投与した群では加齢による発現の低下が抑制され，若齢マウスと同等の発現量を維持していた(**図2**)．さらに，すでに老化したマウスにヨーグルトを投与した場合でも，盲腸におけるReg3βおよびReg3γの遺伝子発現が顕著に誘導された(**表2**)．

Reg3βおよびReg3γの発現を中心に，腸の老化に対するヨーグルトの推定効果を**図3**に模式化した．老

表2 老齢マウスに対するヨーグルト投与による盲腸におけるReg3βおよびReg3γの遺伝子発現の誘導

遺伝子	コントロール	ヨーグルト
Reg3β	1.0	10.6
Reg3γ	1.0	11.5

老齢マウスにヨーグルトを投与することで，Reg3βおよびReg3γの遺伝子発現が誘導された．コントロールマウスのReg3βおよびReg3γの遺伝子発現量をそれぞれ1.0としたときの相対発現量を示している．

化した腸では，腸管バリアが減弱するため腸管上皮細胞に腸内細菌や外来微生物が到達し，粘膜固有層へ侵入する頻度が増加するが，ヨーグルトの作用により加齢に伴うReg3βおよびReg3γの発現低下が軽減され，減弱した腸管バリアを補うことで腸内細菌の侵入を抑制し，感染機会の減少や慢性炎症のリスク低減につながると考えられる．

おわりに

腸における抗菌ペプチドの発現と加齢との関連については不明点が多かったが，マウスにおいて加齢により抗菌ペプチドの1つであるReg3ファミリーの遺伝子発現が低下することが判明した．さらに，その遺伝子発現がヨーグルトの投与で若齢マウスと同レベルにま

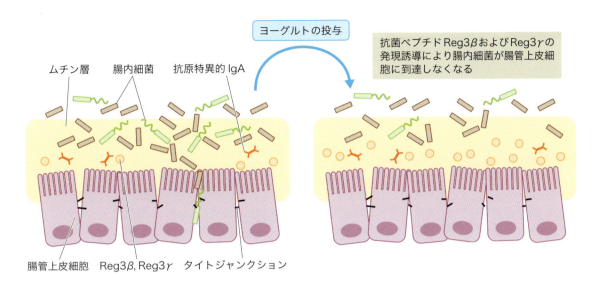

図3　老化した腸に対するヨーグルトの推定される効果
老化した腸ではReg3βおよびReg3γの発現低下をはじめ腸管バリア機能が減弱しており，腸内細菌の侵入を防ぐ能力が乏しい．一方，ヨーグルトを投与することでReg3βおよびReg3γの発現が誘導されて減弱した腸管バリア機能を補うことができる．

で回復することが明らかになった．ヒトでも同様に加齢に伴うReg3ファミリー遺伝子の発現低下とヨーグルト摂取による改善効果がみられるかに関しては検討の必要がある．そして，Reg3ファミリーの発現誘導のメカニズムを明らかにすることで，ヨーグルトをはじめとする食品の健康機能の拡大に貢献できるものと考えている．

筆者らはヨーグルトに秘められた健康増進効果が今回紹介した抗菌ペプチドの発現誘導だけに留まらず，さまざまな面において生体内で発揮されていると考えている．今後はさらに最新の解析技術を駆使してヨーグルトの新たな機能を明らかにし，食を介してヒトの健康に貢献したい．

文献

1) 内閣府：平成28年版高齢社会白書，第1章-第1節-1.高齢化の現状と将来像
2) Clayburgh DR, et al：Lab Invest, 84：282-291, 2004
3) Fulton JR & Cuff CF：Exp Gerontol, 39：1285-1294, 2004
4) Thorax K, et al：Immunology, 101：161-167, 2000
5) Man AL, et al：Clin Sci (Lond), 129：515-527, 2015
6) Tran L & Greenwood-Van Meerveld B：J Gerontol A Biol Sci Med Sci, 68：1045-1056, 2013
7) Mullin JM, et al：Dig Dis Sci, 47：2262-2270, 2002
8) Ishigame H, et al：Immunity, 30：108-119, 2009
9) Teles RM, et al：Science, 339：1448-1453, 2013
10) Brogden KA：Nat Rev Microbiol, 3：238-250, 2005
11) Matsuzaki K：Biochim Biophys Acta, 1788：1687-1692, 2009
12) Masuda K, et al：J Innate Immun, 3：315-326, 2011
13) Terazono K, et al：J Biol Chem, 263：2111-2114, 1988
14) Dessein R, et al：Gut, 58：771-776, 2009
15) van Ampting MT, et al：Infect Immun, 80：1115-1120, 2012
16) Brandl K, et al：J Exp Med, 204：1891-1900, 2007
17) Hashiguchi M, et al：Immunol Lett, 165：1-9, 2015
18) Vaishnava S, et al：Proc Natl Acad Sci U S A, 105：20858-20863, 2008
19) Vaishnava S, et al：Science, 334：255-258, 2011
20) Sawa S, et al：Nat Immunol, 12：320-326, 2011
21) Zenewicz LA, et al：Immunity, 29：947-957, 2008

＜筆頭著者プロフィール＞
小林杏輔：2011年，東京大学大学院医学系研究科修士課程修了．同年より現職．乳酸菌の機能解析に従事．次世代シークエンサーやマイクロアレイなど，ゲノムからのアプローチに関心．

第4章 産業界における生体バリア研究

3. 食事と加齢による腸内細菌叢への影響

小田巻俊孝, 加藤久美子, 清水（肖）金忠

> 近年の腸内細菌叢研究は, 菌叢のバランス維持がわれわれの健康維持にとって重要であることを示唆しているが, そのバランスはさまざまな要因で変化してしまうことが報告されている. 本稿では日常生活における重要な腸内細菌バランス調整因子と考えられている「食事と加齢」に注目し, 日本人における健常な腸内細菌バランスとは何か, その構成について検証した研究内容について解説する.

はじめに

ヒトは多くの細菌と共存関係を築いて暮らしている. 特に腸管内では数百種類以上, 100兆個以上もの細菌が密集して生息しており, ヒトが吸収できなかった食事由来の未消化物やムチンなど宿主からの分泌物などを栄養源とし短鎖脂肪酸やビタミンなどを産生している. 近年の研究により, 腸内細菌叢は炎症性腸疾患, 大腸がん, 過敏性腸症候群などの腸疾患にとどまらず, 動脈硬化や肥満, 腎疾患, 喘息, アレルギー, 精神疾患などさまざまな疾患と関連することが示唆されている. なかでも2006年にGordonらが報告した肥満と腸内細菌叢の関連性に関する研究は大きな話題となり, 次世代シークエンサーの台頭と併せその後の腸内細菌叢研究ブームの火付け役となった. 彼らは研究を重ね, 2013年には肥満と痩身の双子の被験者の腸内細菌叢バランスが異なること, それぞれの糞便を無菌マウスに移植し, エネルギー摂取や運動量を同一条件で飼育したところ, 肥満体重者の腸内細菌叢を移植した場合のみ体脂肪蓄積が増加したことを証明した[1]. その他の疾病に関する詳細の一部は, 本書の第2, 3章などを参照いただきたいが, いずれも腸内細菌叢のバランスが崩れる, いわゆるdysbiosisが起こることで宿主のエネルギー代謝系や腸管免疫系が破綻し疾患発症につながる可能性が示されている.

これら一連の研究成果から, 腸内細菌叢をコントロールすることがさまざまな疾病の予防・改善につながるのではと考えるのは, ごく自然な流れといえる.

1 腸内細菌叢バランスに影響を与える因子

ではどのように腸内細菌叢のバランスをコントロー

[キーワード＆略語]
腸内細菌叢, dysbiosis, 肉食, 加齢, プロバイオティクス

PICRUSt：phylogenetic investigation of communities by reconstruction of unobserved states
SNP：single nucleotide polymorphism

ルすればよいのであろうか？健常成人の腸内細菌叢は，普段通りの生活を送っている間は大きく変化しないと考えられていたが，生活習慣を含めたいくつかの要因は健常者の腸内細菌叢バランスに影響を与えることが報告されている．

食生活や加齢は大きな変動要因であると考えられるが（後述），抗生物質の服用もまた古くから腸内細菌叢に多大な影響を与える因子であることが知られており，菌叢の多様性はきわめて低くなる[2]．ストレス社会とよばれる現代においては，ストレスも腸内細菌の変動因子として大きな影響をもっていると考えられ，慢性疲労症候群によりビフィズス菌が減少することなどが報告されている[3]．喫煙者は非喫煙者と比較し，*Prevotella*が多いなど腸内細菌叢の違いが報告されているが[4]，煙草に含有される化学物質が直接影響しているのか，ストレスが間接的に関与しているのか不明である．また，海外旅行中に腸内細菌叢が大きく変動する[5]理由としては，食生活の変化や普段と異なる環境から生じるストレスなど複数の要因が影響していると考えられるが，時差ボケによる宿主サーカディアンリズムへの影響も腸内細菌叢バランスに影響を与えることが動物実験から示唆されている[6]．その他にも運動選手の腸内細菌叢は多様性が高いことや[7]，国家間で大きく菌叢の構成が異なるという報告もされている[8]が，これらは食生活や医療体制による違いに加えて宿主の遺伝子座の違いも大きく関与してくるのではないかと推測される．ヒト遺伝子のSNPと腸内細菌叢との関連についても少しずつ報告が蓄積されており，ビタミンD受容体[9]やフコース転移酵素[10]などのSNPが腸内細菌叢の構成に影響を与えることが明らかとなりつつある．

1）食生活による腸内細菌叢への影響

前述のように，腸内細菌叢のバランスに影響を与える要因が相次いで報告されるなかでも，特に影響が大きいと考えられているのが「食生活」である．Wuらが2011年に報告した研究では，長期間の高動物脂肪・高タンパク質食の摂取で*Bacteroides*の占有率が高い腸内細菌叢型になる一方，高炭水化物食の摂取を継続した場合は*Prevotella*優勢の腸内細菌叢型になることを報告している[11]．冒頭で触れた肥満に関連する腸内細菌叢型についても，脂肪の多い食事を摂取することでFirmicutes/Bacteroidetesの比率が高くなるといった報告がある[12]．

腸内細菌叢の違いは長期間の栄養摂取状況を反映したものだけではなく，極端な食事内容の変化であれば短期間でも菌叢を変化させることが報告されている．O'Keefeらは普段，高食物繊維・低脂肪の伝統的な食事をしているアフリカ在住のアフリカ人に2週間，低食物繊維・高脂肪のアメリカ的な食事を摂取してもらった場合と，アメリカ在住のアフリカ人に高食物繊維・低脂肪の伝統的な食事を摂取してもらった場合を比較した結果，前者のグループはアメリカ在住の被験者に，後者のグループはアフリカ在住の被験者に類似した腸内細菌叢に変化したことを報告している[13]．食材を肉類・卵・チーズに制限した食事のみ（以降肉食と記述）を摂取したDavidらの試験では，腸内細菌叢の変化はわずか1日という短期間から観察され，胆汁酸耐性の高い菌が増殖する一方で，主に植物由来の多糖類消化によりエネルギーを獲得する細菌類は減少することが示されている[14]．

日本でも，食事における肉類の摂取率は増加の一途をたどっており，腸内環境への悪影響が懸念される．厚生労働省の推進する食事バランスガイド[15]に基づき，肉や野菜，果実などをバランスよく摂取することが健康な腸内細菌叢を維持するうえでも重要だと考えられる反面，時間に追われる現代人にとっては少しでも手軽にバランスのよい食事を摂りたいというニーズが存在することも事実である．筆者らはこれまでにプロバイオティクスである*Bifidobacterium longum* BB536（以下BB536）の腸内環境改善作用に着目した研究を行うことで，高い整腸作用[16]や病原性大腸菌O157の感染防御作用[17]，毒素産生型バクテロイデス（ETBF）除菌作用[18]などを報告してきた．そこでわれわれは，肉食を摂取した際のBB536含有ヨーグルト摂取の腸内細菌叢への影響についても調査することとした．

22〜50歳の健常成人33名を3群に分け，1週間の前観察期間を設けた後，食事の内容をほぼ肉・卵に限定した肉食摂取期間を5日間，栄養バランスのとれた食事（宅配弁当）を摂取する回復期間を14日間設定した（**図1A**）．回復期間の14日間のみBB536含有ヨーグルト100gを朝晩1回ずつ摂取した被験者を摂取群1，肉食摂取期間を併せた計19日間ヨーグルトを同様

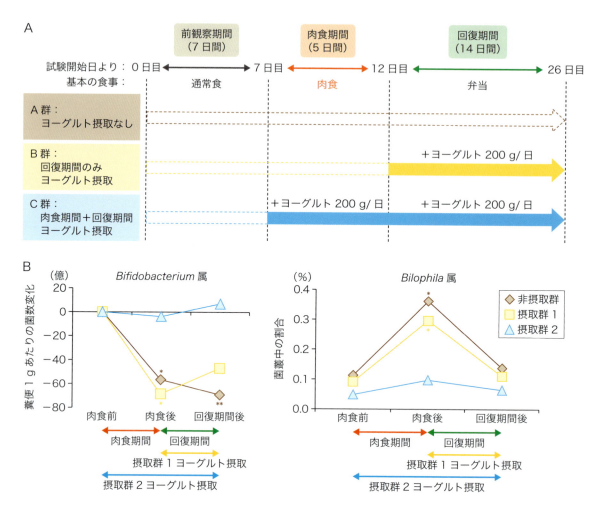

図1 肉食摂取による腸内細菌叢の変化とBB536含有ヨーグルト摂取による影響
A）試験スケジュールと被験者群．B）試験期間中のBifidobacterium属（左）およびBilophila属（右）細菌の変化，*$P<0.05$, **$P<0.01$，paired t-testによる肉食前との比較．森永乳業株式会社NEWS RELEASE（2014年10月）より引用．

に摂取した被験者を摂取群2とし，試験期間中ヨーグルトの摂取を禁止した非摂取群の計3群における腸内細菌叢の変動について比較検討した．

その結果，肉食によりいくつかの菌属が有意に変化したが，その一部の変動はBB536含有ヨーグルトを摂取することで抑制された．Bifidobacterium属は肉食摂取により有意に減少したが，肉食と同時にBB536含有ヨーグルトを摂取した摂取群2でのみ試験期間中の菌数は維持されていた（**図1B**）．また，硫化水素を産生し，腸管での炎症誘導への関与が報告されているBilophila属は肉食期間中に有意に増加したが，同時にBB536含有ヨーグルトを摂取した摂取群2では増加が抑制されていた．

以上の結果より，プロバイオティクスであるB. longum BB536を含むヨーグルトを肉食と同時に摂取するだけでも，腸内環境の悪化をある程度抑制することが示唆された[19]．

2）加齢に伴う腸内細菌叢の変化

「加齢」もまた，腸内細菌叢バランスに影響を与える大きな要因であることが知られている．1970年代に培養法による研究成果から，光岡らがヒトの一生を通じた腸内細菌叢の変動パターンを提唱した模式図[20]を，腸内細菌に携わる研究者であれば一度は目にしたことがあるのではないであろうか．近年も分子生物学的手

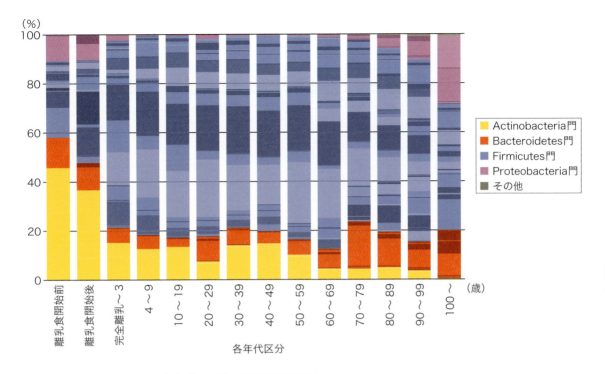

図2 各年代における腸内細菌叢割合
各門中の構成要素は，属レベルでの分類を示す．文献21より引用．

法を用いた研究から，この研究結果を支持する多くの報告が存在するものの，それら研究デザインの多くは乳幼児群，成人群，高齢者群といった群間比較であったことから，光岡らが示した加齢に伴う連続的な変化を証明するには至らず，特に離乳期以降の腸内細菌叢は何歳ごろ顕著に変動するのか知見が得られていなかった．さらに日本国内では健常者における大規模な腸内細菌叢解析についての報告はわずかであることから，われわれは生後数週間の乳幼児から100歳以上の超高齢者に至るまでの腸内細菌叢を解析し，健常者の腸内細菌叢とはどのようなバランスであるのか，その加齢に伴う変動も併せて研究を行っている．

健康な日本人367名を対象にした疫学調査の結果[21]，光岡らの既報と一致した知見に加え，培養法では困難であった難培養性細菌の多くについても加齢に伴う変動が確認された（**図2**）．本稿では詳細は割愛するが，属レベルでのクラスタリングを行った場合，年齢とともに減少していくグループ（*Bifidobacterium*など），増加するグループ（*Bacteroides*など），乳幼児と高齢者で占有率が高いグループ（Enterobacteriaceaeなど），成人でのみ占有率が高いグループ（Lachnospiraceaeなど）などに大別された．高齢者で占有率の高かったProteobacteria門は，エンドトキシンを産生することで腸管バリア機能を低下させ炎症を誘導するとの報告が多い細菌群である一方，抗炎症作用が報告されている*Blautia*属や*Clostridium*属などのLachnospiraceae科や*Bifidobacterium*属は加齢に伴い減少が認められており，こうしたdysbiosisが老化に伴う慢性炎症の原因になっているのではないかと考えられる[22]．実際Biagiらの研究では，超高齢者における血液中の炎症性サイトカインレベルは高く，Proteobacteria門，Lachnospiraceae科とそれぞれ正負の相関を示したと報告されている[23]．さらに炎症状態が続くことがdysbiosisの原因になるとも考えられることから[22]，腸管バリア破壊→炎症→dysbiosis→腸管バリア破壊といった負のスパイラルが起きていることも想定される．

次に，高齢者型の腸内細菌叢バランスに変化する年代を明らかにするため，各被験者を腸内細菌叢の構成に基づきクラスタリングを実施したところ，5つのグ

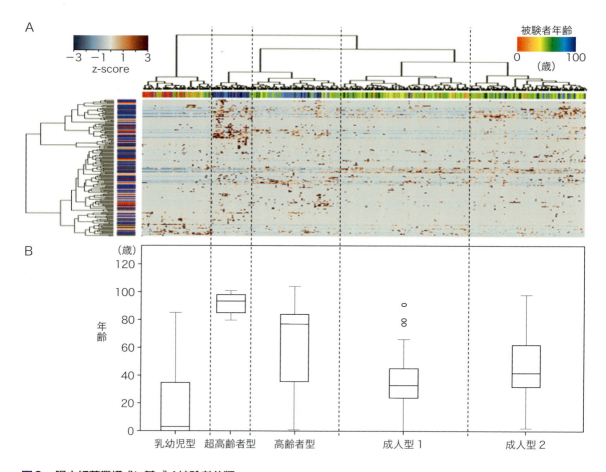

図3 腸内細菌叢構成に基づく被験者分類
A) 平方ユークリッド距離を用いた階層クラスタリングと属レベルにおける細菌の割合（z-score）を示したヒートマップ．水平方向クラスター中の各色は図中右上に示した凡例の通りの被験者年齢を示す．垂直方向クラスター中の各色は図2の凡例に示した各細菌の門を示す．B) 各クラスターにおける被験者年齢．文献21より引用．

ループに大別された（図3）．Proteobacteria門の比率が相対的に高い超高齢者型の腸内細菌叢クラスターは，94（86〜98）歳〔中央値（四分位範囲）〕と明確に年齢が異なっていたが，もう一方の高齢者クラスターの被験者年齢は77（36〜84）歳と，ある一定数の健常成人が含まれており，乳幼児の集まるクラスター〔3（0〜35）歳〕にも同様の傾向が認められた．以上の結果から，腸内細菌叢が大きく変動する年代は離乳直後，70歳後半，90歳前後の3点であると考えられるものの，実年齢と一致しない腸内細菌叢を有する被験者が一定数存在することも科学的データとしてはじめて明らかにされた．

われわれに課せられた命題の1つは，こうした実年齢以上に腸内細菌叢が高齢化している被験者の健康状態を改善，もしくは保つための素材を提供していくことにあり，本課題を解決するためには，加齢に伴う腸内細菌叢の変化が起こる原因を明らかにする必要がある．乳児初期の菌叢形成は出産形態や母乳組成などの違いにより影響を受けることや[24]，離乳後は食事内容の劇的な変化に伴い成人型の腸内細菌叢に変化していくことが知られている．一方老年期における変化の背景には，感染症などに対する罹患増加に伴った抗生物質の投薬や，歯の欠損および嚥下困難などによる食事内容の変化などさまざまな要因が考えられる．また，高齢になるにつれて胃酸の分泌低下や内分泌機能の低下とともに蠕動運動の低下など消化器官の機能が衰えることから，栄養の消化吸収や免疫反応に影響を与えることで腸内細菌叢バランスにも影響を与えると推測

されている[25]．本試験でも被験者の食習慣を把握することができればある程度の考察が可能であったが，解析当初は食習慣を含む背景因子に関しての記録が揃っていなかったため，腸内の栄養状態を推定する別のアプローチとして腸内細菌叢の輸送体に着目し，PICRUStによる機能遺伝子推定結果からその分布を解析した．結果，仮説通り腸内細菌叢の輸送体は被験者の年齢によりその分布が異なることが示され，例えば食物繊維に主に含まれるキシロースの輸送体は離乳期以降その割合が増加，薬剤の輸送体は乳幼児や高齢者でその割合が高かった．この結果は年齢によって腸内細菌が利用している栄養素や曝露される薬剤の量などが異なっていることを示唆していることから，年代ごとの生活習慣の違いにも腸内細菌叢が大きな影響を受けていると考えられる．

おわりに

腸内細菌叢はさまざまな要因によってそのバランスが変化してしまうが，われわれの健康を維持するためには，腸内細菌叢のバランス維持・改善に努めることが重要であると考えられる．そのためにわれわれ食品企業が，普段の食生活やプロバイオティクスを通じて行える貢献は決して小さなものではないと信じている．健康な腸内細菌叢とは何をもって定義すべきであるのか，またそこに近づくにはどうしたらよいのかを基礎・応用両側面から研究することで，これからも人々の健康に貢献していきたいと考えている．

文献

1) Ridaura VK, et al：Science, 341：1241214, 2013
2) Zhao J, et al：Sci Rep, 4：4345, 2014
3) Rao AV, et al：Gut Pathog, 1：6, 2009
4) Benjamin JL, et al：Inflamm Bowel Dis, 18：1092-1100, 2012
5) David LA, et al：Genome Biol, 15：R89, 2014
6) Thaiss CA, et al：Cell, 159：514-529, 2014
7) Clarke SF, et al：Gut, 63：1913-1920, 2014
8) Nishijima S, et al：DNA Res, 23：125-133, 2016
9) Wang J, et al：Nat Genet, 48：1396-1406, 2016
10) Wacklin P, et al：PLoS One, 6：e20113, 2011
11) Wu GD, et al：Science, 334：105-108, 2011
12) Hildebrandt MA, et al：Gastroenterology, 137：1716-24.e1-2, 2009
13) O'Keefe SJ, et al：Nat Commun, 6：6342, 2015
14) David LA, et al：Nature, 505：559-563, 2014
15) 厚生労働省：「食事バランスガイド」について．http://www.mhlw.go.jp/bunya/kenkou/eiyou-syokuji.html
16) Yaeshima T, et al：Biosci Microflora, 16：73-77, 1997
17) Namba K, et al：Biosci Microflora, 22：85-91, 2003
18) Odamaki T, et al：Anaerobe, 18：14-18, 2012
19) Odamaki T, et al：Benef Microbes, 7：473-484, 2016
20) Mitsuoka T：Biosci Microbiota Food Health, 33：99-116, 2014
21) Odamaki T, et al：BMC Microbiol, 16：90, 2016
22) Kamada N, et al：Nat Rev Immunol, 13：321-335, 2013
23) Biagi E, et al：PLoS One, 5：e10667, 2010
24) Matsuki T, et al：Nat Commun, 7：11939, 2016
25) Sato S, et al：Gerontology, 61：336-342, 2015

<筆頭著者プロフィール>

小田巻俊孝：1997年，東京大学農学部農芸化学科卒業．'99年，同大学大学院農学生命科学研究科修士課程修了．森永乳業株式会社入社．2004〜'05年，理化学研究所委託研究生．'09年，農学博士号取得．'15年，森永乳業株式会社基礎研究所腸内フローラ研究部部長．現在に至る．研究テーマと抱負：ビフィズス菌を中心とした腸内細菌叢の基礎研究やプロバイオティクスに関する応用研究など．仮説検証型とデータ駆動型研究を組合わせたアプローチで腸内菌叢の謎に迫りたい．

第4章　産業界における生体バリア研究

4. プロバイオティクスと腸管バリア

南野昌信

> ヒトの腸内には1,000種，100兆個の腸内細菌が存在し，高度に制御された生態系（腸内フローラ）を構築している．さまざまな疾患に腸内フローラの異常が伴うことから，腸内フローラの健全な状態が心身の健康につながると期待されている．プロバイオティクスは適切な量を摂取することにより有益な効果を示す生きた微生物である．多数の臨床試験でプロバイオティクスの疾患予防効果が確認され，その作用機構も解明されつつある．健康寿命の延長に向けて，プロバイオティクスの正しい理解に基づいた利用が望まれる．

はじめに

ヒトの腸内には1,000種，100兆個の腸内細菌が存在し，高度に制御された生態系（腸内フローラ）を構築している．腸内フローラは，加齢，食事，ストレス，居住環境，薬剤，抗生物質，感染などにより変動する．近年になり，さまざまな疾患が腸内フローラの異常（dysbiosis[※1]）を伴うことが明らかになってきた．腸管の疾患以外に，生活習慣病，自己免疫疾患，アレルギー，自閉症やうつ病などの精神疾患でdysbiosisが報告されている．これらの知見に基づき，腸内フローラの健全な状態が心身の健康につながると期待されるようになってきた．

腸内フローラの定着は成長や免疫系の発達に重要な役割を担うことから，本稿ではプロバイオティクスの摂取が腸内フローラの健常な状態を回復して生体バリアを強化し，感染症やがんの予防に有効であることを最新の知見を交えて述べる．

1 腸内フローラと健康

母親の胎内は無菌であるが，出生直後から新生児は環境中の微生物に曝露され，多くの細菌が腸管内に定着する．自然分娩では，母親に定着する細菌が新生児の腸内に伝播すると考えられる．牧野らは，母親と新

[キーワード&略語]
腸内フローラ，プロバイオティクス，免疫調節
- **CFU**：colony forming unit（コロニー形成単位）
- **DSS**：dextran sodium sulfate（デキストラン硫酸ナトリウム）
- **GOS**：galactooligosaccharide（ガラクトオリゴ糖）
- **LcS**：*Lactobacillus casei* Shirota
- **NK**：natural killer（ナチュラルキラー）

> **※1　dysbiosis**
> 腸内フローラを構成する細菌種の異常のことで，相対的な細菌種の構成比の変動や，構成する細菌種の多様性の減少を指している．腸管感染や抗生物質服用の影響の他に，炎症性腸疾患，生活習慣病，自己免疫疾患，自閉症などのさまざまな疾患でdysbiosisが観察されている．

Enforcement by probiotics for gut barrier
Masanobu Nanno：Yakult Central Institute（株式会社ヤクルト本社中央研究所）

生児の糞便から*Bifidobacterium*を単離し，各菌株の7カ所の遺伝子配列を決定して菌株間の同一性を調べた．その結果，自然分娩で産まれた新生児とその母親からは高い頻度（11組中10組）で同一の菌株が分離された．一方，帝王切開で出産した母子では同一の菌株が分離される例はみられなかった．また，自然分娩児は生後3日から糞便1gあたり10^9 CFU（コロニー形成単位）のレベルで*Bifidobacterium*が検出されるのに対し，帝王切開児は生後3日では*Bifidobacterium*の定着はみられず，生後30日でようやく糞便1gあたり10^{10} CFUの*Bifidobacterium*が検出されるようになった[1]．これらの結果は，自然分娩の際に母親の*Bifidobacterium*が新生児に伝播し，腸内で増殖・定着することを示している．

出生後1カ月の新生児腸内フローラは成人の腸内フローラとは著しく異なり，Enterobacteriaceaeが優勢のフローラとBifidobacteriaceaeが優勢のフローラに大別される．*Bifidobacterium*の占有率が高い糞便では母乳由来のフコシルラクトースの残存量が減少している場合が多いことから，*Bifidobacterium*は母乳のオリゴ糖を資化して増殖すると考えられる[2]．また，β-ガラクトシダーゼの転移反応を利用して乳糖から生成したガラクトオリゴ糖（GOS）は小腸で分解されずに大腸へ到達するプレバイオティクスであり，GOSを添加した育児粉乳は*Bifidobacterium*の占有率を高めることが報告されている[3]．*Bifidobacterium*が優勢に存在すると腸内の酢酸量が増加してpHが低下し，Enterobacteriaceaeが減少することから[2]，GOSは腸内環境の改善に有効と考えられる．

新生児期の腸内フローラが成人になってからの健康に影響を及ぼすことを示唆する研究成果が報告されている．自然分娩または帝王切開で産まれた新生児が23〜25歳になったときのBMIを比べると，帝王切開で産まれた成人のBMIが有意に高く，出生後早期に抗生物質を投与されると2歳以降のBMIが高くなる[4,5]．また，帝王切開児は自然分娩児に比べて1歳の時点で高い割合でアトピー性皮膚炎を発症し，そのリスクは抗生物質の使用や両親のアレルギー体質が重なると著しく高まる[6]．これらの事実から，新生児期の腸内フローラが成長後の健康に密接にかかわると推察されている．

2 プロバイオティクスと生体防御

プロバイオティクスはヒトが適切な量を摂取することにより有益な効果を示す生きた微生物と定義されている．*Lactobacillus casei* Shirota（LcS）は継続摂取により整腸効果を示す，80年以上の食経験があるプロバイオティクスである．

高齢者は免疫機能が低下し，若齢者に比べて感染に罹りやすくなるが，LcS含有発酵乳の継続飲用により上気道感染の発症率低下傾向や症状の緩和が観察されている[7,8]．また，アスリートは激しい運動により免疫機能が低下するが，LcS含有発酵乳の継続飲用により上気道感染の罹患率が有意に低下した[9]．さらに，精神的なストレスが高いと予想される30〜49歳の内勤会社員を対象にLcS含有発酵乳を12週間飲用してもらうと，上気道感染の罹患率が有意に低下した[10]．これらの結果は，LcS含有発酵乳の飲用は上気道感染の発症率の低下や症状の軽減に有効であることを支持している．

LcSは腸内での腐敗産物産生を抑え変異原物質の排出を促すことが知られている．発がんにはさまざまな要因がかかわるが，腸内フローラも発症要因の1つである．そこで，整腸効果をもつLcSの発がん予防効果が検討されている．阿曽らは表在性膀胱がん切除患者を対象にプラセボ対照試験を行い，摂取1年後の再発率を調べたところ，プラセボ群が37.9％，LcS群が25.7％であった[11]．石川らは内視鏡で大腸がんを切除した患者にLcSを投与し再発を観察したところ，4年後の高異型度大腸がんの発症率は，LcS投与群が34.4％，非投与群が45.2％であった[12]．また，乳がん患者と健常人の10歳からの乳酸菌飲料の飲用頻度を比較した疫学調査では，飲用頻度が週4回以上の人は4回未満の人に比べて乳がんの発症率が35％低かった[13]．これらの結果は，LcSの継続摂取がさまざまな部位のがん発症を抑制することを示している．

LcSの感染防御機構を解明するために，ホスホマイシンを投与したマウスにLcS生菌またはLcS死菌を摂取させ，ネズミチフス菌（*Salmonella enterica* serovar Typhimurium DT104）を感染させると，対照群のマウスは10日以内に死亡するが，LcS生菌投与群のマウスは試験期間中多くが生存した．一方，LcS

死菌の投与は生存率を改善しなかった．各群の盲腸内容物を調べると，ネズミチフス菌の感染により高まったpHや減少した有機酸濃度はLcS生菌投与により健常マウスと同程度まで回復したが，LcS死菌には回復効果はみられなかった[14]．したがって，LcSは腸管内で活発に有機酸を産生しpHを低下させることでネズミチフス菌感染を防御すると考えられた．

LcSの抗がん作用機構を追究するために，免疫機能に及ぼす影響を調べた．がん細胞に対する免疫監視機構の1つがナチュラルキラー（NK）細胞である．マウスに化学発がん剤（3-メチルコランスレン：3-MC）を皮内投与すると投与局所にがんを発症するが，LcS添加飼料を継続摂取させるとがんの発症が遅延し発症率が低下した．3-MC投与マウスは脾臓のNK活性が低下するが，LcS添加飼料を与えるとNK活性が回復した．したがって，LcSは低下した免疫監視機構を回復させてがん細胞を排除することにより発がんを抑制すると考えられた[15]．LcSがNK活性を高める機序として，マクロファージの活性化を介したIL-12産生の亢進が推定されている．

デキストラン硫酸ナトリウム（DSS）を継続して経口投与すると，腸管に過剰な炎症を起こし，その後大腸がんを発症する．DSS誘導大腸がんモデルにLcSを投与するとがんの発症が有意に抑制され，大腸粘膜に炎症を引き起こすIL-6のmRNA発現量が低下した．以上の結果から，LcSは大腸粘膜における過剰な炎症を抑えて大腸がんの発症を抑制すると考えられた．興味深いことに，LcSの特徴的な細胞壁多糖（LCPS-I）を合成できない変異株は大腸がん発症を抑制できないことから，LCPS-Iが発がん予防にかかわっている可能性が示唆されている[16]．

LcSは生きて小腸に達し，腸管内で短鎖脂肪酸を産生して腸内環境を弱酸性に整える．その結果，腸内フローラのdysbiosisが改善し，腸管粘膜の免疫バランスが保持される．また，LcSは腸管の上皮細胞に作用しディフェンシンなどの抗菌物質の産生を促し，パイエル板や粘膜固有層の貪食細胞を活性化してIL-12産生を増強し細胞性免疫を高める作用や，炎症部位では過剰に活性化されたマクロファージに作用してIL-6産生を抑制し，炎症や炎症に伴うがんの増悪を軽減することが期待される（図1）．

これまで臨床試験で確かめられたLcSの有効性を図2にまとめた．LcSは腸内フローラや腸内環境を改善することから，腸の不快感を和らげる．また，低下した免疫機能を回復させることから感染に対する防御能を高め，過剰に活性化した免疫応答を抑制することから潰瘍性大腸炎などの炎症性腸疾患を緩和すると考えられる．また，LcSは発がん物質の排除，炎症の抑制，がん細胞に対する免疫監視機構の強化などの総合的な作用で発がんを抑制する．関節炎などの自己免疫疾患に対しても症状を緩和する可能性が示唆されている．さらに近年になって，腸内フローラは神経系の働きにも影響を及ぼすことが明らかになり，LcSはストレスに対する抵抗性を高め，生活の質を改善する効果があることが明らかになっている．

3 新たなプロバイオティクス研究の展開

プロバイオティクスは，腸内フローラの健常化を介して生体に本来備わっている免疫機構などの防御システムを回復させる．その作用機序や活性本体は菌株により異なるが，さまざまな局面での応用が試みられるようになった．近年になり，腸内フローラががん治療において重要な役割を担うことが明らかにされた．マウスにがん細胞を皮下移植しオキサリプラチンで治療するとがんの増殖が抑えられマウスは生存するが，抗生物質を投与したマウスに同様な治療をしてもがん細胞の増殖は抑えられない．その機序として，抗生物質投与により腸内フローラが著しく変化し，自然免疫を担う細胞からの活性酸素の生成が低下する可能性が提示されている[17]．また，同じ遺伝的形質をもったマウスでもブリーダーによりがん細胞の生着の程度が異なり，生着しにくいマウスの腸内細菌を生着しやすいマウスに移植すると，がん細胞の増殖が抑えられた．両マウスの腸内フローラの解析から*Bifidobacterium*の割合とがん細胞に対するT細胞応答が相関することがわかり，*Bifidobacterium*の投与が樹状細胞を活性化しがん細胞特異的なT細胞を誘導することが示された[18]．これらの結果は，がんの予防や治療に適したプロバイオティクスの実用に道を開く可能性を支持している．これまでに，表在性膀胱がんの切除手術後からエピルビシンで処置する際にLcSを同時に経口投与すると再

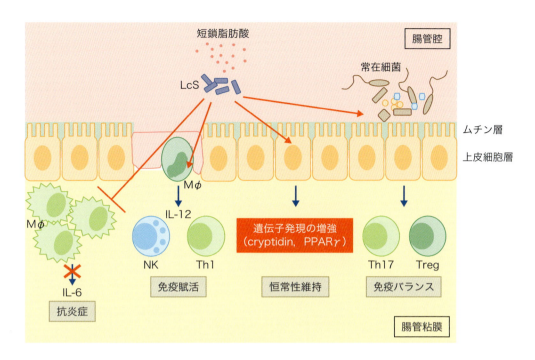

図1 *Lactobacillus casei* Shirota（LcS）の免疫調節作用
LcSは，腸管の3つのバリア機構，すなわち①常在菌，②上皮細胞，③免疫担当細胞に作用して，生体に本来備わっている防御機構を強化する．その結果，健常状態では免疫機構のバランスを維持して感染を防御する．また炎症状態では過剰な炎症応答を低下させ，発がんを抑制する．

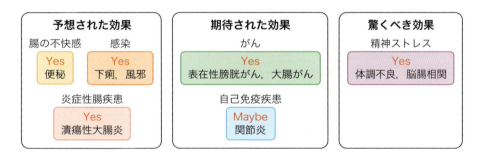

図2 臨床試験で確認されている *Lactobacillus casei* Shirota（LcS）の有効性
LcSは整腸作用を介して腸の不快感の改善，腸管や気道の感染防御，腸管の炎症改善を示す．また，全身の免疫監視機構を強化し，免疫バランスを正常化することにより，発がんの抑制や関節炎の改善が期待される．さらに，腸から脳へ向かう迷走神経を活性化してさまざまな精神ストレスに起因する体調不良を改善する効果も確かめられている．

発が抑えられることが示されており[19]，プロバイオティクスと抗がん剤の組合わせにより宿主の防御機構を回復させ治療効果を高めることが期待されている．

日常生活ではさまざまなストレスに遭遇し，体調不良を引き起こす．プロバイオティクスの新たな応用を検討するために，試験前の学生を対象にLcS含有発酵乳の飲用試験を行った．試験が近づくにつれて学生の不安度は高まったが，LcS摂取により唾液中コルチゾールの上昇が有意に抑えられ体調不良を訴える被験者数が減少した[20]．また，急性ストレスを与えたラットに

LcSを投与すると血中コルチコステロンの上昇が抑えられた．さらに，LcSの投与はすみやかに胃の求心性迷走神経[※2]活動を活発化し脳の孤束核のc-Fos陽性神経細胞を増加させた[20]．これらの結果は，プロバイオティクスが腸管神経を刺激して脳に伝え精神的な安定を促す可能性を支持している．

おわりに

　従来の培養法から分子生物学的手法への転換により腸内フローラ研究は飛躍的に進展し，腸内フローラと健康が密接にかかわることが明らかにされてきた．今後は，腸内フローラの変動が疾患の原因か結果かを明らかにし，一生を健康に過ごすために乳児期の腸内フローラ形成が重要であることを検証する必要がある．腸内フローラは個人差があるので，個人を縦断的に追跡する研究も重要度を増すであろう．これらのデータベースをもとに，健康を維持するためのプロバイオティクスを開発していきたい．プロバイオティクスが安全で有効な食品であることをより広く認知してもらうためには，腸内フローラの健常化を介して生体のバリア機能を強化する機構を明らかにし，活性本体を特定しなければならない．それらの科学的知見に基づき，より多くの方を対象にしたプロバイオティクス摂取の有効性を疫学調査で検証し，健腸長寿の概念を実証し予防医学の実践につなげていく必要がある．プロバイオティクスは食品であり，食品の有効性を評価する適切な手法を駆使してその有効性を支持する根拠を蓄積していくことも重要である．現在は世界各国でマイクロバイオーム研究がさかんに行われ，健康との関連が追究されている．われわれは，世界の潮流を眺めながら，わが国固有の健康問題の解決や世界各地における疾患の予防に取り組んでいきたい．

文献

1) Makino H, et al：PLoS One, 8：e78331, 2013
2) Matsuki T, et al：Nat Commun, 7：11939, 2016
3) Matsuki T, et al：Benef Microbes, 7：453-461, 2016
4) Bernardi JR, et al：Am J Clin Nutr, 102：295-301, 2015
5) Saari A, et al：Pediatrics, 135：617-626, 2015
6) Lee SY, et al：PLoS One, 9：e96603, 2014
7) Van Puyenbroeck K, et al：Am J Clin Nutr, 95：1165-1171, 2012
8) Fujita R, et al：Am J Infect Control, 41：1231-1235, 2013
9) Gleeson M, et al：Int J Sport Nutr Exerc Metab, 21：55-64, 2011
10) Shida K, et al：Eur J Nutr, 56：45-53, 2017
11) Aso Y, et al：Eur Urol, 27：104-109, 1995
12) Ishikawa H, et al：Int J Cancer, 116：762-767, 2005
13) Toi M, et al：Curr Nutr Food Sci, 9：194-200, 2013
14) Asahara T, et al：J Appl Microbiol, 110：163-173, 2011
15) Takagi A, et al：Carcinogenesis, 22：599-605, 2001
16) Matsumoto S, et al：Immunology, 128：e170-e180, 2009
17) Iida N, et al：Science, 342：967-970, 2013
18) Sivan A, et al：Science, 350：1084-1089, 2015
19) Naito S, et al：J Urol, 179：485-490, 2008
20) Takada M, et al：Neurogastroenterol Motil, 28：1027-1036, 2016

> ※2　求心性迷走神経
> 脳神経のなかで腹部にまで到達する神経の1つで，消化管粘膜の刺激を受けとり脳へ伝える神経が求心性迷走神経である．消化管粘膜からの刺激は迷走神経下神経節に伝わり脳内の孤束核に到達して終止する．オキシトシンは求心性迷走神経を刺激して摂食を抑制し，セロトニンは求心性神経活動を介して消化機能を高める．

＜著者プロフィール＞
南野昌信：1979年3月に東京大学理学部生物化学科を卒業，同年4月に株式会社ヤクルト本社に入社，現在に至る．その間，鳥取大学医学部，東北大学歯学部，テキサス大学M.D.アンダーソンがん研究所に出向し，細胞生物学や免疫学を学ぶ．現在はヤクルト中央研究所で腸管免疫やプロバイオティクスの免疫調節作用の研究にかかわっている．

第5章 バリア研究における今後の展望

1. メタゲノム解析の国内外の状況と今後
―推奨プロトコールの確立と健常人マイクロバイオームデータベースの構築をめざして

亀山恵司, 松本弥生, 的場 亮, 坂田恒昭
(マイクロバイオームコンソーシアム組成準備ワーキンググループ)

> 産業応用に資する高品質で大規模な健常人マイクロバイオームデータベースの構築をめざし, その具現化に向けたさまざまな課題解決を産官学連携で進めている. 特に, マイクロバイオームの分析・解析プロトコールの標準化は早急な対策が求められている課題の1つであるため, 現在われわれは, 欧米の既存プロトコールの調査や国内KOLとの面談による情報収集を行い, 異なるプロトコール間でのデータの互換性やデータベースの品質維持のために最低限統一すべきプロトコールを明らかにし, 推奨プロトコールを提言する取り組みを優先的に行っている.

はじめに

近年, マイクロバイオーム研究が世界中で活発化している. 米国のPrecision Medicine Initiativeに代表される「個別化医療」実現に向けて, 1つの方向性として期待される分野である. 現在, 欧米を中心に加速度的に研究開発が進んでいるが, わが国でも2016年度から国立研究開発法人日本医療研究開発機構(以下「AMED」という)の革新的先端研究開発支援事業の研究開発領域「微生物叢と宿主の相互作用・共生の理解と, それに基づく疾患発症のメカニズム解析(以下「AMED事業」という)」がはじまった. このようななか, 筆者らはマイクロバイオーム研究を促進し製品を生み出すためにマイクロバイオームコンソーシアム組成準備ワーキンググループ(以下「MCWG」という)を形成した. 本稿では, 「マイクロバイオーム研究の問題点とMCWGの活動」および「メタゲノム解析の国内外の状況と今後」について概略を述べることとする.

[キーワード]
マイクロバイオーム, 健常人マイクロバイオームデータベース, 推奨プロトコール, 産官学連携, 個別化医療

1 マイクロバイオーム研究の問題点とMCWGの活動

健常人のマイクロバイオームデータベースを構築し共同利用することを目的としたコンソーシアムを設立するために, 2016年6月21日, 国内の製薬・食品・

The current status and the future of metagenome analysis
Keishi Kameyama[1) 2)] /Yayoi Matsumoto[1) 3)] /Ryo Matoba[1) 4)] /Tsuneaki Sakata[1) 5)]: Start-up Working Group for Microbiome Consortium[1)] /Frontier Research Labs., Institute for Innovation, Ajinomoto Co., Inc.[2)] /External Innovation Development Office, Sumitomo Dainippon Pharma Co., Ltd.[3)] /DNA Chip Research Inc.[4)] /Shionogi & Co., Ltd.[5)] (マイクロバイオームコンソーシアム組成準備ワーキンググループ[1)] /味の素株式会社イノベーション研究所フロンティア研究所[2)] /大日本住友製薬株式会社オープンイノベーション開発室[3)] /株式会社DNAチップ研究所[4)] /塩野義製薬株式会社[5)])

表1　マイクロバイオームコンソーシアム組成準備ワーキンググループ参加企業および協力機関

【参加企業】
味の素（株），田辺三菱製薬（株），アステラス製薬（株），大日本住友製薬（株），日本たばこ産業（株），小野薬品工業（株），富士レビオ（株），協和発酵キリン（株），（株）ポーラファルマ，キリン（株），（株）DNAチップ研究所，塩野義製薬（株），P5（株），武田薬品工業（株），以上を含む17社
【事務局】
（公財）都市活力研究所，（NPO）近畿バイオインダストリー振興会議
【協力】
（NPO）バイオグリッドセンター関西

検査企業17社が集まり，MCWGを発足した（**表1**）．この背景には，すでに欧米を中心にいくつかのマイクロバイオームデータベースが存在しているが，データを産業応用するために次の問題点を克服する必要があるとの認識からである．

①被験者の同意文書・背景情報，サンプルの採取・保存方法，DNAの抽出方法，シークエンス方法などが各プロジェクト間で異なり互換性が不明であること．
②腸内細菌叢は国（地域）あるいは民族による多様性があるため，日本人に特化したマイクロバイオームデータベースの構築が必要であること．
③細菌叢の構成比だけでなく機能情報を知るためにメタゲノム・メタボロームデータが必要であること．
④国内に，企業が医薬品や健康機能食品などの開発のために利用でき，商業的利用に耐用可能なマイクロバイオームデータを含む大規模データベースが存在しないこと．

上記の理由により，MCWGはマイクロバイオーム研究の成果をより産業応用しやすくすることを狙い，大規模健常人マイクロバイオームデータベースの構築に向けた産業界発のコンソーシアムを2017年春に立ち上げることを検討している．

2　メタゲノム解析の国内外の状況と今後

より高品質なデータベースの構築には，被験者にとっても研究者にとっても負担が少なく，かつ，可能な限り統一された最適なプロトコールですべての被験者のすべての検体処理を行うことが望ましい．検体は細菌叢そのものであるため，保存状態によっては刻一刻と変化することから，適切な保存法（保存液，保存温度，保存期間など）を臨床研究開始前から取り決めておく必要がある[1]．検体の保存液としては，RNA*later*やグアニジンチオシアン酸塩溶液が一般的に用いられており，その処理によりDNA/RNAを一定期間は比較的安定に保存できる．一方，メタボローム解析用には，これとは別に凍結保存された検体を用いることが必要であることから，被験者の負担を軽減するために簡便なサンプリングキットの開発も必要である．

DNA抽出法はメタゲノム解析における最大の留意点と考えられている．近年報告されたヒトマイクロバイオーム研究の主要論文のメタゲノム解析プロトコールは，ビーズ法[2]〜[5]と酵素法[6,7]に大別され，それぞれにメリット・デメリットがある．日本国内においても例外ではなく，西本らのビーズ法[8]と森田らの酵素法[6,9]が広く用いられている．前者は物理的な破砕を行うためDNA抽出バイアスは小さいが，ゲノムDNAが断片化することからshort-readのシークエンサーに適している．後者は，前者に比べDNA抽出に時間と費用が掛かり多検体の処理には向かないが，インタクトなゲノムDNAが得られるためlong-readのシークエンサーに適しているなどの特徴がある．ビーズ法は，*Blautia*や*Bifidobacterium*のような硬い細胞壁をもつグラム陽性菌の検出率を上げるために推奨されているが[10]，同じビーズ法であっても，糞便検体の保存液やDNA抽出キットの違いによって解析結果に違いが生じることも報告されている[11]．米国のHuman Microbiome Project（以下「HMP」という）と欧州のMetagenomics of the Human Intestinal Tract（以下「MetaHIT」という）のそれぞれのプロトコールの比較において，どちらの方法を用いても個人間差を超えるほどのDNA抽出バイアスは認められなかったもの

表2 マイクロバイオームコンソーシアム組成準備ワーキンググループ内プロトコール標準化チームの調査による推奨プロトコール案と標準化に向けての課題

優先順位	網羅的分析	サンプリング →	保管・輸送 →	抽出 →	解析
1	DNA（すべての検体）	検体採取後,直ちに安定剤（グアニジンチオシアン酸塩溶液など）への懸濁を推奨	2週間以内に−20℃以下への保存を推奨	ビーズ法を推奨.ただし,一定のクライテリアを満たせば他の方法でも可	short-readシークエンサーを推奨
2	DNA（一部の検体）	検体採取後,直ちに冷凍を推奨	冷凍輸送し,−80℃での保存を推奨	酵素法を推奨	long-readシークエンサーを推奨.ただし,一定のクライテリアを満たせば他の方法でも可
3	代謝物			現在のところ推奨法なし	
4	RNA				
5	タンパク質				
プロトコール標準化への課題		・利便性の高いサンプリングキットの開発が必要 ・糞便のサンプリング部位の検討が必要 ・凍結方法の検討が必要	常温での保存可能時間の検討が必要	・抽出キットの選定が必要 ・国内で供給可能な標準品が必要 ・網羅性レベルの確認が必要	・シークエンサーの性能比較が必要 ・long-readのシークエンサーの汎用化が必要 ・適切なアッセンブルソフトの検討が必要 ・高性能なサーバーが必要 ・代謝物を網羅的に測定可能な機器の選定が必要

の,細菌由来のゲノムDNA量や予測遺伝子数の比較で,HMPプロトコールの方がMetaHITより高値であるという結果であった.シークエンス法については,Mock Community[12) 13)]や人工核酸標準物質[14)]の使用によりある程度のバリデーションが可能で,他の研究者が取得したデータとの互換性を確認可能と考えられているが,DNA抽出法については,いわゆる標準品というものが存在しないことも最適プロトコールを確立するうえでの障壁となっている.

そこで,より正確なメタゲノム解析を行うためのDNA抽出法を検討するために,MCWGでは,人工糞便標準品（日本人に代表的でかつ全ゲノム配列が明らかな腸内細菌を乾燥菌体として賦形剤とともに定量的に配合したタブレット状の物を想定している）の作製を提案し,現在,国内の公的研究機関と共同で検討している.

また,MCWGの参画企業のニーズが最も高い腸管（糞便検体）に対し,国際的なマイクロバイオーム研究コンソーシアムであるInternational Human Microbiome Standards（以下「IHMS」という）や米国のHMPが公開している標準プロトコール[15) 16)],および国内主要研究者が採用しているプロトコールの詳細を文献および面談にて調査を行った.**表2**はその結果である.網羅的に分析する対象をDNA,RNA,代謝物,タンパク質とし,検体採取,保存輸送法,抽出法,解析法における暫定的な推奨プロトコールと課題,産業界における優先順位について示した.DNA（メタゲノム）は,MCWGに参画している企業が最も注目しており,また公開されている情報量も多いため推奨プロトコールを提案可能であるが,代謝物（メタボローム）やその他の分析項目については,抽出法・解析法に関する情報量が少なく,推奨プロトコールを提案できる段階ではないのが現状である.今後,腸管のみならず口腔,鼻腔,皮膚,腟などのマイクロバイオーム解析のプロトコールおよびデータ取得についても企業ニーズに合わせてまとめていくことを考えている.現在,

AMED事業や政府機関等の関係者と情報共有，意見交換を行いながら活動しており，国内のアカデミア研究者と調査結果をもとにmade in Japanの推奨プロトコールの確立および推奨プロトコールと他のプロトコールのブリッジングの可否を検討していく予定である．

おわりに

今後，これまでの医療現場に，個々の患者に適した医療を提供することだけでなく，病気になる前の健康状態をモニタリングできるツールとして，マイクロバイオーム解析は重要になるだろう．

その際に大切なことは，疾患とのかかわりを研究するうえで，健常人を定義することである．そして人種，生活環境，健康状態などとあわせて，健常人マイクロバイオームデータベースの構築が不可欠である．特に日本特有の食生活や生活様式，環境情報とマイクロバイオームデータを取得することにより，欧米にはない貴重なデータベースが構築できると考えられる．さらに，疾患マイクロバイオームと比較解析することにより，病態や薬剤効果，治療方針に関して重要な情報を提供できる可能性がある．

近い将来，健康診断メニューにマイクロバイオーム検査が組み入れられる日が来ることを期待したい．さらに研究が進めば，医療・創薬だけでなく，食品・検査・情報などの産業に大きな市場を形成することや健康長寿が加速され医療費の削減も可能になるであろう．

MCWGの活動に対し，多大なご助言をいただいておりますAMED事業 研究開発統括：笹川千尋先生（千葉大学真菌医学研究センター），研究開発副統括：大野博司先生（理化学研究所統合生命医科学研究センター粘膜システム研究グループ），領域アドバイザー：黒川 顕先生（国立遺伝学研究所），林 哲也先生（九州大学大学院医学研究院細菌学分野），松木隆広先生（株式会社ヤクルト本社中央研究所基盤研究所）および，独立行政法人製品評価技術基盤機構バイオテクノロジーセンター産業連携推進課，川﨑浩子先生，福田 淳先生，山副敦司先生はじめAMED，経済産業省商務情報政策局生物化学産業課，文部科学省研究振興局ライフサイエンス課の皆様に感謝申し上げます．

文献

1) Cardona S, et al：BMC Microbiol, 12：158, 2012
2) Gibson MK, et al：Nat Microbiol, 1：16024, 2016
3) Lewis JD, et al：Cell Host Microbe, 18：489-500, 2015
4) Bäckhed F, et al：Cell Host Microbe, 17：690-703, 2015
5) Zeevi D, et al：Cell, 163：1079-1094, 2015
6) Nishijima S, et al：DNA Res, 23：125-133, 2016
7) Zhang X, et al：Nat Med, 21：895-905, 2015
8) Nishimoto Y, et al：Gut, 65：1574-1575, 2016
9) Morita H, et al：Microbes Environ, 22：214-222, 2007
10) Santiago A, et al：BMC Microbiol, 14：112, 2014
11) Wesolowska-Andersen A, et al：Microbiome, 2：19, 2014
12) http://www.hmpdacc.org/HMMC/
13) Aagaard K, et al：FASEB J, 27：1012-1022, 2013
14) Tourlousse DM, et al：Nucleic Acids Res, 2016
15) http://www.microbiome-standards.org/#SOPS
16) http://www.hmpdacc.org/resources/tools_protocols.php

＜MCWGプロフィール＞

近年，製薬業界は個社で創薬をめざすこと以外に，産学連携そして産産連携といったオープンイノベーションを行うことにより新しい創薬を試みようという動きがある．このようななか，2016年1月に各社の有志が集まり，「複数の企業が連携して実施可能なテーマは何か」を議論し，得た結果の1つが『マイクロバイオーム』である．そして，マイクロバイオーム研究を推進し，その結果を用いて日本から製品（医薬品，食品など）を生み出す産官学が一体となったコンソーシアムを'17年春に立ち上げることを目標に，企業17社が集まり'16年6月にマイクロバイオームコンソーシアム組成準備ワーキンググループを立ち上げ活動を行った．

第5章 バリア研究における今後の展望

2. わが国におけるあるべき科学技術イノベーション政策
—主にヒト微生物叢（マイクロバイオーム）の研究開発戦略について

辻 真博，西野恒代

本書の主テーマである「生体バリア」は，生命現象の本質の理解に必須であると同時に，健康・医療技術開発における重要な研究ターゲットである．本稿では，「生体バリア」研究のうち，国内外の動向をかんがみると優先度が高いと考えられる「ヒト微生物叢（マイクロバイオーム）」研究について，2015年度に筆者らが策定した提言を中心に，わが国において推進すべき研究開発戦略を述べる（なお，2016年度，同提言を踏まえ関連する大型研究プロジェクト等が複数開始した）．最後に，これからのライフサイエンス・臨床医学分野全体のあるべき方向性についても，私見ながら申し上げたい．

はじめに

　国立研究開発法人科学技術振興機構（JST）研究開発戦略センター（CRDS）は，科学技術全体を俯瞰し，わが国の研究開発戦略のあるべき姿を立案し，関連府省への政策提言を行う公的シンクタンクである．そのなかで筆者は，主にライフサイエンスや健康・医療を中心に，調査・提言活動を行っている．
　近年，重要性が強く認識されている健康・医療関連の社会ニーズは「予防」である．人々のQOLを高い水準で維持し，また医療費・介護費の最適化にも貢献しうる「予防」技術確立への期待は大きい．本書の主題である「生体バリア」は，生体が外部環境要因と接するインターフェースであり，その異常が将来の疾患発症などへつながるものと考えられ，「予防」の実現に大きく貢献する重要な研究ターゲットである．一方で「生体バリア」研究の国際競争は激しさを増している．国内外の最新動向，および，わが国の研究・技術水準を

[キーワード&略語]
ヒト微生物叢（マイクロバイオーム），科学技術イノベーション政策，個別予見医療（Precision Medicine），データ統合医学（IoMT），コンソーシアム：産官学連携，研究開発投資（ファンディング）

HMP：Human Microbiome Project
IBD：inflammatory bowel disease
　（炎症性腸疾患）
IoMT：Internet of Medical Things
　（データ統合医学）
MGPS：MetaGenoPolis

Science, technology and innovation policy: strategy for human microbiome study
Masahiro Tsuji/Tsuneyo Nishino：Life Science and Clinical Research Unit, Center for Research and Development Strategy, Japan Science and Technology Agency（JST-CRDSライフサイエンス・臨床医学ユニット）

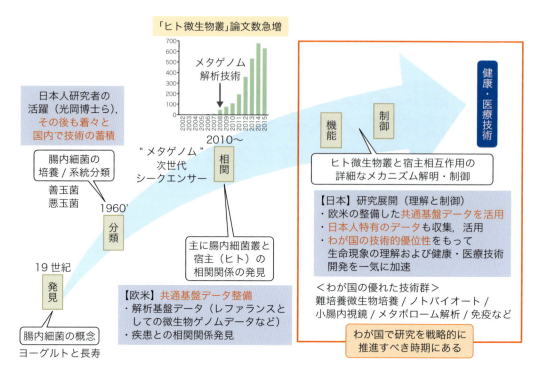

図1 微生物叢研究の歴史と，わが国の位置付け・方向性
ヒトの健康状態・疾患と微生物叢との「相関」に関する知見が蓄積し，データ基盤の構築が進んだ今こそ，わが国の強みとなる技術群などをコアに関連分野を糾合し，戦略的に研究開発を推進すべき時期である．

正確に把握したうえで，わが国で推進する意義のある研究開発戦略の立案と実践が喫緊の課題である．

そのような認識を踏まえ，2016年3月に提言「微生物叢（マイクロバイオーム）研究の統合的推進〜生命，健康・医療の新展開〜」を策定した．同提言は，ヒトの上皮（口耳鼻腔，消化管，皮膚，呼吸器，生殖器など）に存在する微生物叢（細菌，真菌，ウイルスなどの集団）に着目した研究開発戦略である．同提言をきっかけとして複数の大型の国家プロジェクト（例：H28新規AMED-CREST/PRIME/LEAP領域「微生物叢と宿主の相互作用・共生の理解と，それに基づく疾患発症のメカニズム解明」の発足など），企業コンソーシアムの発足，その他にも産・学・官・民においてさまざまな取り組みがはじまり，大きな潮流を形成しつつある．

本稿では同提言の概観を述べつつ，次の新たな研究展開についても私見を述べたい．なお，本稿は個人の責任で発表するものであり，所属機関の見解をあらわすものではないことをあらかじめお断りしておく．

1 微生物叢研究の歴史 （図1参照）

1960年代に腸内細菌研究が世界的なトレンドとなり，わが国の光岡知足博士が腸内細菌の培養技術を開発し，分類体系を確立するなど，高度な技術で世界をリードした．しかし，当時の解析技術では微生物叢の全容解明は困難であり，本分野の盛り上がりは一時的なものに留まった．そのような状況を大きく転換させたブレイクスルーが，2010年以降に急速に発展・普及したメタゲノム解析技術である．これにより，ヒトの上皮に存在する微生物叢（主に腸内細菌叢）のプロファイルと健康状態／疾患との相関関係が次々と発見された．その結果，微生物叢研究が約半世紀の時を経て，再び世界的なトレンドとなっている．

2 欧米の近年の研究開発投資動向
（図1参照）

米国は，ヒトゲノム計画の終了後，次の重点的な取

り組みの1つとしてヒト微生物叢の解析を進めてきた．Human Microbiome Project（HMP，2008年～2012年，総額175M＄）では，健常者の細菌叢データ（鼻腔，口腔，皮膚，消化管，尿路），3,000種類の微生物ゲノムデータなどの共通基盤データが整備された．さらに，後継にあたるintegrative HMP（2013年～2016年，総額25M＄）においては，HMPで構築した基盤データを活用し，腸内細菌関連の疾患研究〔妊娠と早産，糖尿病，炎症性腸疾患（IBD）〕が推進されている．また，2015年1月にオバマ前大統領によって発表されたPrecision Medicine Initiativeでは，100万人規模のコホートにおけるデータ収集項目の1つとして，ヒト微生物叢があげられている．

欧州は，MetaHIT（2008年～2012年，総額22M€）において健常者の細菌叢解析（消化管）を実施した．そして，後継にあたるMetaGenoPolis（MGPS，2013年～2019年，総額25M€）では，MetaHITで構築された基盤を活用し，医療産業だけでなく，食品産業への応用展開もめざした取り組みが進められている．

総じて，欧米は微生物叢解析に必要な共通基盤データ（微生物ゲノム情報の整備，健常者メタゲノム情報など）の整備が一段落し，個々の疾患や健康状態などを対象とした研究へ展開しつつあると見受けられる．

3 わが国において研究開発投資を実施する意義（技術・研究・インフラ面の優位性）（図1参照）

このような欧米の動きを踏まえると，わが国は今まさに大々的に本分野の研究を開始すべき時期にあるといえる．欧米を中心に，膨大な種類の微生物ゲノム解析，そしてメタゲノム解析がなされてきた．しかし，ゲノム/メタゲノム情報だけでは健康・医療技術の開発は難しく，今後カギを握るのは詳細な機能解明である．その際，コアとなりうる技術・研究・インフラ群として，例えば次の6つはわが国が世界トップレベルの水準にある．これらを中心に関連分野を糾合した研究開発を進めることで，わが国が世界をリードすることは十分可能である．

1）難培養微生物培養技術：難培養とされる微生物を培養可能とすることが詳細な機能解明の入り口であり，わが国には長年の培養研究を通じた膨大なノウハウが存在．

2）ノトバイオート技術：無菌化した動物に特定の微生物（集団）を移植し機能を調べる技術であり，わが国には熟練した手技を要する研究者・技術者が多く存在．

3）メタボローム解析技術：微生物叢–宿主相互作用の分子レベルでの機能解明に必須な技術であり，わが国には世界有数の拠点などが存在．

4）小腸内視鏡技術：欧米ではほとんど実施されないが，日本では高度な手技を有する臨床医が日々臨床現場で実施しており，小腸上皮/微生物叢のサンプリングの面からわが国の独自性を発揮可能．

5）免疫，エピゲノム，イメージング研究など：微生物叢研究の推進で必須となる生命科学領域であり，いずれも日本は世界トップレベル．

6）日本人/超高齢者を対象とした研究：例えば腸内細菌叢のプロファイルは日本と欧米，アジア各国で異なる．日本人を研究対象とすることで独創的な研究成果，日本人に最適な健康・医療技術の開発が期待される．他国に類をみないわが国独自の超高齢者（100歳以上含む）のコホートも貴重な研究インフラ．

4 わが国で推進すべき具体的な研究開発テーマ（詳細な項目は表参照）

〈柱1〉【基盤技術】微生物叢の操作・培養・解析技術開発

わが国の微生物研究者の長年にわたる取り組みを通じ，膨大なノウハウが蓄積している．加えてメタボロームなどの解析システムの構築，高度化も進められており，わが国の技術優位性は高い．それら技術群を駆動力とすることで，後述の微生物叢–宿主相互作用の理解・制御が大きく進展し，同時に技術のさらなる高度化と新技術の開発が加速される．

〈柱2〉【基盤データ】微生物叢関連データの収集・解析

2008年以降に推進された欧米の大型プロジェクトによって，ヒト微生物叢研究に必要なさまざまな共通基盤データが収集，整備された．それらデータは最大限活用すべきである．しかし，日本人に関するデータ（健常者データなど）が圧倒的に不足している．わが国に

表　わが国において推進すべき研究テーマの全体像

〈柱1〉【基盤技術】微生物叢の操作・培養・解析技術開発	
(A) 難培養微生物の培養技術	・メタゲノム解析結果に基づく培養技術の検討 ・土壌細菌など，他領域で用いられる微生物培養技術の改良・導入 ・培養条件検討のハイスループット化
(B) 微生物叢機能のin vivo解析技術	・ノトバイオート動物の作製（マウス，ラット，マーモセットなど） ・遺伝子改変動物のノトバイオート化（マウス，ラット，マーモセットなど） ・ヒトへの外挿性の高いモデル動物の作製〔例：ヒト化マウス（ヒト免疫化，ヒト微生物叢化，ヒト上皮化など）〕
(C) サンプリング技術	・小腸内視鏡などを用いた腸管上皮サンプリングの実施 ・実施環境や実施者の手技に依存しない微生物叢サンプリング技術開発（糞便，皮膚，口耳鼻腔など） ・サンプルの保存・処理技術〔室温保存，ノイズ（宿主DNAなど）の除去など〕
(D) メタゲノム/メタトランスクリプトーム解析技術，ゲノム解析	・メタゲノム解析技術の精緻化・高速化 ・メタトランスクリプトーム解析技術の開発 ・実験動物（マウス，ラット，マーモセットなど）や日本人に特有な，上皮環境中の細菌/真菌/ウイルスなどの微生物ゲノム情報の整備
(E) メタボローム解析技術	・メタボローム解析技術の精緻化・高速化 ・標準化合物のライブラリ化 ・機能性代謝産物候補の合成・生成法の開発

〈柱2〉【基盤データ】関連データの収集・解析	
(A) 日本人の健常者データの収集・解析	・日本人の健常者の生体サンプル，生活習慣データ，臨床データ，社会データの経時的な収集 ・生体サンプルの保管（バイオバンク） ・生体サンプルの解析（ヒトゲノム，メタゲノム，メタトランスクリプトーム，メタボロームなど） ・日本人の健常者のサブグループ化
(B) 疫学研究	・民族差，地域差，生活習慣（食事，運動など），年齢構成（乳幼児，小児，成人，高齢者），社会環境（家族構成，年収，家庭環境，職業，学歴など），既往歴，医療データ（抗生物質や医薬品の投与履歴など）などに着目したコホート研究 ・超高齢者を対象としたコホート研究 ・ハイリスク群を対象としたコホート研究 ・出生コホート研究による，日本人の成長段階に応じた微生物叢のプロファイル変遷モデルの確立

〈柱3〉【理解】生命・健康・疾患科学研究 〜微生物叢－宿主（ヒト）相互作用の理解〜	
(A) 生命科学/健康・疾患科学	・微生物叢と宿主上皮部位，および宿主全身との相互作用の解明（免疫，栄養，代謝，宿主ゲノム/エピゲノム，イメージングなど） ・微生物叢－宿主共生関係の破綻，疾患発症メカニズムの解明〔健康状態（栄養など），精神・神経疾患，自己免疫疾患，生活習慣病，がん，感染症など〕 ・疾患発症リスクを増大/減少させる微生物（集団）の同定，関係分子の同定，合成，生成 ・モデル動物を用いた健康・医療技術シーズの検証（マウス，ラット，マーモセットなど）
(B) データ科学（データベースの構築と統合解析）	・統合データベースの構築，活用基盤の整備 ・微生物叢に関するオミクス（メタゲノム，メタボロームなど）の統合解析 ・ヒトゲノム，微生物叢に関するオミクス，臨床データの統合解析 ・微生物叢－宿主相互作用，微生物叢内の微生物間ネットワークなどのシミュレーションモデル構築および検証（dry-wetの融合） ・人工知能技術（ディープラーニングなど）の適切な導入と実践

〈柱4〉【制御】健康・医療技術の開発 〜微生物叢−宿主（ヒト）相互作用の制御〜	
(A) 診断技術（健康状態の評価，疾患診断）	・微生物叢のプロファイルや代謝産物に着目した，疾患のより精緻なサブグループ化診断法の確立
	・健康状態の評価，発症予測に用いる微生物叢関連バイオマーカーの確立
	・上記診断，評価を簡便に実施するキット開発
	・医薬品，ワクチンなどの有効性・副作用の個人差と微生物叢との関係解明，サブグループ化
(B) 治療技術（医薬品など）	・微生物叢の制御や宿主状態の改善が可能な微生物群（微生物カクテル）の同定・検証
	・微生物叢の制御や宿主状態の改善が可能な創薬標的の同定・検証〔機能分子（低分子化合物，生物学的製剤など），宿主側の受容体など〕
	・微生物叢を制御する新たな治療コンセプトの確立
	・レギュラトリーサイエンスの推進（新しいタイプの医療技術の審査・承認）
	・臨床試験の推進
(C) 予防技術（食，運動など）	・科学的エビデンスに基づく，個人の微生物叢プロファイルに応じた生活習慣改善法（食事，運動など）の開発
	・科学的エビデンスに基づく，プロバイオティクス，プレバイオティクス機能評価マーカーの確立
	・微生物叢の状態を悪化させる栄養素・添加物などの同定と適切なレギュラトリーサイエンスの推進

【基盤技術】と【基盤データ】をもとに，ヒトの上皮（口耳鼻腔，消化管，皮膚，呼吸器，生殖器など）に存在するヒト微生物叢の【理解】と【制御】を進め，新たな概念の健康・医療技術創出，新規学術領域の基盤確立を実現させる．

おけるヒト微生物叢研究の実施基盤として，日本人健常者データを収集，整備する必要性は高い．また，疫学研究の推進を通じ，微生物叢とヒトの関係について新たな知見が期待される．

〈柱3〉【理解】生命・健康・疾患科学研究

微生物叢−宿主相互作用の理解を深化させるために必要な免疫，エピゲノム，イメージング研究などは，わが国が世界トップレベルである．それらと栄養，代謝などさまざまな研究分野を紐合した研究を推進する．研究対象としては，社会ニーズの高い疾患群，あるいは健康状態（栄養など）が考えられる．また，微生物叢−宿主相互作用はきわめて複雑であると考えられ，その全容解明においてデータ科学的なアプローチの重要性は高い．その基盤となるデータベース構築，維持，活用に向けた環境整備も併せて求められる．また，近年注目を集めるディープラーニングをはじめとした人工知能の技術群についても，技術の中身を精査したうえで，真にブレイクスルーがもたらされる個別研究領域においては積極的な導入が期待される．

〈柱4〉【制御】健康・医療技術の開発

微生物叢のプロファイル（微生物の構成割合）の差異に着目し人々を層別化・個別化することで，より精緻な健康状態の評価技術や疾患の診断技術を開発する．

また，微生物叢そのものの制御，あるいは微生物叢由来で宿主（ヒト）に作用する機能性分子やその受容体などに着目した予防，治療技術を開発する．それら研究開発の成果の社会実装を加速させるため，レギュラトリーサイエンスを推進する．

5 研究開発の推進方法（拠点構築，産学官連携，ヘッドオフィスの設立など）（図2参照）

微生物叢研究に必要な技術・データ群については，少数の拠点を形成し全国の研究者を支援しつつ，拠点自体も高度化を図る体制が望ましい．具体的には，難培養微生物の培養やノトバイオートなどの特殊な技術，メタゲノムやメタボロームなどの大型機器と高度なバイオインフォマティクスが必要な技術，健常者データを得るためのコホート構築，などがあげられる．

続いて，これら拠点を活用した研究として，大学・国立研究開発法人（国研）における独創的な大型研究や若手研究などを推進する．また，複数の企業（食品，製薬など）で構成されるprecompetitiveなコンソーシアムなどと，大学・国研との協調した研究開発を積極的に推進する．現状，微生物叢研究は端緒についたば

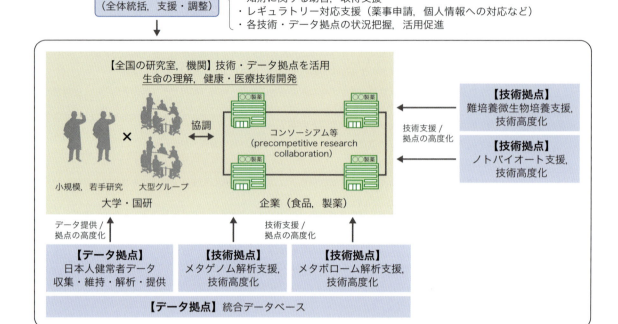

図2　研究推進体制
技術・データ拠点を整備し全国の微生物叢研究を支援しつつ拠点自身も高度化を図る．微生物叢研究は大学・国研を中心としつつ，企業（食品，製薬）のコンソーシアムなどと協調し成果の迅速な実用化を図る．これら全体を統括するヘッドオフィスを設置し，研究全体の円滑な推進を図る．

かりであるが，将来的には新規健康・医療技術が次々と産み出される領域であると考えられ，現段階よりアカデミアと企業の風通しをよくしておくことが肝要である．

最後に，これら活動全体を統括し，産官学の抱える共通課題の解決を図るリーダーとしての役割を担う，ヘッドオフィスの設立が期待される．例えば，世界中の微生物叢研究開発動向を把握し，わが国全体の戦略を常に検討し，最適な方向へ軌道修正を行う．また，研究結果の精度を高めるための研究プロトコルの統一，知財に関する助言や取得支援，レギュラトリー対応支援なども重要な課題である．

おわりに：これからのライフサイエンス・臨床医学分野における方向性

微生物叢研究の急速な進展は，メタゲノム解析技術の確立，すなわちビッグデータの収集・解析の実現によるところが大きい．このようにデータ科学を駆動力とした研究加速は，ライフサイエンス・臨床医学分野全体で共通する傾向にあるが，日本がその枠組みの構築で先行しているとは言い難い．長年にわたって日本の強みであった基礎生命科学領域が，データ科学の出遅れで地盤沈下する可能性を筆者は危惧している．データの収集，蓄積，共有，活用に係るさまざまな事項の環境整備は，これからのライフサイエンス・臨床医学分野の全体に係る最重要課題である．そして，その先にある研究の方向性は，「データ統合医学（Internet of Medical Things：IoMT）」である．IoMTとは，データ科学を駆動力とし，従来の実験科学との融合を通じた，生命現象や疾患の精緻な理解と予測に係る研究分野を想定している．出口としては対象群（患者や健常者など）の層別化，個別化に基づく「個別予見医療（Precision Medicine）」の実現をめざ

すものである．

　IoMT，個別予見医療の実現に向けてなすべき研究テーマは多岐にわたる．あくまで筆者個人の意見となるが，「生体バリア」分野においては，例えば「細胞の多様性，実質・間質細胞連関」「生体組織のリモデリング」「生体組織内のインタラクトーム，時空間解析」「一細胞レベルの細胞マッピング（ゲノム，RNAなど）」などに着目した，実験科学とデータ科学の融合研究が重要ではないかと考えている．今後さらなる情報収集・検討を実施したい．

文献

1) 辻　真博，他：JST-CRDS戦略プロポーザル「微生物叢（マイクロバイオーム）研究の統合的推進～生命，健康・医療の新展開～」，2016（https://www.jst.go.jp/crds/pdf/2015/SP/CRDS-FY2015-SP-05.pdf）

<筆頭著者プロフィール>

辻　真博：2003年，東京大学農学部卒．'04年，独立行政法人（現・国立研究開発法人）科学技術振興機構入構，戦略的創造研究推進事業発展研究（SORST）などのファンディング業務を担当．'09年より同研究開発戦略センター（CRDS）にて，ライフサイエンス・臨床医学分野の調査，政策提言活動を実施．2児の父〔真一朗（3），博理（1），暁子（35）〕．科学の面白さに日夜興奮しつつ，競争の激しいライフサイエンス・臨床医学分野において，わが国が活路を見出せる研究開発戦略を構想→議論→提言→PR活動を実施している．

索 引

数 字

10-hydroxy-*cis*-12-octadecenoic acid ……………………… 97
17,18-EpETE ……………………… 188
3型自然リンパ球 ……………………… 33

和 文

あ

アトピー ……………………… 22
アトピー性皮膚炎 ……………………… 81, 108
アニオン選択性 ……………………… 23
アラーミン分子 ……………………… **134**
アルギナーゼ ……………………… 85
アレルギー ……………………… 186
アンチエイジング ……………………… 197, 200
イオン透過性 ……………………… 23
萎縮性胃炎 ……………………… 22
移植片対宿主病 ……………………… 40
イリヤ・メチニコフ ……………………… 199
インフルエンザ ……………………… 172
ウイルス ……………………… 191
う蝕 ……………………… 140
エポキシエイコサテトラエン酸 ……………………… **188**
エポキシ加水分解酵素 ……………………… 188
炎症性単球 ……………………… 84
炎症性腸疾患 ……………………… 22, 39, 55, 98, 182, 210
オートファジー ……………………… 39, **117**, 119
オルガノイド ……………………… 160

か

外粘液層 ……………………… 26
潰瘍性大腸炎 ……………………… 30, 99, 115, 144
潰瘍性大腸炎患者 ……………………… 58
角層 ……………………… 109, 110
カセリシジン ……………………… 37
カチオン透過性 ……………………… 23
加齢 ……………………… 202, 204
幹細胞ニッチ ……………………… 40
感染性心内膜炎 ……………………… 142
がん免疫療法 ……………………… 130
間葉系細胞 ……………………… 68, **69**
記憶型病原性Th2細胞 ……………………… 133
吸収上皮細胞 ……………………… 15
求心性迷走神経 ……………………… **212**
共生 ……………………… 39
棘融解 ……………………… **102**, 103
拠点 ……………………… 221
クラス組換え ……………………… 49
クリプト ……………………… 122
クローディン ……………………… 19
クローン病 ……………………… 39, 99, 115, 183
クローン病患者 ……………………… 58
クロストリジウム属細菌 ……………………… 91
クロストリジウム目クラスターIV ……………………… 99
クロストリジウム目クラスターXIVa ……………………… 99
経口ワクチン ……………………… 165, 167
経鼻インフルエンザワクチン ……………………… 174
経鼻ワクチン ……………………… 165, 169
血小板凝集 ……………………… 143
研究開発戦略 ……………………… 217
健康・医療技術 ……………………… 217
健康寿命 ……………………… 197
健常者 ……………………… 205
健常者データ ……………………… 220
健常人マイクロバイオームデータベース ……………………… 213
好塩基球 ……………………… 81
抗菌ペプチド ……………………… 29, 36, 197, 199
口腔ケア ……………………… 146
抗原提示細胞 ……………………… 150
好酸球性食道炎 ……………………… 102
恒常性維持 ……………………… 75, 76, 77, 79
高親和性 ……………………… 50
高親和性IgE受容体 ……………………… 81
酵素法 ……………………… 214
高齢者 ……………………… 205
個別予見医療 ……………………… 222
コホート ……………………… 220
コメ型経口ワクチン ……………………… 167
コラーゲン結合タンパク ……………………… 140, **142**
コラーゲン結合ドメイン ……………………… 142
コンソーシアム ……………………… 221
コンディションメディウム ……………………… 182

さ

サイトカイン ……………………… 75, 76, 77, 78, 79
再発性CDI ……………………… 158
細胞間チャネル ……………………… 20
細胞間チャネル型Cldn ……………………… 21
細胞間バリア ……………………… 20
細胞間バリア型Cldn ……………………… 21
産学官連携 ……………………… 221
シクロオキシゲナーゼ ……………………… 83
自己免疫・自己炎症性疾患 ……………………… 93
自己免疫疾患 ……………………… 210
脂質 ……………………… 185
歯周疾患 ……………………… 140

※**太字**は本文中に『用語解説』があります

索引

歯周病	140
歯周病原性細菌	141
自然炎症	124
自然免疫	36, 121
自然リンパ球	75
シトクロム P450	186
脂肪酸	185
重症熱性血小板減少症候群	84
重層扁平上皮	147
樹状細胞	61
腫瘍随伴性天疱瘡	106
消化管寄生虫感染	85
消化管症候群	121
上気道感染	209
小腸内視鏡技術	219
上皮サイトカイン	133
上皮細胞	31, 147, 210
上皮細胞間接着装置	19
上皮細胞間バリア機能	20
上皮細胞間リンパ球	64
上皮細胞シート	19
上皮バリア	75, 76, 78, 79
小胞体ストレス	39
食事	202
食生活	203
食物アレルギー	187
シンクタンク	217
人工知能技術	220
人工糞便標準品	215
心臓弁摘出手術	143
蕁麻疹	81
推奨プロトコール	213
スクロース	141
ストレス	210
性感染症	149
制御性T細胞	128
性周期サイクル	148

セグメント細菌	33, **89**
線維化	**71**
全身免疫系	50
増殖性天疱瘡	102
組織局在型	152
組織修復	70
組織常在性	75, **76**, 77, 79

た

体細胞超突然変異	49
代謝産物	157
大腸がん	127
タイトジャンクション	19, 96, 109, 112
タフト (tuft) 細胞	15, 28, **78**
短鎖脂肪酸	28, 96
胆汁分泌システム	23
胆石症	23
腸炎	64
腸管上皮オルガノイド	180
腸管上皮幹細胞	15, 179
腸管上皮細胞	14, 28
腸間膜リンパ節	58
腸管マクロファージ	57
腸管免疫	61
腸管免疫系	48
腸上皮幹細胞	161
腸内環境	40
腸内細菌	42, 55, 88, 95, 127
腸内細菌叢	30, 39, 48, 87, 155, 202
腸内代謝物	95
腸内フローラ	208
治療	41
ディープラーニング	220
低親和性	50
ディフェンシン	37
データ統合医学	222
デスモグレイン	101

天疱瘡	101
糖鎖	27
トリプタミン	100

な

内粘液層	26
ナノゲル	169
ナノゲル型経鼻ワクチン	169
難培養微生物培養技術	219
肉食	203
日本紅斑熱	84
乳酸菌	96, 191
乳幼児	205
認知機能検査	144
ネクロプトーシス	**117**
粘液層	26
粘膜固有層	62
粘膜再生	70
粘膜修復	71
粘膜治癒	116
粘膜免疫	166
粘膜ワクチン	165
脳血管疾患	143
脳内微小出血	143
ノトバイオート技術	219
ノトバイオートマウス	**88**
ノロウイルス	183

は

パイエル板	49, 195
バイオジェニクス	194
杯細胞	15, **26**, 31
胚中心	**49**
胚中心B細胞	46, 50
発がん	128, 209
パネート (Paneth) 細胞	15, 31, **36**, **161**, 180
バリア機構	35

索引

非アルコール性脂肪肝炎 … 145
ビーズ法 … 214
非水溶性多糖 … 141
ヒスタミン … 81
微生物叢 … 217
ヒト腸間膜リンパ節 … 58
ヒト腸管マクロファージ … 57
ヒトノロウイルス … 183
ヒト微生物叢 … 217
ビフィズス菌 … 96
皮膚バリア … 108
皮膚免疫 … 113
病原菌 … 38
病原体の定着阻害 … 93
フィラグリン … **110**
物質透過性 … 21
プレバイオティクス … 156, 209
フロー形成 … 23
プロテアーゼ … 82
プロトコル … 222
プロバイオティクス … 156, 194, 203, 208
分泌型ムチン … 28
分泌型IgA抗体 … 174
ヘッドオフィス … 222
扁平上皮化生 … **106**
芳香族炭化水素受容体 … 99
放射線 … 121
母子感染 … 148

ま

マイクロバイオーム … 95, 213, 217
膜結合型ムチン … 29
マクロファージ … 210
マダニ感染 … 84
末梢教育 … 72
慢性炎症 … 198, 200
慢性感染 … 149

無菌マウス … 32, **88**
ムコライス … 167
むし歯 … 140
ムチン … **27**, 97
メタボローム解析技術 … 219
メモリーリンパ球クラスター … 151
免疫グロブリンA … 48, **49**
免疫系 … 88
免疫細胞の末梢教育 … 72
免疫チェックポイント分子 … **130**
免疫統御療法 … 158

や

誘導性気管支関連リンパ組織 … 133, **136**
陽性電荷 … 37
ヨーグルト … 195, 203
抑制性T細胞 … 45, 46
予防 … 217
予防医療 … 41

ら

ライフサイエンス … 217
ライム病 … 84
酪酸 … 96
リピドミクス解析 … 188
両親媒性 … 37
量的発現変化 … 22
臨床医学 … 217
濾胞制御性T細胞 … 49
濾胞性ヘルパーT細胞 … 49

欧文

A・B

α1, 2-フコース … 32
αディフェンシン … 36
α-リノレン酸 … 187
AhR … 99
Akkermansia muciniphila … 97
alermin … **134**
ATG16L1 … 119
B細胞レセプター … 50
βバレル構造 … 21
Bacteroidetes … 39
Bifidobacterium … 204
Bifidobacterium breve … 57

C・D

CBC細胞 … 180
CD103⁺樹状細胞 … 55
CD14⁺CD163^{high}細胞 … 58
CD14⁺CD163^{low}細胞 … 57
CD86 … 195
CDI … 155
Citrobacter rodentium … 96
Clostridium difficile … 157
Creレコンビナーゼ (recombinase) … 63
CRISPR/Casシステム … 184
CSR … **49**
CX$_3$CR1⁺細胞 … 55
CX$_3$CR1^{high}マクロファージ … 56
CYP … 186
cytochrome P450 … 186
DAMP … 124
dextran sulfate sodium (DSS) 誘導性腸炎 … 45
DSS腸炎 … 162
dysbiosis … 30, 32, **40**, 87, 99, 157, 205, **208**

E～G

EPA … 188
EpETE … **188**
epoxy eicosatetraenoic acid … 188
Firmicutes … 39
FMT … 155

※**太字**は本文中に『用語解説』があります

索引

Foxp3 ·· 50
Foxp3⁺T細胞 ································· **50**
Fut1 ·· 32
Fut2 ·· 32
genome-wide association study
　·· **134**
glycoprotein-2 ·································· 16
GP2 ·· 16
group 3 innate lymphoid cell ··· 56
GWAS ··· **134**

H・I

HLA-DR ·· 195
HYA ·· 97
iBALT ································· 133, **136**
IEL ··· 64
IFN-α ··· 193
IgA ··························· 16, 29, **49**, 99
IgA抗体 ·· 42
IgA腎症 ··· 146
IgE依存的慢性アレルギー炎症 ··· 82
IgE-CAI ·· 82
IL-1Ra ··· 93
IL-22 ·· 33, 99
IL-25 ·· 133
IL-33 ·· 133
ILC ··· 75, 76
ILC1 ································· 75, 76, 77
ILC2 ··························· 75, 76, 77, 78
ILC3 ················· 33, 75, 76, 77, 79
immunoglobulin A ················ 16, **49**
interface dermatitis ················· 105
Internet of Medical Things ··· 222
IoMT ·· 222

L～N

leucine-rich repeat-containing
　G-protein-coupled receptor 5
　·· **161**
Lgr5 ···························· 15, **161**, 179
lineageマーカー ···························· 76
LP ·· 62
lymphotoxin ·································· 33
Lypd8 ··· 29
M1/M2型マクロファージ ··········· 83
M2マクロファージ ························ 83
M細胞 ······························ 15, 16, 182
matrigel ·· 180
*Mcpt8*遺伝子 ································· 83
mDC ··· 192
mMCP ··· **82**
mMCP-11 ······································· 82
mMCP-8 ··· 83
mouse mast cell protease ········ **82**
mouse mast cell protease-11 ··· 82
MUC2 ··· 27
MUC5AC ··· 27
MucoRice ····································· 167
Nb ··· 85
Nippostrongylus brasiliensis ··· 85

P・R

p53 ··· 122
Paneth（パネート）細胞 ······ 15, 31,
　　　　　　　　　　　　36, **161**, 180
PD-1 ··· 50
pDC ·· 192
PICRUSt ······································· 207
Precision Medicine ··················· 222
RANKL ··· 16
receptor activator of NF-κB
　ligand ··· 16
Reg3β ··· 199
Reg3γ ··· 199
Ruminococcaceae ······················· 45

S

Salmonella Typhimurium ········ 16

SAM症候群 ··································· 102
segmented filamentous bacteria
　·· 89
SFB ··· 89
SFTS ··· 84
SHM ··· **49**
SHMT ······································ 43, 44
Spi-B ·· 16
SPINK5 ·· **112**
Staphylococcus aureus ··········· 142
Streptococcus mutans ··········· 140

T

T細胞移入腸炎 ······························ 45
T_FH細胞 ·· 50
T_FR細胞 ·· 52
Th17細胞 ························· **50**, 51, 89
Th2型サイトカイン ······················ 83
TJストランド ································ 20
TLR ······································ 124, 192
TNFα ··· 116
TNFAIP3 ······································ **118**
Toll様受容体 ································ 123
Toll-like receptor ······················ 123
TORCH症候群 ······················ **148**, 151
Transwell® ··························· 179, **180**
Treg ·· 128
Treg細胞 ··· 91
TSLP ·· 133
tuft（タフト）細胞 ········· 15, 28, **78**

V～X

VEDC ··· 150
W27 IgA抗体 ································· 43
XCR1 ·· 62

◆ 編者プロフィール

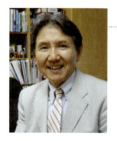

清野　宏（きよの　ひろし）

東京大学医科学研究所感染・免疫部門炎症免疫学分野　教授
東京大学医科学研究所国際粘膜ワクチン開発研究センター　センター長

1977年日本大学松戸歯学部卒業．'83年アラバマ大学医学系博士課程修了．マックスプランク生物学研究所，アラバマ大学，大阪大学を経て，東京大学医科学研究所教授，副所長，所長を歴任．「粘膜免疫システム」の基礎研究を通した粘膜免疫学創生と，その基盤を駆使した「コメ型経口ワクチンMucoRice」と「ナノゲル型経鼻ワクチン」に代表される応用研究に注力．現在，注射ワクチンに代わる経口・経鼻ワクチン開発が期待されており，今後も実用化をめざしさらに邁進していきたい．

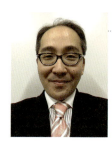

植松　智（うえまつ　さとし）

千葉大学大学院医学研究院・医学部粘膜免疫学　教授
東京大学医科学研究所国際粘膜ワクチン開発研究センター自然免疫制御分野　特任教授

1997年大阪市立大学医学部卒業．2004年大阪大学大学院医学研究科博士課程修了．大阪大学微生物病研究所助教，大阪大学免疫学フロンティア研究センター特任准教授を経て現職．腸管粘膜固有層の自然免疫細胞の解析と疾患制御の研究を行っている．今後は，腸管微生物，特に腸内ウイルスと腸内細菌，宿主の三者の相互作用の研究に注力したい．

実験医学　Vol.35 No.7（増刊）

生体バリア　粘膜や皮膚を舞台とした健康と疾患のダイナミクス

バリアを司る分子、細胞、常在細菌の理解から新たな治療・予防法、プロバイオティクス の開発へ

編集／清野　宏，植松　智

実験医学 増刊

Vol. 35 No. 7 2017〔通巻595号〕
2017年5月1日発行　第35巻　第7号
ISBN978-4-7581-0362-6
定価　本体5,400円＋税（送料実費別途）

年間購読料
　24,000円（通常号12冊．送料弊社負担）
　67,200円（通常号12冊．増刊8冊．送料弊社負担）

郵便振替　00130-3-38674

© YODOSHA CO., LTD. 2017
　Printed in Japan

発行人　一戸裕子
発行所　株式会社羊土社
　〒101-0052
　東京都千代田区神田小川町2-5-1
　TEL　03（5282）1211
　FAX　03（5282）1212
　E-mail　eigyo@yodosha.co.jp
　URL　www.yodosha.co.jp/

印刷所　株式会社　平河工業社
広告取扱　株式会社　エー・イー企画
　TEL　03（3230）2744（代）
　URL　http://www.aeplan.co.jp/

本誌に掲載する著作物の複製権・上映権・譲渡権・公衆送信権（送信可能化権を含む）は（株）羊土社が保有します．
本誌を無断で複製する行為（コピー，スキャン，デジタルデータ化など）は，著作権法上での限られた例外（「私的使用のための複製」など）を除き禁じられています．研究活動，診療を含み業務上使用する目的で上記の行為を行うことは大学，病院，企業などにおける内部的な利用であっても，私的使用には該当せず，違法です．また私的使用のためであっても，代行業者等の第三者に依頼して上記の行為を行うことは違法となります．

JCOPY ＜（社）出版者著作権管理機構　委託出版物＞
本誌の無断複写は著作権法上での例外を除き禁じられています．複写される場合は，そのつど事前に，（社）出版者著作権管理機構（TEL 03-3513-6969，FAX 03-3513-6979，e-mail: info@jcopy.or.jp）の許諾を得てください．

マイクロバイオーム研究の
受託業務

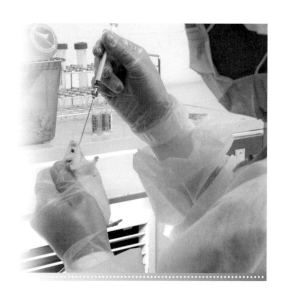

マイクロバイオームを持たない無菌動物、単離菌または複数の既知の菌株を定着させたノトバイオート動物や細菌叢を定着させた動物を一定期間飼育環境を維持するためにはビニールアイソレータ(VI)を使用することが最適です。当社では長年の経験で得た無菌動物生産技術をもとにマイクロバイオームの研究支援を行ないます。

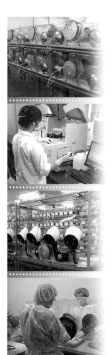

● 無菌動物

無菌マウスを常時生産しております。

MCH(ICR)【Gf】・C57BL/6N【Gf】
BALB/cA【Gf】・IQI【Gf】

● ノトバイオート作製

無菌マウスに単独あるいは複数の腸内細菌を移植します。必要に応じて定着を確認します。疾患モデルマウスの腸内細菌や、ヒト糞便の移植も可能です。また、お手持ちの遺伝子改変マウスを無菌化した後、特定の腸内細菌を移植し管理することも可能です。

● ノトバイオート化マウスを使った受託試験

シングルノトバイオートマウスや、ヒト糞便移植叢を移植したマウスを使った試験を受託致します。各種データ採取についても、お問合せください。実施場所は、川崎市または富士宮市の当社施設(実験室を併設)を使用します。

※ヒト糞便移植実験は、川崎施設を利用。

● 研究を支える動物管理技術

In Vivoマイクロバイオーム研究では、微生物学的制御が可能なビニールアイソレータ(VI)を使用します。これはヒトから動物への感染の防御とともに、移植された細菌からのヒトへの防御にもつながります。また、長期に亘る腸内細菌叢の維持が可能です。

オプション

○糞便のT-RFLP解析による腸内細菌解析、菌叢比較解析、有機酸分析、腐敗産物分析、アンモニア分析、ph、微生物定量分析(リアルタイムPCR法)
○移植細菌の定着確認(PCR)　　　○血液生化学データ、病理組織作成、採材
○薬物の経時的投与、定期糞便採取　　○Tg、KOマウスの無菌化
○ヒト糞便移植　　　　　　　　　　○特殊飼料給餌試験

※移植細菌(叢)は研究者側にてご用意ください。

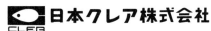 日本クレア株式会社

http://www.CLEA-Japan.com

受注センター　TEL.03-5704-7123　FAX.03-3792-2368

東京AD部　TEL.03-5704-7050　FAX.03-3792-2032　　仙台出張所　TEL.022-352-4417　FAX.022-352-4419
大阪AD部　TEL.06-4861-7101　FAX.06-4861-7108　　札幌出張所　TEL.011-631-2725　FAX.011-644-9209

KURABO 研究専用試薬

EU EpiDerm
Japan EPI-200
USA EpiDerm

クラボウ皮膚3次元モデル
ヒト正常皮膚細胞より再構築されたグローバル3次元培養モデル

安全性試験

- 眼刺激性試験
  OECDテストガイドラインTG492認可（2015年）
- 医療機器の生物学的評価 ISO/TC194/WG8
  Round Robin Validation進行中
- 皮膚刺激性試験
  OECDテストガイドラインTG439認可
- 皮膚腐食性試験
  OECDテストガイドラインTG431認可
- 光毒性試験
  （従来法）ECVAM pre-validation
  （全身、経口投与用新アッセイ）評価
- 遺伝毒性試験
  （小核試験）Cosmetics Europe validation
  （コメット法）Cosmetics Europe 評価

EURL ECVAM；欧州代替法バリデーションセンター / Cosmetics Europe；欧州化粧品工業会

有効性評価

- 角層・表皮研究、基底層・真皮研究
- 紫外線ダメージ、DNAダメージ
- 創傷治癒
- アンチエイジング
- 経皮吸収・代謝酵素
- 遺伝子発現解析
- 組織切片作成・免疫染色
- サイトカイン発現
- 抗菌ペプチド解析
- メラニン抑制・美白試験

角化細胞による 表皮モデル	角化細胞による 角膜モデル	角化細胞、メラニン細胞 混合モデル	角化細胞、繊維芽細胞 混合モデル
EpiDerm™	EpiOcular™	MelanoDerm™	EpiDerm™ -FT
EPI-200/212 ……… スタンダードモデル EPI-200SIT/212SIT …… TG439専用 EPI-606X/200X ……… バリア能充進 EPI-201 ……… 角層未熟	OCL-200/212 OCL-200EIT/212EIT …… TG492専用 OCL-606	MEL-300 A・B・C・A2・B2・C2 MEL-606 A・B・C・A2・B2・C2 MEL-301 A・B・C　角層未熟	EFT-400 EFT-412

MEL-300FT（メラニン細胞含）、MLNM-FT-A375（メラノーマ含）、口腔モデル、歯肉モデル、気管支モデル、小腸モデルについては、弊社にお問合せください。

クラボウ 環境メカトロニクス事業部　バイオメディカル部　URL; http://www.kurabo.co.jp/bio/

- 大阪：〒572-0823 大阪府寝屋川市下木田町14-5　クラボウ寝屋川テクノセンター 3F　TEL.072-820-3079　FAX.072-820-3095
- 東京：〒103-0023 東京都中央区日本橋本町2-7-1　NOF日本橋本町ビル2F　TEL.03-3639-7077　FAX.03-3639-6998

羊土社のオススメ書籍

実験医学別冊 NGSアプリケーション
今すぐ始める！メタゲノム解析実験プロトコール
ヒト常在細菌叢から環境メタゲノムまで サンプル調製と解析のコツ

服部正平／編

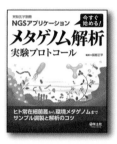

試料の採取・保存法は？ コンタミを防ぐコツは？ データ解析のポイントは？ 腸内、口腔、皮膚、環境など多様な微生物叢を対象に広がる「メタゲノム解析」．その実践に必要なすべてのノウハウを1冊に凝縮しました．

- ■ 定価（本体8,200円＋税）　■ A4変型判
- ■ 231頁　■ ISBN 978-4-7581-0197-4

行動しながら考えよう
研究者の問題解決術

島岡 要／著

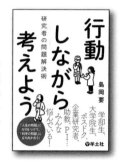

行動しながら考えれば，あなたの研究生活を取り巻く「悩み」を解決できる．重苦しい悩みに足を絡め取られた状態で漫然と実験をするのはもうやめよう．あなた自身を取り戻し，あなたが一番するべき仕事に集中しよう．

- ■ 定価（本体2,400円＋税）　■ 四六判
- ■ 239頁　■ ISBN 978-4-7581-2078-4

実験で使うとこだけ 生物統計 改訂版
池田郁男／著

定番入門書が統計家の査読を受け よりわかりやすく，より正確にブラッシュアップ！

❶ キホンのキ
SD, SEの違いなど必須の基礎が固まります！

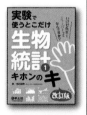

- ■ 定価（本体2,200円＋税）　■ A5判
- ■ 110頁　■ ISBN 978-4-7581-2076-0

❷ キホンのホン
正しい検定を選ぶ力が身につきます！

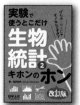

- ■ 定価（本体2,700円＋税）　■ A5判
- ■ 173頁　■ ISBN 978-4-7581-2077-7

Rとグラフで実感する 生命科学のための 統計入門

石井一夫／著

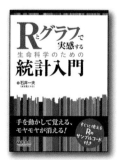

無料ソフトRを使うことで手を動かしながら統計解析の基礎が身につく！ グラフが豊富で視覚的に確率分布や検定を理解できる！ 統計の基本から機械学習まで幅広く網羅した1冊．すぐに使えるRのサンプルコード付き．

- ■ 定価（本体3,900円＋税）　■ B5判
- ■ 212頁　■ ISBN 978-4-7581-2079-1

発行　**羊土社 YODOSHA**
〒101-0052　東京都千代田区神田小川町2-5-1　TEL 03(5282)1211　FAX 03(5282)1212
E-mail： eigyo@yodosha.co.jp
URL： www.yodosha.co.jp/

ご注文は最寄りの書店，または小社営業部まで

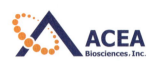

ラベルフリー細胞解析システムによる タイトジャンクション崩壊＆再形成の リアルタイム測定

タイトジャンクションの破綻は、炎症性疾患、脳浮腫、糖尿病網膜症、黄疸、がんをはじめとする多くの疾患の発症と進展に深く関与している。したがって、タイトジャンクションの形成、崩壊、再形成の測定、とりわけタイトジャンクションに対して薬理作用を有する化合物のスクリーニングは新たな薬剤の発見につながると期待される。また、タイトジャンクションは、血液脳関門（Blood-Brain-Barrier; BBB）に代表される血液臓器関門の主要コンポーネントとなっており、ドラッグデリバリーの観点からも重要である。

in vitro（細胞レベル）でのタイトジャンクションの測定にはいくつかの方法が提唱されている。現在、多くの研究室で行われている方法は、「経上皮電気抵抗（TER）」の測定や「蛍光物質の細胞間隙透過性（Paracellular flux, permeability）」の測定である。これらの方法は既に多くの文献で使われており、半ば確立された実験手法と言える。その一方で、1タイムポイントでの測定でありカイネティックな変化を測定できない（最適タイムポイントでの測定かどうか不明）、実験の操作ステップが多く煩雑である、解析スループットに劣るなど、いくつかの改善すべき点もある。

近年、底面に電極を備えた専用プレートを用いて電気抵抗値（Impedance）を測定することにより、細胞の様々なイベントをラベルフリーで測定する装置が頻繁に使われるようになってきている。ACEA Biosciences 社の xCELLigence シリーズはその代表的な装置であり、細胞生物学の様々な局面で使用されている。タイトジャンクションの測定は本装置のアプリケーションの一つであり、従来の手法における問題点を解決できる可能性がある。

本記事では、ACEA Biosciences 社 xCELLigence シリーズを用いたタイトジャンクションの崩壊と再形成について、測定原理と実際のデータ例をご紹介する。

ラベルフリー＆リアルタイム細胞解析

リアルタイム細胞アナライザー xCELLigence システムでは、底面に電極を備えた専用プレート（E-Plate）を用いて、同一ウェルの細胞集団の増殖、形態変化、移動・浸潤を蛍光レポーター等を用いることなくラベルフリーでリアルタイムに追跡することができる。

タイトジャンクションの測定においては、薬剤等での処理によりタイトジャンクションが緩まり細胞間隙が広がると、電気抵抗値（Impedance）が小さくなる。タイトジャンクションが再形成されて細胞間隙が狭まると電気抵抗値が元に戻る（右図参照）。

実験ワークフローは極めて簡単である。専用プレートに細胞を播種してコンフルエントまで培養し、薬剤等を加えるだけで、1ウェルのカイネティックデータを自動で取得できる。測定中は、測定ユニットごと CO_2 インキュベーターの中に入れることが可能であり、培養環境を保ったまま実験可能である。また、16ウェル（8ウェル×2枚）から96ウェル×6枚まで様々なウェル数に対応したモデルがラインナップされており、ハイスループットな実験系の組み立ても可能となっている。

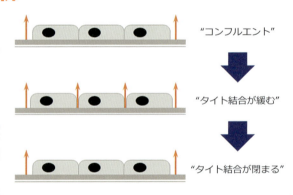

"コンフルエント"

"タイト結合が緩む"

"タイト結合が閉まる"

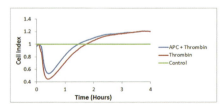

(96 well)

(16 well x 3枚)

(96 well x 6枚)

(384 well)

(心毒性用モデル)

(8 well x 2枚)

羊土社のオススメ書籍

実験医学別冊 NGSアプリケーション
今すぐ始める！メタゲノム解析実験プロトコール
ヒト常在細菌叢から環境メタゲノムまで サンプル調製と解析のコツ

服部正平／編

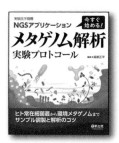

試料の採取・保存法は？ コンタミを防ぐコツは？ データ解析のポイントは？ 腸内、口腔、皮膚、環境など多様な微生物叢を対象に広がる「メタゲノム解析」．その実践に必要なすべてのノウハウを1冊に凝縮しました．

- 定価（本体8,200円＋税）　■ A4変型判
- 231頁　■ ISBN 978-4-7581-0197-4

行動しながら考えよう
研究者の問題解決術

島岡　要／著

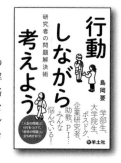

行動しながら考えれば，あなたの研究生活を取り巻く「悩み」を解決できる．重苦しい悩みに足を絡め取られた状態で漫然と実験をするのはもうやめよう．あなた自身を取り戻し，あなたが一番するべき仕事に集中しよう．

- 定価（本体2,400円＋税）　■ 四六判
- 239頁　■ ISBN 978-4-7581-2078-4

実験で使うとこだけ 生物統計 改訂版

池田郁男／著

定番入門書が統計家の査読を受け よりわかりやすく，より正確にブラッシュアップ！

❶ キホンのキ

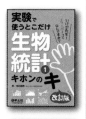

SD, SEの違いなど必須の基礎が固まります！

- 定価（本体2,200円＋税）　■ A5判
- 110頁　■ ISBN 978-4-7581-2076-0

❷ キホンのホン

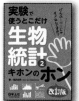

正しい検定を選ぶ力が身につきます！

- 定価（本体2,700円＋税）　■ A5判
- 173頁　■ ISBN 978-4-7581-2077-7

Rとグラフで実感する生命科学のための統計入門

石井一夫／著

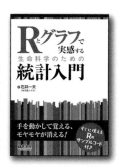

無料ソフトRを使うことで手を動かしながら統計解析の基礎が身につく！ グラフが豊富で視覚的に確率分布や検定を理解できる！ 統計の基本から機械学習まで幅広く網羅した1冊．すぐに使えるRのサンプルコード付き．

- 定価（本体3,900円＋税）　■ B5判
- 212頁　■ ISBN 978-4-7581-2079-1

発行　羊土社 YODOSHA
〒101-0052　東京都千代田区神田小川町2-5-1　TEL 03(5282)1211　FAX 03(5282)1212
E-mail：eigyo@yodosha.co.jp
URL：www.yodosha.co.jp/

ご注文は最寄りの書店，または小社営業部まで

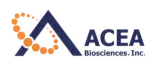

ラベルフリー細胞解析システムによるタイトジャンクション崩壊＆再形成のリアルタイム測定

タイトジャンクションの破綻は、炎症性疾患、脳浮腫、糖尿病網膜症、黄疸、がんをはじめとする多くの疾患の発症と進展に深く関与している。したがって、タイトジャンクションの形成、崩壊、再形成の測定、とりわけタイトジャンクションに対して薬理作用を有する化合物のスクリーニングは新たな薬剤の発見につながると期待される。また、タイトジャンクションは、血液脳関門（Blood-Brain-Barrier; BBB）に代表される血液臓器関門の主要コンポーネントとなっており、ドラッグデリバリーの観点からも重要である。

in vitro（細胞レベル）でのタイトジャンクションの測定にはいくつかの方法が提唱されている。現在、多くの研究室で行われている方法は、「経上皮電気抵抗（TER）」の測定や「蛍光物質の細胞間隙透過性（Paracellular flux, permeability）」の測定である。これらの方法は既に多くの文献で使われており、半ば確立された実験手法と言える。その一方で、1タイムポイントでの測定でありカイネティックな変化を測定できない（最適タイムポイントでの測定かどうか不明）、実験の操作ステップが多く煩雑である、解析スループットに劣るなど、いくつかの改善すべき点もある。

近年、底面に電極を備えた専用プレートを用いて電気抵抗値（Impedance）を測定することにより、細胞の様々なイベントをラベルフリーで測定する装置が頻繁に使われるようになってきている。ACEA Biosciences 社のxCELLigence シリーズはその代表的な装置であり、細胞生物学の様々な局面で使用されている。タイトジャンクションの測定は本装置のアプリケーションの一つであり、従来の手法における問題点を解決できる可能性がある。

本記事では、ACEA Biosciences 社 xCELLigence シリーズを用いたタイトジャンクションの崩壊と再形成について、測定原理と実際のデータ例をご紹介する。

ラベルフリー＆リアルタイム細胞解析

リアルタイム細胞アナライザー xCELLigence システムでは、底面に電極を備えた専用プレート（E-Plate）を用いて、同一ウェルの細胞集団の増殖、形態変化、移動・浸潤を蛍光レポーター等を用いることなくラベルフリーでリアルタイムに追跡することができる。

タイトジャンクションの測定においては、薬剤等での処理によりタイトジャンクションが緩まり細胞間隙が広がると、電気抵抗値（Impedance）が小さくなる。タイトジャンクションが再形成されて細胞間隙が狭まると電気抵抗値が元に戻る（右図参照）。

実験ワークフローは極めて簡単である。専用プレートに細胞を播種してコンフルエントまで培養し、薬剤等を加えるだけで、1ウェルのカイネティックデータを自動で取得できる。測定中は、測定ユニットごと CO_2 インキュベーターの中に入れることが可能であり、培養環境を保ったまま実験可能である。また、16ウェル（8ウェル x 2枚）から96ウェル x 6枚まで様々なウェル数に対応したモデルがラインナップされており、ハイスループットな実験系の組み立ても可能となっている。

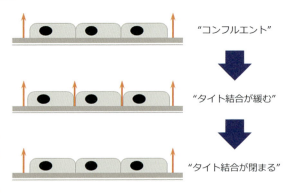

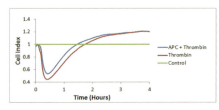

(96 well)

(16 well x 3枚)

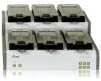
(96 well x 6枚)

(384 well)

(心毒性用モデル)

(8 well x 2枚)